탄탄한 복근 만들기 — 통증없는 복근 운동 프로그램

NO - RISK ABS

Blandine Calais-Germain

Blandine Calais-Germain은 무용교사이자 물리치료사인데, 1980년부터, 오늘날 많은 출판물에 의해 널리 전파되고 있는, 해부학을 가르치고 있다. 그녀는 특히 해부학을 움직임에 적용하는데 관심을 가지고 있다. 그렇기 때문에 그녀의 수업은 항상 이론을 신체적 응용의 지식으로 결합한다.

저자는 귀중한 도움을 주신
분들께 감사드린다.

Antje Baumann
Anne Debreilly
Enrique Bruguera
Françoise Contreras
Stéphane Fernandes
Brigitte Hap
Christiane Mangiapani
Nuria Vives

그리고 개정판의 출간에 도움을 주신 분들께 감사드린다 :
Sandrine Navarro
Simone Ushirobira

그리고 비디오를 만드는데 도움을 준
Katia Cornier에게 감사드린다.

탄탄한 복근 만들기

통증없는 복근 운동 프로그램

NO－RISK
ABS

Blandine
Calais-Germain

영 문 출 판 사

■ 역자
김민호
영산대학교 태권도학부 동양무예전공 교수
체육대학장, 보건의료대학장 역임

■ 감수
이종민
현) 브레인 요양병원 재활의학과 원장
전) 분당 서울대학교병원 전임의

Abdos sans risque by Blandine Calais-Germain

탄탄한 복근 만들기

통증없는 복근 운동 프로그램

2022년 3월 22일 초판 인쇄
2022년 3월 29일 초판 발행

지은이 : Blandine Calais-Germain
옮긴이 : 김 민 호
발행인 : 박 병 조
발행처 : 도서출판 영문출판사
등 록 : 1987년 12월 21일 제2-419호
주 소 : 서울시 강남구 삼성동 69-1
전 화 : (02) 514-5590, 776-5590
팩 스 : (02) 756-8943
E-mail : yeongmunsa@empas.com
홈페이지 : www.ymsbook.net
정 가 : 23,000원
ISBN 978-89-7224-521-6 93510

※ 파본은 교환해 드립니다.

운동들이나 움직임들을 더 잘 보기 위해서, 이 책은 플래시 코드(Qr-code 유형), 2차원의 바코드가 있어서 독자들은 휴대폰으로 영상을 볼 수 있다. 이 책을 읽는 동안 플래시 코드를 볼 수 있다. 이 운동들의 움직임들을 참조하기 위해, 휴대폰에서 ≪QR code≫ 또는 ≪Flash code≫ 어플리케이션을 다운로드한다.

일단 어플리케이션을 설치하면, 휴대폰에서 어플리케이션을 실행하고 플래시 코드를 대면 내용을 볼 수 있다. 유튜브에서 직접 영상을 보기를 원한다면, 주소는 다음과 같다: http://bit.ly/abdosNEvideo

Page Youtube

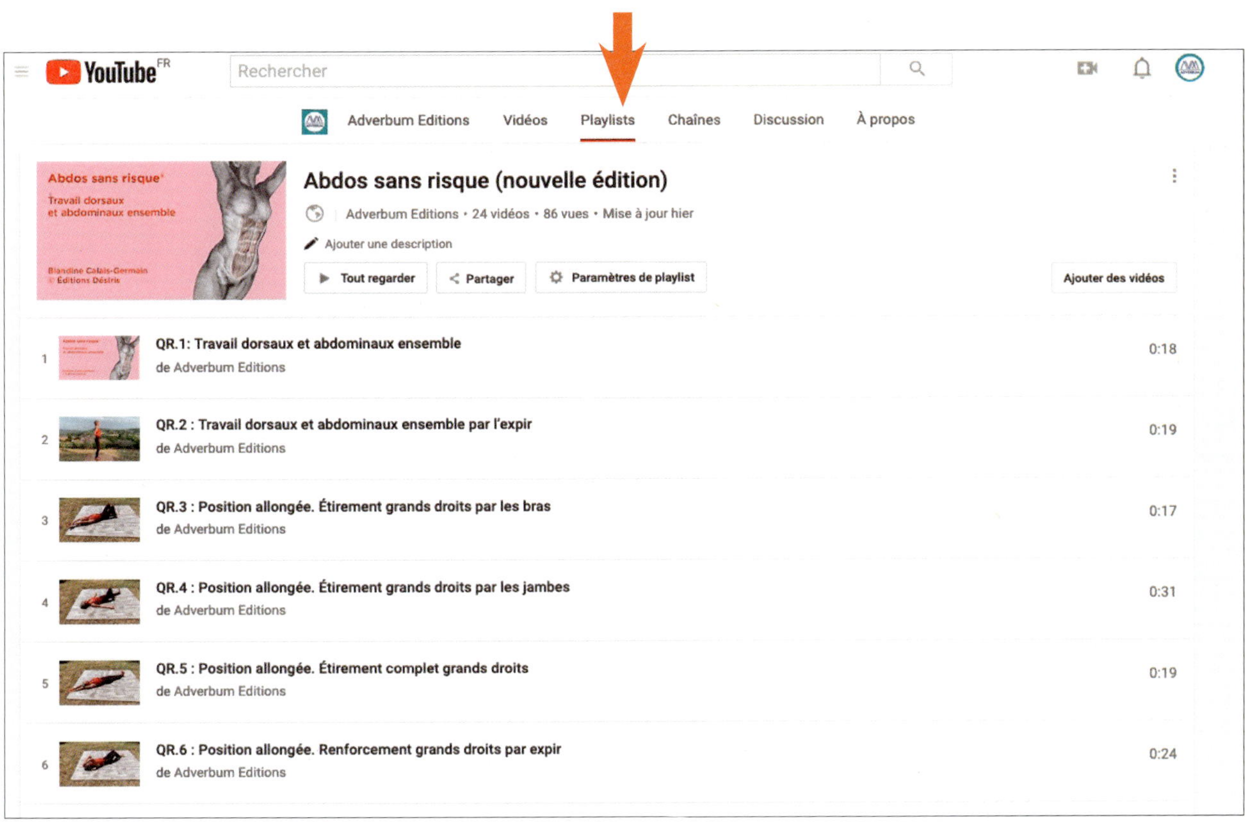

역자서문

배를 탄탄하게 만드는 운동은 현대에 와서 그 어느 때보다 사람들의 관심을 끌고 있다. 보기 좋은 몸매를 만들기를 원하는 젊은층, 출산 후 아랫배가 앞으로 나와 몸매 관리에 관심을 가지는 주부들, 나이가 들어가면서 건강과 젊음에 관심을 가지는 중장년층과 노인층, 허리가 아파서 통증을 줄이기 위해서 등등 어떠한 이유에서든지 간에 인생에서 배근육 운동을 하지 않은 사람들은 거의 없을 것이다. 또한, 초콜릿 모양의 탄탄한 배근육을 만드는 것은 건강과 힘 그리고 젊음의 상징으로 표현되고 있다.

하지만 배근육은 단지 시각적 효과를 위한 근육강화의 영역에만 머물고 있지 않다. 배는 우리 생명을 유지해 주는 주요한 장기들을 담고 있을 뿐만 아니라 이 장기들의 기능과 매우 밀접한 관계를 유지하고 있다. 따라서 배 상태와 배근육 운동은 우리가 일반적으로 생각하고 있는 것 이상으로 중요하다. 그러나 우리는 배근육의 구조와 작용에 대해 얼마나 정확하게 알고 있는가?

이 물음에 대해 좀 더 심도있고 효율적인 운동법을 제시하기 위해 Blandine Calais-Germain은 "안전하게 탄탄한 복근 만들기" 초판에 이어 이번에 개정판을 출판하였다. "안전하게 탄탄한 복근 만들기" 개정판에서 가장 많이 하는 배근육 강화운동들에서 조심해야 할 점들을 좀 더 상세하게 제시하고, 원하는 결과를 얻을 수 있는 가장 적절한 친숙하고 실행하기 쉬운 운동법을 제시한다. 특히 독자들이 좀 더 편하게 배근육 운동에 접근할 수 있도록 실기편을 강화하였다. 저자는 초보자들뿐만 아니라 전문가들에게 도움을 줄 수 있는 《안전하고 효과적인 배근육 운동을 위한 6원칙》을 설명하면서 《안전하고 효과적인 배근육 운동을 위한 7종류의 준비운동》 그리고 실기운동에서는 《안전하고 효과적인 배근육 운동을 위한 9종류의 운동》을 제안한다.

이 저서는 저자가 언급하였듯이 배근육을 강화하려는 사람들뿐만 아니라 체육, 음악, 건강관리, 무술, 물리치료, 재활치료 등 다양한 분야에 종사하는 분들에게 배근육 운동을 하는데 실질적으로 도움이 되리라 믿는다.

이 번역본이 완성될 때까지 물심양면으로 도와주신 영문출판사 박병조 사장님께 감사드리며 옆에서 말없이 항상 격려와 도움을 준 인생의 동반자인 오주연에게 고마움을 전한다.

맑은 정기가 넘치는 천성산에서
김민호 교수

목 차

배근육(복근, abdominal muscle), 유명하지만 생각보다 잘 알려지지 않은 근육

이 저서는 독자들이 배근육 운동을 하는 도중, 발생할 수 있는 위험을 좀 더 잘 인식하고 그 위험을 측정할 수 있도록 구성되었다.

우리는 몸매를 만들거나 또는 유지하기 위해 배근육 운동을 가장 많이 한다.
이러한 배근육 강화운동은 일반적으로 몸매를 가꾸는 헬스클럽 등에서 지도하고 있다.

배근육 운동은 결코 간단하게 생각할 수 있는 운동이 아니다.
왜냐하면 배근육 운동은 몸 중심 부위를 움직이기 때문이다.
- 척주,
- 척수,
- 배안(복강, abdominal cavity)과 회음(기저),
- 호흡기관, 순환기관, 소화기관.

올바른 방법으로 배근육 운동을 하면 위에서 언급한 부위들을 보호할 수 있지만, 잘못된 방법으로 배근육 운동을 하면 이 부위들을 손상시킬 수 있다.

*안전하게 탄탄한 복근 만들기*는 지금까지 잘 알려지지 않은 몸 부위를 발견하게 될 것이며 또한 가장 대중적으로 행해지는 배근육 운동의 원리를 분명하게 알게 될 것이다.

배근육(복근, abdominal muscle), 유명하지만 생각보다 잘 알려지지 않은 근육

표기법과 기호

여러 표기법과 기호에 대한 설명

– 굵은 글씨체는 중요한 정보를 표시한다.
– 이탤릭체는 개념을 강조한다.
– 작은 글씨체는 더 상세한 정보를 제공한다.
– 다양한 기능을 나타낸 기호들은 아래와 같다.

+ 보충적으로 설명된 정보

! 주의해야 할 사항

독자들이 스스로 몸을 관찰하거나 만지면 쉽게 알 수 있는 해부학적인 정보

R 각 쪽의 하단에 쓰여 있으며, 기억해야 할 사항

이 저서에서 독자들은 개인적인 관심분야에 따라 분야별로 선택하여 읽을 수 있다.

– 배근육 운동에서 발생될 위험을 우선적으로 알고 싶은 경우(77쪽),
– 《탄탄한 배근육》을 만드는 기초적인 기술을 알고 싶은 경우(66–71쪽),
– 배근육에 관한 상세한 해부학적 구조를 알고 싶은 경우(17–33쪽),
– 우선적으로 배근육 운동을 연습하고 싶은 경우(119쪽).

경고 사항

저자가 *"탄탄한 복근 만들기"*를 출간하는데 있어, 의학 분야나 대체의학 분야에 종사하고 있는 **전문가들만을 대상으로 한 것은 아니다.** 이 책의 저자는 배근육 운동을 좀 더 잘 이해하면서 운동하고자 하는 사람들과, 배근육 운동을 좀 더 잘 가르치려는 지도자들에게 더 많은 정보를 제공하기 위해 이 책을 출판하였다.

그러므로 이 책에서 사용되는 몇몇 용어들은 독자들이 쉽게 이해할 수 있도록 의도적으로 사용하였다.
예를 들어, *다리*라는 단어는 일반적으로 사용하는 것처럼 하체 전체를 지칭한다. *배*라는 단어는 자주 배근육을 지칭한다. *등을 바닥에 대고 눕다* 또는 *배를 바닥에 대고 눕다* 등의 문장은 *반듯이 누운 자세* 또는 *반듯이 엎드린 자세*를 표현한 것이다. 그리고 *척주앞굽음증(lordosis)*이란 단어 대신 *굽이(curvature)*란 단어를 사용하였다.

또한, 이 책 전체에서 구별하지 않고 배근육이란 단어로 사용하였다. 그래서 이 단어에는 배근육과 이 근육들을 발달시키는 배근육 운동이라는 이 두 가지 의미를 포함하고 있다.

1

배근육이란 무엇인가?

들어가는 말

우리는 태어나면서부터 복근을 사용해 왔다.

출생 시, 아기는 처음으로 소리를 내기 위해 강하게 배근육을 수축한다. 아기의 출생 전에는 산모가 아기를 분만할 때, 산모는 아기가 산도를 통해 나오는 것을 돕기 위해 배근육을 수축한다.

나중에, 우리는 모든 감정을 표현할 때 이 배근육이 함께 작용하는 것을 알 수 있다.
즉, 우리는 눈물을 흘리며 울 때, 웃을 때, 화낼 때, 두려워 할 때, 배근육을 수축한다.
우리가 말할 때마다 배근육은 수축되고, 심지어는 호흡하는 방법에 따라 다양하게 배근육이 수축되는 것을 알 수 있다.

배근육의 수축 강도에 따른 변화는 배의 내장 움직임에 영향을 미친다.

배근육은 신체 움직임에 가장 많이 관여한다. 배근육은 몸통의 움직임을 따르거나, 이 움직임을 주도한다. 또한 배근육은 손과 발을 활발하게 움직여도 몸통을 고정시킬 수 있다.

배근육 운동은 체육관에서 뿐만 아니라 다른 곳에서도 할 수 있다.

몇 가지 예를 들어…

관중 앞에서 노래를 부르거나 연설을 할 때 배근육은 강도 높은 수축작용을 한다.
왜냐하면 음성의 고저와 강약을 조절하려면 배의 근력을 끊임없이 변화시켜야 하기 때문이다.

이완운동을 하게 되면 배근육은 수축되지 않는다. 따라서 배근육을 이완시키거나 수축시키는 방법을 아는 것이 중요하다.

태극권과 기공은 서있는 자세에서 팔과 다리의 움직임을 끊임없이 변화시킨다. 이때 배근육은 몸을 수직상태로 유지시키기도 하지만, 몸 안에 있는 내장을 보호하는 작용도 한다.

요가에서 많은 동작들의 정적인 상태를 유지시키기 위해 배근육을 수축시킬 필요가 있다.

≪팔굽혀펴기≫를 할 때 몸통을 바른 자세로 유지시키고, 배가 아래로 쳐지는 것을 방지하기 위해서 배근육을 수축한다.

춤을 출 때 골반을 움직이거나 고정시키려면 배근육을 수축 할 필요가 있다.

배근육, 배, 배근육 운동을 한다는 것은 무엇인가?

배근육

4쌍의 편평한 근육으로 배를 둘러싸고 있는 근육이다.

배 앞면에 **배곧은근(복직근, Rectus abdominis)** 한 쌍이 **있다.**

허리 양 외측에는 **배바깥빗근(외복사근, external oblique), 배속빗근(내복사근, internal oblique)** 그리고 **배가로근(복횡근, transverse abdominis)** 3쌍이 있다. 세 층의 근육들로 중첩되어 서로 겹쳐진 모양을 하고 있다.

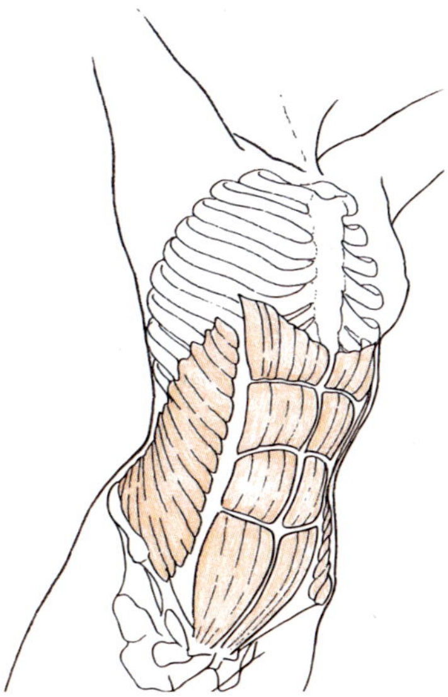

그렇게, 배근육은 배 앞면과 배 가쪽에서 약간 앞치마 같은 모양을 하고 있다.

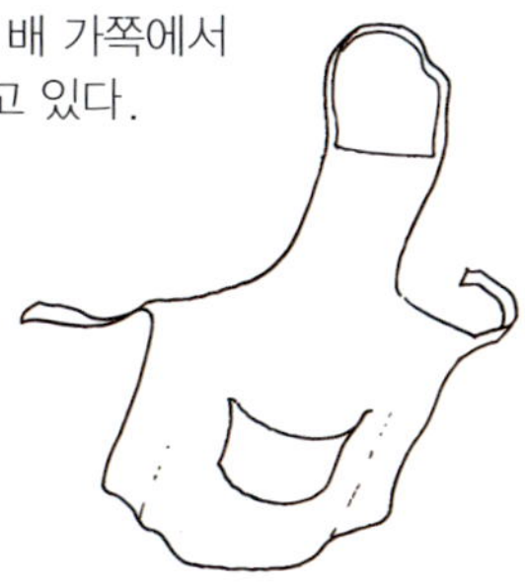

배바깥빗근

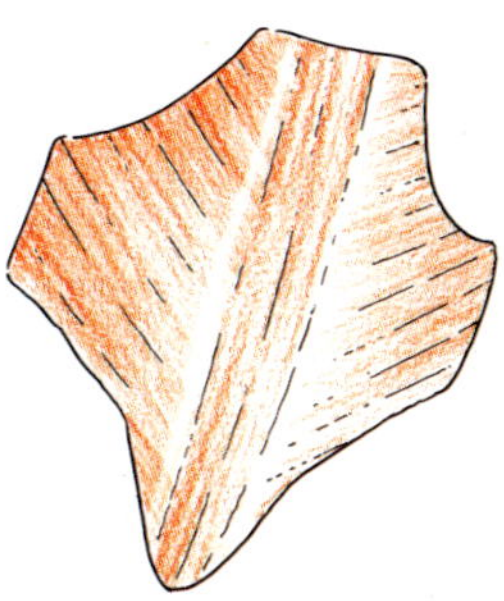

배곧은근

배근육 운동하기

배근육을 **강화시키는** 운동들을 실행하는 것이다.

배

가로막(횡격막, diaphragm) 아래를 배안(abdominal cavity)이라고 하며, 내장이 들어있다.
가로막 위에 있는 것이 가슴우리(흉곽, thorax)이고, 이 가슴우리는 가슴안(흉강, thoracic cavity)에 있다.

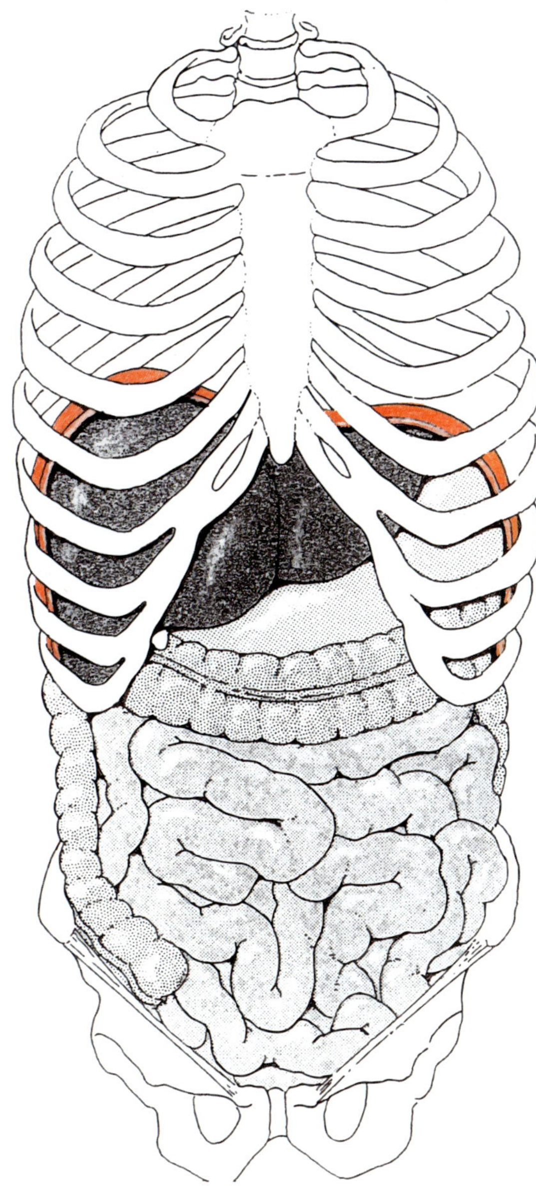

배근육은
2중 역할을 한다

1. 골격 움직임

복근은 갈비뼈(늑골, rib), 복장뼈(흉골, sterum), 척추뼈, 골반 등 몸통의 여러 골격 부위에 부착되어 있다. **따라서 배근육을 수축시키면 이 골격들을 움직일 수 있다. 이는 배근육의 수축이 골격움직임에 작용한다는 것을 보여준다.**

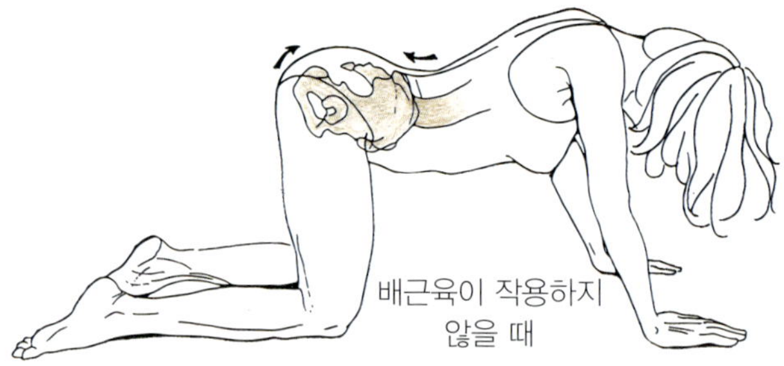

배근육이 작용하지 않을 때

예를 들어, 배근육을 수축시키면, 골반과 복장뼈의 간격이 좁아져 몸통이 굽는다.

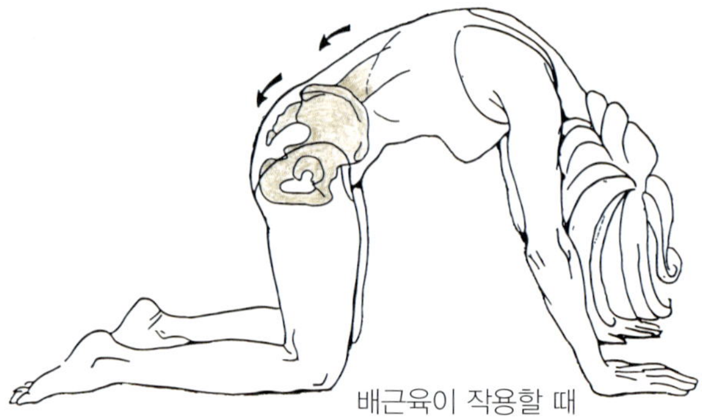

배근육이 작용할 때

4개의 배근육은 서로 다른 모양을 지니고 있다. 따라서 배근육이 어떻게 수축하느냐에 따라 골격을 움직이는 배근육의 역할은 다양하게 변화한다.

2. 내장 움직임

하지만 배근육은 배안에서 배의 내장을 감싸고 있는 부위이다.

배근육은 배의 내장을 수축시키면서 내장의 형태를 변형시키거나, 내장을 움직이거나 또는 고정시킬 수 있다. 이것이 바로 내장에 미치는 배근육의 역할이다.

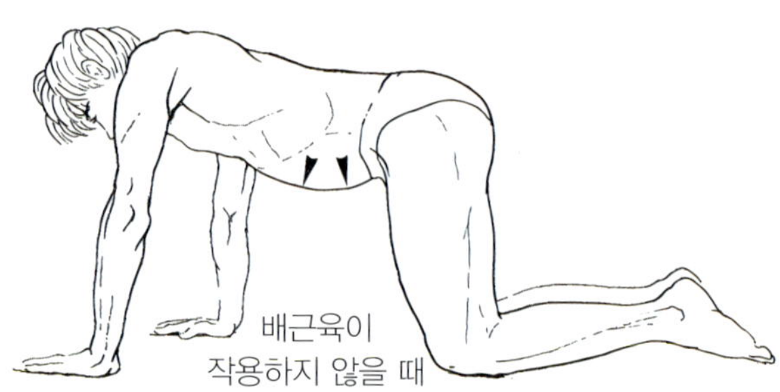

배근육이 작용하지 않을 때

예를 들어, 복근을 수축시키면 내장을 위아래로 밀어 올려, 몸통을 움직이지 않은 채 배를 안으로 들어가게 할 수 있다.

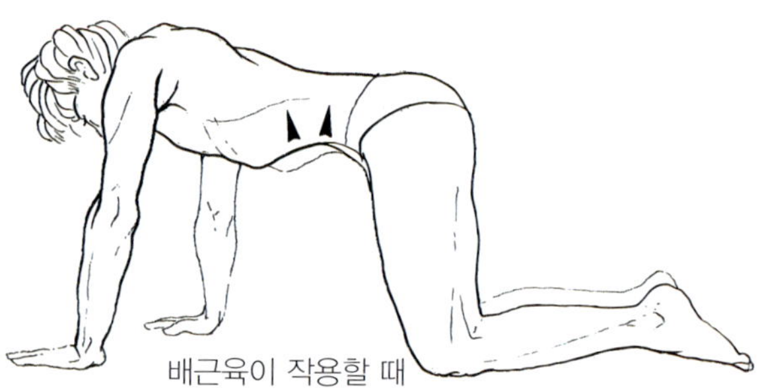

배근육이 작용할 때

R

배근육이 **골격 움직임**과 **내장 움직임**에 대해 작용하는 두 유형의 역할은, 자주 동시에 이루어지기 때문에, 배근육 운동을 관찰 할 때 이 작용을 이해하기란 쉽지 않다. 이와 같은 배근육의 이중기능으로 인해 배근육 운동에 대한 결과를 분석할 때 올바른 결과를 도출하는데 혼란이 생기기도 한다.

그러므로 이 저서에서 항상 배근육이 골격 움직임에 대해 작용하는 역할과 내장 움직임에 대해 작용하는 역할을 구별하고자 한다.

배안은 무엇인가?

(배근육과 자주 혼돈되지만) **배의 내장을 담고 있다.**
배안은 골격과 근육으로 구성되어 있다.

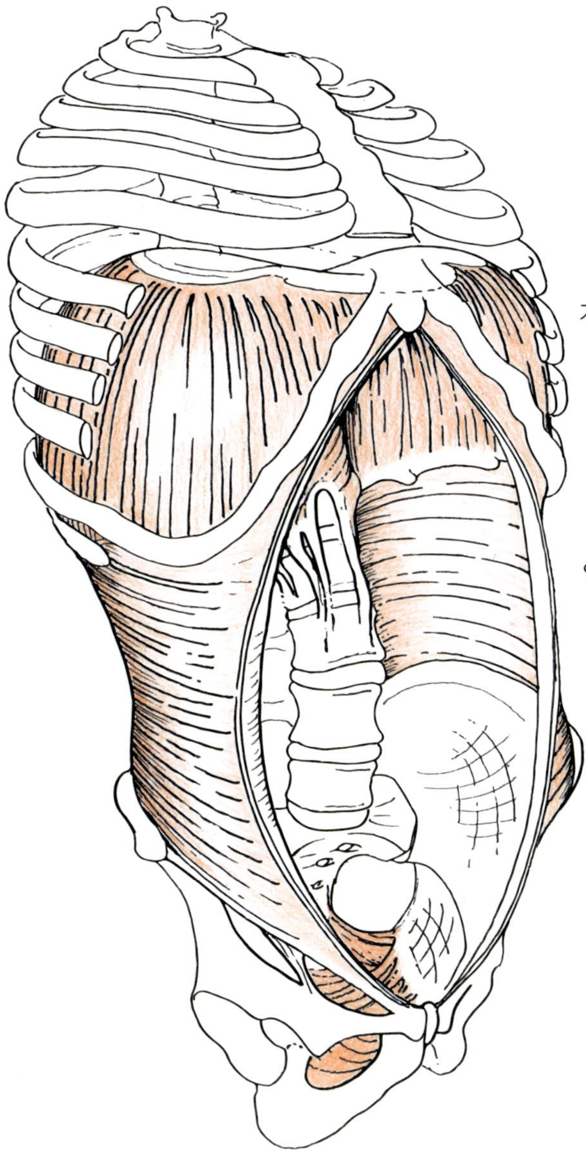

배안이란 단어는 상자처럼 단단한 용기를 떠올리게 하기 때문에 여기서 이 용어를 사용하는 것은 100% 적합하지 않다. 위에서 언급한 단단한 용기라는 의미와는 달리, 배안 형태의 변형은 매우 쉽게 발생한다. 심지어 배안은 모든 방향으로 변형될 수 있는데, 이는 배안을 형성하고 있는 근육과 골격사이에 많은 관절이 있기 때문이다. 즉 다음과 같은 관절이 있다.

- 척추뼈들 사이의 관절,
- 가슴우리 부위에 많은 관절.

게다가, 갈비뼈는 변형이 될 수 있는 골격이다. 특히 아래 갈비뼈는 배근육과 매우 밀접한 관계가 있다.

배곧은근

17 배곧은근의 위치는?

18 배곧은근은 골격움직임에 어떻게 영향을 미치는가?

19 배곧은근은 내장움직임에 어떻게 영향을 미치는가?

배곧은근의 위치는?

배곧은근에 대한 설명

배 정중앙선을 중심으로 좌우에 하나씩 두 개의 배곧은근이 있다.
배근육들 중 배곧은근(복직근, rectus abdominis)은 유일하게 배의 앞면에 위치해 있다.
배곧은근은 단 하나의 근육층으로 형성되어 있다.

배곧은근에서 수축근(적색)은 비수축근(백색)과 연결되어, 독특한 모양을 하고 있다.
그러므로 다른 배근육에 비해 매우 잘 구별된다.

이러한 구조로 인해 배곧은근은 전형적인 ≪사각형 초콜릿≫ 모양을 하고 있다.

배곧은근의 부착점

배 위 부위에서, 각 배곧은근은 넓게 펴져서 복장뼈의 양쪽과 제5~7갈비연골(costal cartilages)에 부착되어 있다.
배곧은근은 배의 앞면에서 거의 직선으로 내려오면서 약간 좁아진다.
배 아래에서, 배곧은근은 골반 앞면에 위치한 두덩뼈(pubis)에 부착되어 있다.

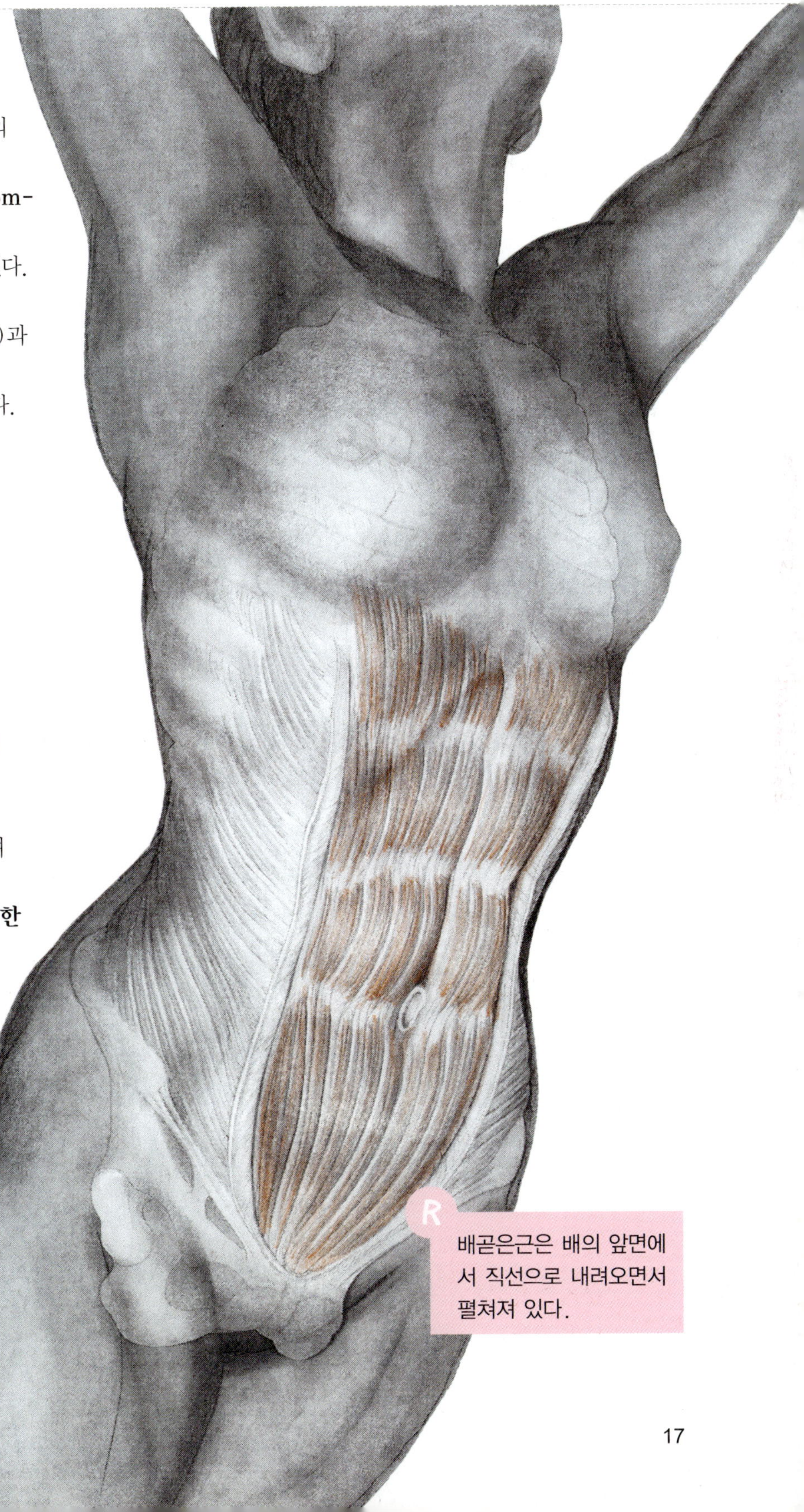

배곧은근은 배의 앞면에서 직선으로 내려오면서 펼쳐져 있다.

배곧은근은 골격 움직임에 어떻게 영향을 미치는가?

1

배곧은근은 골반을 위로 당길 수 있다.

배곧은근은 두덩뼈(치골)를 복장뼈(흉골) 쪽으로 이동시킨다: 골반이 ≪펴진다(straighten)≫ (허리 아래가 굽어지고 엉덩이가 약간 안으로 들어간다). 골반이 이렇게 움직이는 골반이 이렇게 움직여진 상태를 **골반후방경사**라 부른다.

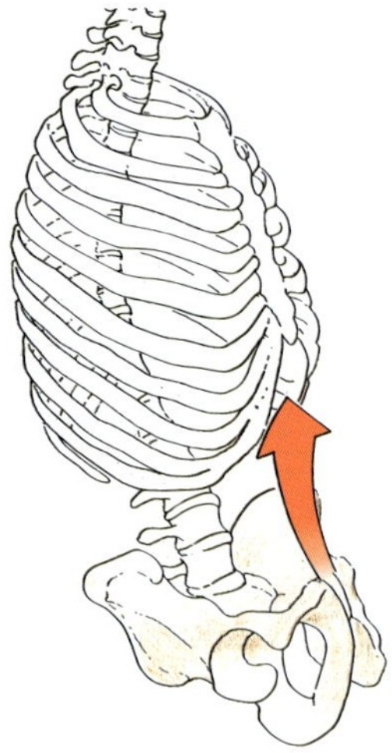

배곧은근이 수축하면 골반후방경사가 생길 수 있다. 배곧은근은 골반이 후방경사된 상태를 유지할 수 있다. 배곧은근은 골반이 반대 방향으로 움직이는 것을 제어할 수 있다.

2

배곧은근(복직근, rectus abdominis)은 복장뼈과, 가슴우리(흉곽, thorax)를 골반 쪽으로 **당길 수 있다. 즉, 갈비뼈(늑골)는 아래로 내려간다.**

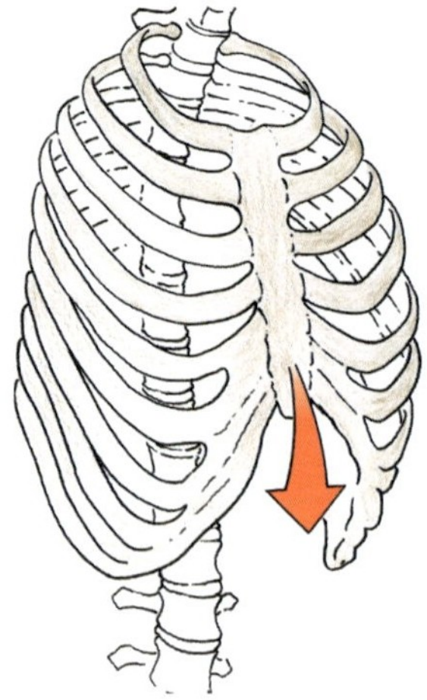

배곧은근은 갈비뼈를 아래로 내릴 수 있다. 갈비뼈가 내려간 상태에서 배곧은근은 갈비뼈를 고정시킬 수 있다. 배곧은근은 갈비뼈가 다시 올라가는 것을 제어할 수 있다(이와 같이 갈비뼈가 아래로 내려갈 때 숨을 내쉬는 경향이 있다.).

3

배곧은근은 척주의 어떤 부위들을 간접적으로 움직이게 할 수 있다. 배곧은근은 골반 또는 갈비뼈를 당겨서 등 중간 부위를 둥글게 한다.

배곧은근은 척주를 굽힐 수 있고, 척주를 이 상태로 고정시킬 수 있다. 배곧은근은 척주가 반대 방향으로 움직이는 것을 제어할 수 있다.

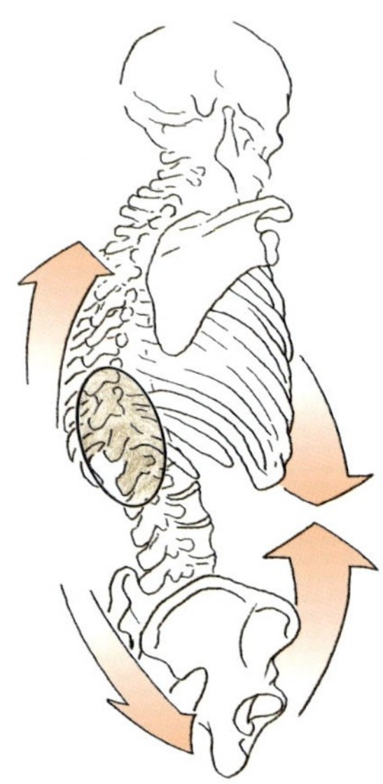

!

3가지 사항을 주의하여야 한다.

- 배곧은근은 척추뼈에 부착되어 있지 않기 때문에 척주에 직접적으로 영향을 미치지 않는다.
- 배곧은근은 가슴우리 아래에서 골반까지 작용하고 아래 등뼈, 허리뼈, 등-허리뼈 경계 부위, 허리-엉치뼈 경계 부위와 관계된다.
- 이 모든 부위에서 가장 잘 굽어지는 부위는 등-허리뼈 경계이다. 따라서 배곧은근은 이 부위에 더 큰 영향을 미친다. 즉, 허리 아래 부위가 굽어지기 전에 아래 갈비뼈 부위가 먼저 굽어진다는 것을 의미한다. 정확하게 말해서, 허리뼈를 굽게 하지 않고 등 중앙 부위를 둥글게 한다. 허리뼈를 둥글게 하려면, 우선 등 중앙 부위를 굽히지 말아야 한다.

R

수직으로 몸통 앞면에 있는 배곧은근은 몸통을 대칭으로 바로 앞으로 움직인다.

배곧은근은 내장 움직임에 어떻게 영향을 미치는가?

배곧은근이 수축하면 배의 내장은 뒤로 밀린다. 이때 배의 내장은 척주에 가까워진다.

!

배의 내장은 압축되지 않는 액체덩어리 같기 때문에 내장 부피는 변하지 않는다. 내장은 모양이 변하는데 배 가쪽으로 더 많이 이동되거나, 윗쪽(가슴우리)이나 아래(골반)쪽으로 이동한다.

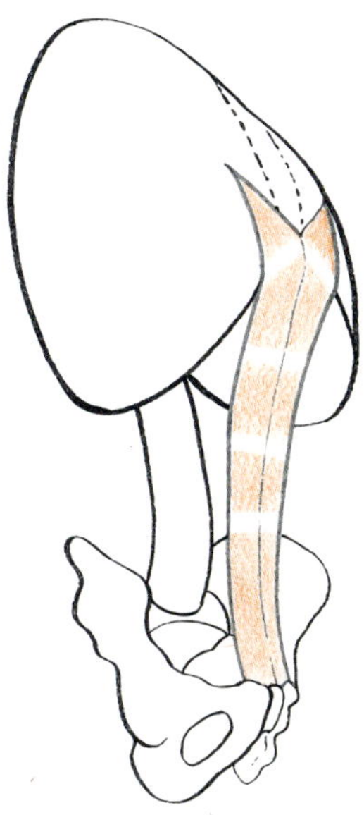

배곧은근 전체가 수축하는 경우는 드물다.
배곧은근은 부위별로 수축한다.
예를 들어, 배곧은근은 한정된 부위에서만 수축할 수 있다.

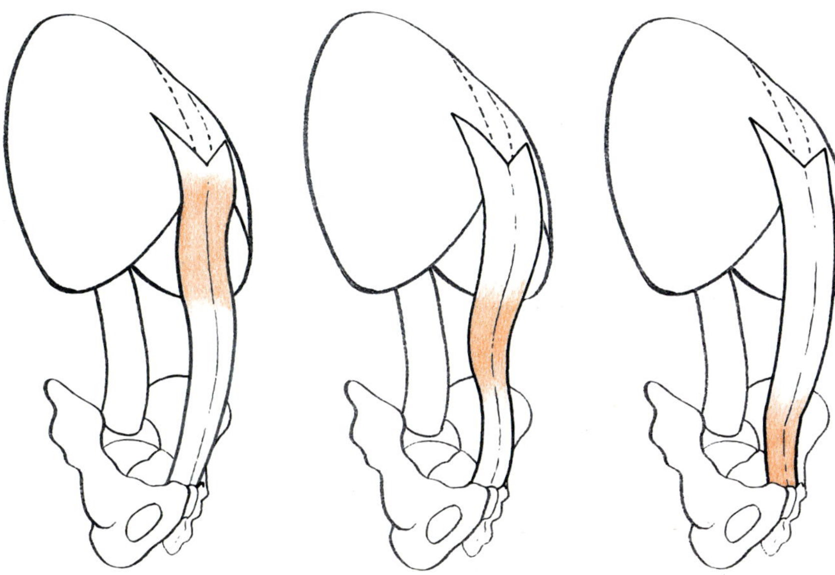

그러므로 단계적으로 배를 안으로 들어가게 할 수 있다.

또한 배곧은근을 단계적으로 수축하여 배를 움직일 수 있다. **이때 배의 내장이 골반이나 가슴우리로 이동된다.**

R

배곧은근은 배를 움직이는데 가장 주요한 ≪근육≫이다. 배곧은근은 배를 올라가게 하거나 내려가게 하면서 수축한다. 이 작용은 자주 다른 배근육들의 움직임과 결합한다. 하지만 배근육들 중에서 배곧은근은 배가 움직이는 방향에 가장 중요한 영향을 끼친다.

납작근육과 백색선(Linea alba)

납작근육

배근육들 중 (배 앞면에 위치한 매우 긴 배곧은근에 반하여) 허리의 양쪽에 있는 배근육을 *납작 근육*이라 부른다.

오른쪽과 왼쪽에 중첩된 3개의 납작 근육이 세 겹으로 거의 서로 겹쳐져 있다.

가장 안쪽에서 바깥쪽으로

- **배가로근(복횡근, transverse abdominis)**
- **배속빗근(내복사근, internal oblique)**
- **배바깥빗근(외복사근, external oblique)**

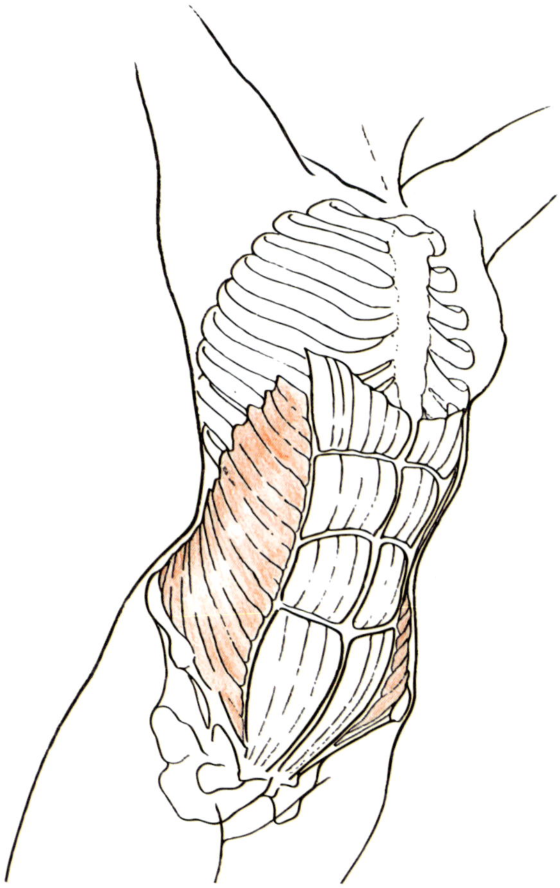

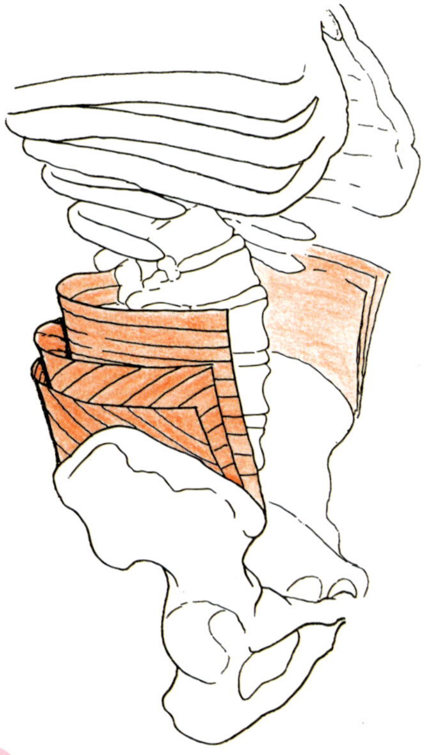

마른 사람은 이 세 겹의 층이 얇을 수 있다. 반대로 근육이 많은 사람에게서는 납작 근육은 골반의 용적보다 더 클 수 있다(주의할 점, 근육과 관계없이 지방에 의해 허리가 골반용적보다 더 클 수도 있다).

백색선(Linea alba)

배 앞면에서, 오른쪽과 왼쪽에 있는 배근육의 널힘줄(건막, aponeurosis)에서 근섬유들이 서로 만나고 섞여 있다. 이렇게 근섬유들이 상호 중첩된 부위를 *백색선*이라 부른다.

이렇게 근섬유들이 상호 교차된 부위가 역선(line of force)이다. 하지만, 이 부위에서 탈장이 발생할 수 있어 취약 부위가 될 수 있다(백색선에서 탈장을 참조 45쪽).

배근육에서 널힘줄은 무엇인가?

배근육은 2가지 근육으로 구분할 수 있다.
- ≪적색≫ 부위는 (역동적으로 줄어들 수 있는) 수축성 섬유이고,
- ≪백색≫ 부위는 수축되지 않는다.

이 부위가 근육의 널힘줄이다.

널힘줄은 두 가지 모양을 하고 있고 두 가지 기능을 수행한다.

- 곳곳에서 널힘줄은 힘줄집처럼 근육을 싸고 있다.
- 또 다른 곳에서 널힘줄은 복근의 수축성 섬유(적색부위)에 연결되어 있다(배근육에서, 이러한 연장 부위는 배 앞면에서 이루어지는데 *앞널힘줄(anterior aponeurosis)*이다).

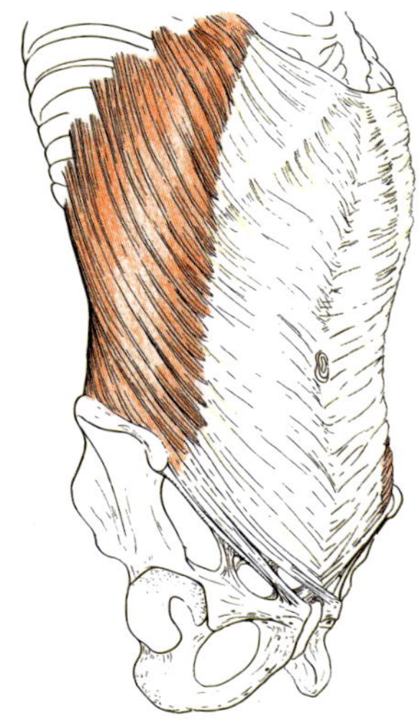

배바깥빗근과 널힘줄

납작근육의 앞널힘줄

각각의 납작근육은 안쪽과 바깥쪽에 있는 두 개의 널힘줄에 싸여 있다. 그러므로 모두 6개의 널힘줄이 있다. 납작 근육에서 수축성이 있는 부위는 배의 앞면에 연결되어 있다.

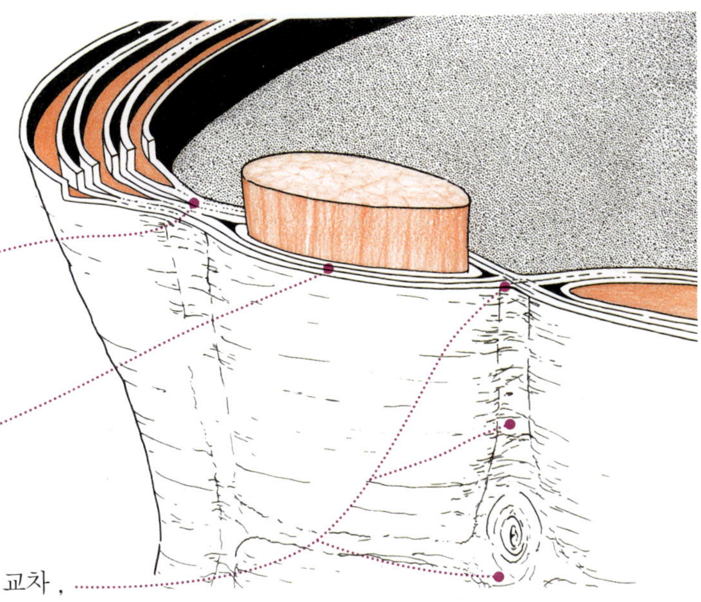

6개의 널힘줄은 (종이처럼) 겹쳐져 있고 나란히 감싸고 있다.

그 후 다시 정렬되어*, 배곧은근을 감싼다.

백색선을 형성하면서, 널힘줄은 배 정중선에서 서로 교차 ,

* 부위에 따라 변하기 때문에, 꽤 복잡하게 배치되어 있다.
- 배의 2/3를 차지하는 위 부위에서, 배가로근 널힘줄과 배속빗근 안쪽널힘줄은 배곧은근 뒷면을 통과하고, 배바깥빗근 널힘줄과 배속빗근의 바깥쪽 널힘줄은 배곧은근 앞면을 통과한다.
- 배의 1/3을 차지하는 아래 부위에서, 납작 근육의 모든 널힘줄은 배곧은근 앞면을 통과한다. 이 부위는 아래 부위에서 볼 수 있다. 이 부위는 수평선 같은 모양을 하는데 이 수평선 아래쪽에는 배가 더 안쪽으로 ≪들어간 것≫처럼 보인다.

배가로근

배가로근의 위치는?

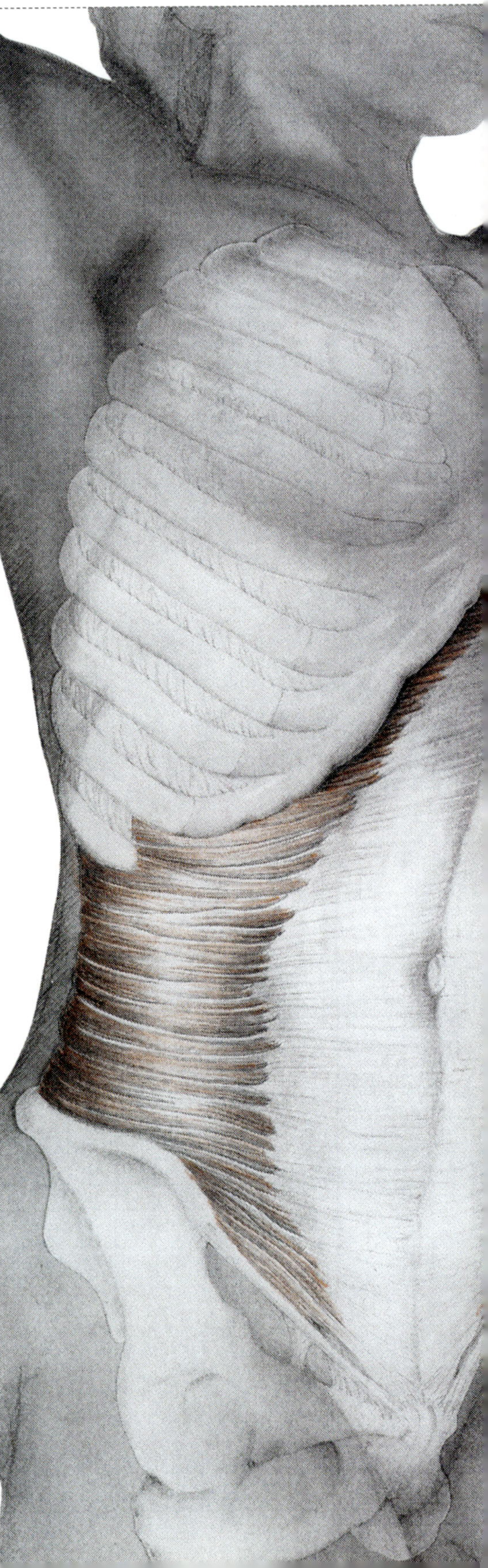

배가로근에 대한 설명

허리 오른쪽과 왼쪽에 배가로근(복횡근, transverse abdominis)이 있다.
허리 양쪽에 위치한 3개의 근육들 사이에서 배가로근은 가장 안쪽에 위치한다.
배가로근은 거의 배의 내장에 근접해 있는데 근막에 의해 내장과 분리되어 있다.
두 겹의 배근육이 배가로근을 덮고 있다.

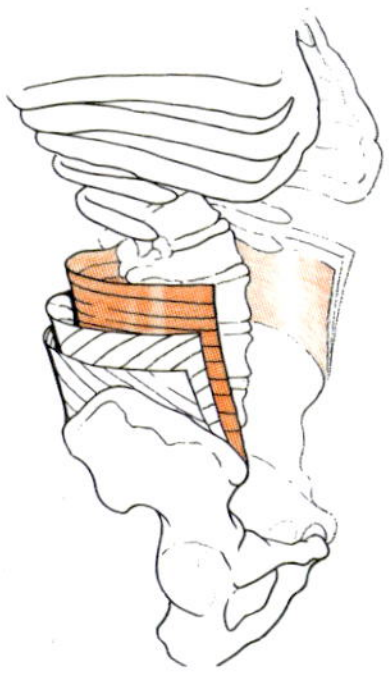

배가로근의 부착점

허리 위에서, 배가로근은 가슴우리(흉곽) 아래 **깊은 면**에 부착되어 있다.

허리 아래에서, 허리에 손을 놓으면 엉덩뼈능선(장골능, iliac crest)이 만져지는데 배가로근은 이 부위에 부착되어 있다.
배가로근은 샅고랑에 연결되는 샅인대(서혜인대, inguinal ligament)까지 부착되어 있다(36쪽 참조).

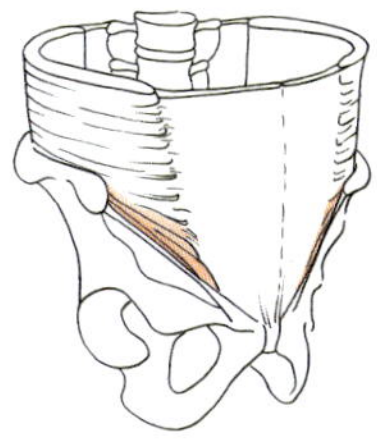

앞면에는, 배가로근섬유는 앞 널힘줄에 부착된다.
이 부위에서, 독자들은 배가로근은 (그림에서 유일하게 표현한) 안쪽 널힘줄과, 바깥쪽 널힘줄로 싸여 있다는 사실을 기억해야 할 것이다.

+

배의 1/3를 차지하는 아래 부위에서, 이 두 개의 널힘줄은 배곧은근 앞면을 통과한다. 배의 2/3를 차지하는 위 부위에서, 얇은널힘줄은 배곧은근 앞면에, 깊은널힘줄은 배곧은근 뒷면에 위치해 있다.

R

배가로근의 수축성 섬유(적색)는 허리 양쪽에서 수평으로 허리를 둘러싸고 있다.

배가로근은 **골격 움직임**에 어떻게 영향을 미치는가?

1

배가로근(복횡근, transverse abdominis)**은 골반을 당길 수 없다.** 왜냐하면 배가로근섬유는 골반과 수평으로 위치해 있기 때문이다.

2

배가로근은 척추뼈를 움직이지 못한다.

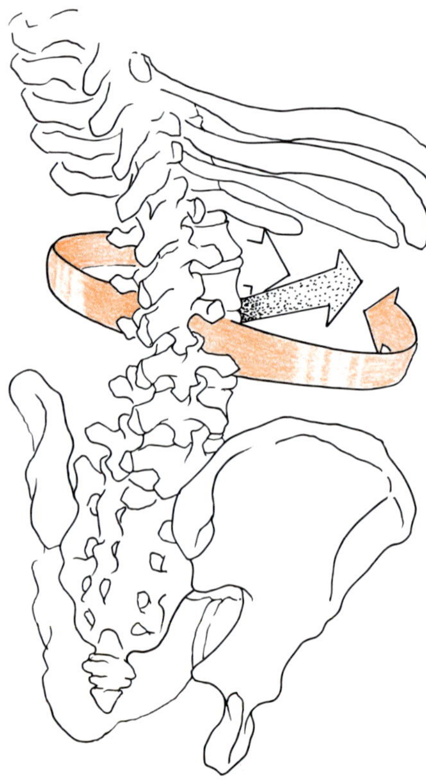

또는 배가로근은 척추뼈를 거의 움직이지 못한다. 즉, 배가로근은 둥글게 허리를 조이는 것처럼 허리의 척추뼈(허리뼈)를 ≪굽힌다≫. 하지만 이 작용이 일어나기 위해서는, 항상 제일 먼저 움직이면서, 매우 쉽게 변형될 수 있는 배의 앞면 부위에서 배가로근은 고정점(fixed plow)으로 작용해야 한다. 이 작용은 실질적인 것이라기보다 이론적이며 그 작용은 매우 미비하다.

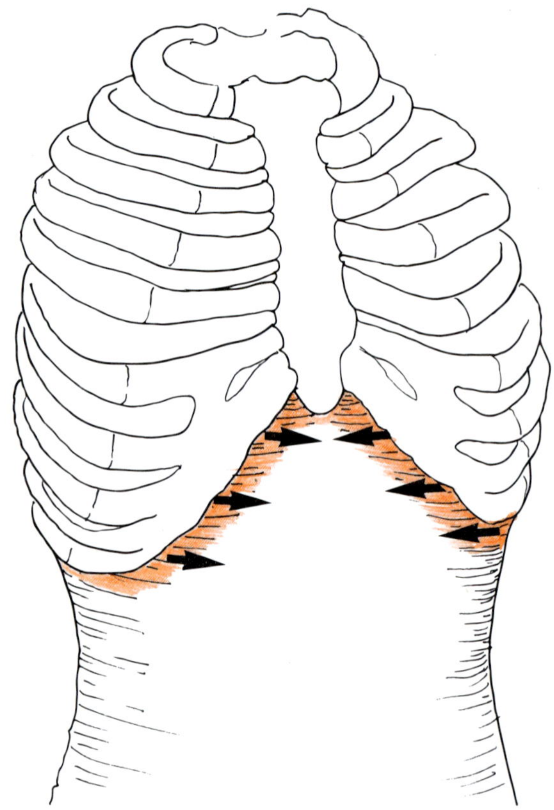

3

배가로근은 좌우갈비뼈의 간격을 약간 줄일 수 있다. 하지만 이 부위에서 근섬유들은 매우 짧기 때문에 작용은 미비하다.

R

배가로근은 골격움직임에 거의 작용하지 않는다. 모든 배근육들 중에 골격움직임에 가장 적은 영향을 끼치는 근육이다. 하지만 배의 내장의 움직임에 작용을 한다.

배가로근은 **내장 움직임**에 어떻게 영향을 미치는가?

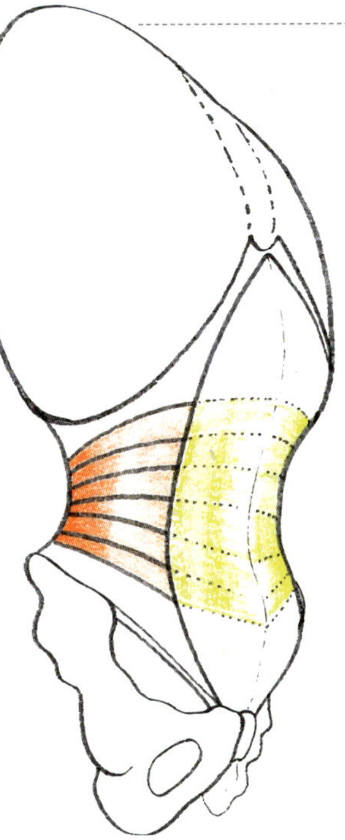

배가로근은 배의 특별한 두 부위에서 두 가지 방법으로 작용한다.

1

배가로근섬유는 갈비뼈와 골반 사이 부위에 섬유가 가장 많이 있고 가장 길며, 이 부위에서 중요한 작용을 한다. 즉, 배가로근은 수축하면서 허리둘레를 조인다.

> ! 배의 내장은 압축되지 않는 액체 덩어리 같기 때문에 부피는 줄어들지 않는다.

배의 내장 *형태*가 변한다.
즉, 배의 위와 아래에 내장이 더 많이 몰린다.

- 위에서는 가슴우리 쪽으로,
- 아래에서는 골반 쪽으로. 서있을 때가 골반 쪽으로 내장이 몰리는데, 가장 흔한 경우이다. 왜냐하면 중력이 내장을 이미 아래 방향으로 당기고 있기 때문이다.

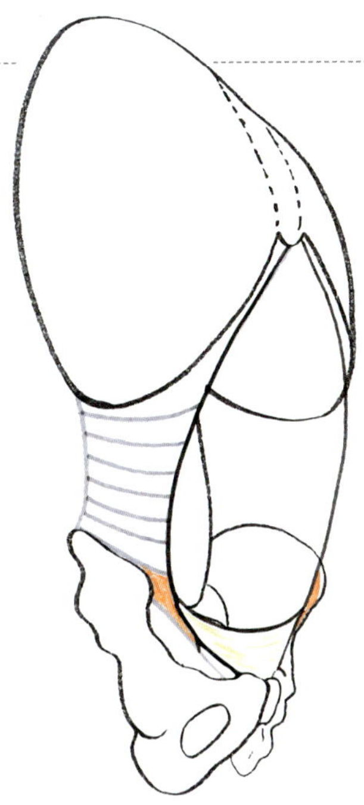

2

배의 아래에서는 배가로근이 샅고랑을 따라 더 정교하게 특별한 작용을 한다(36쪽 참조): 아래에 위치한 배가로근섬유는 샅고랑(서혜, inguinal) 중간까지 펼쳐있다.
배가로근이 수축하면 배가로근의 샅고랑 바깥 절반정도 부위를 단단하게 한다. 이 작용은 배속빗근의 작용을 보완하고(29쪽 참조) 아랫배를 유지하는데 도와준다.

배가로근은 부위별로 수축할 수 있다.

R

배가로근은 탄탄한 배를 만드는데 관계되는 근육이라기보다는 날씬한 허리를 만드는데 관계되는 근육이다. 배의 내장을 골반 쪽으로 미는 작용 때문에 가슴우리는 발달하지 않는다. 따라서 배가로근의 작용은 다른 배근육에 의해 보완되어야 한다.

- 배곧은근은 내장을 위로 올리거나 아래로 내린다.
- 배속빗근은 특히 배의 위 부위를 들어가게 한다. 따라서 내장을 아래로 내려가게 한다.
- 배바깥빗근은 특히 배의 아래 부위를 들어가게 한다. 따라서 내장을 위로 올라가게 한다.

배속빗근
(또는 작은빗근)

배속빗근의 위치는?

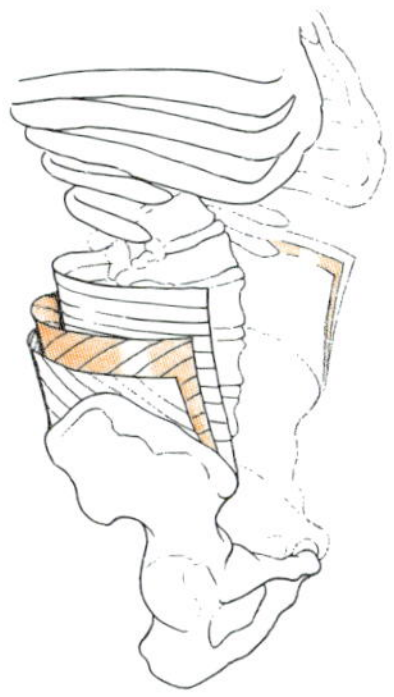

배속빗근에 대한 설명

허리 오른쪽과 왼쪽에 배속빗근(내복사근, internal oblique)이 있다.
허리 양측에 위치한 (≪넓은≫) 3개의 근육 중 중간에 위치한다.
즉, 배가로근 위에 그리고 배바깥빗근 아래에 있다.

배속빗근의 부착점

허리 위에서는 배속빗근이 가슴우리(흉곽) 테두리에 부착되어 있다.

허리 아래에서는 배속빗근이(허리에 손을 얹는 부위) **골반**의 엉덩뼈능선(장골능, iliac crest) **에 부착되어 있다.** 배속빗근은 샅고랑에 연결되는 샅인대까지 부착되어 있다. 모든 납작 근육 중에서, 가장 중요하고 가장 긴 근섬유가 이 아래 부위에 있다.

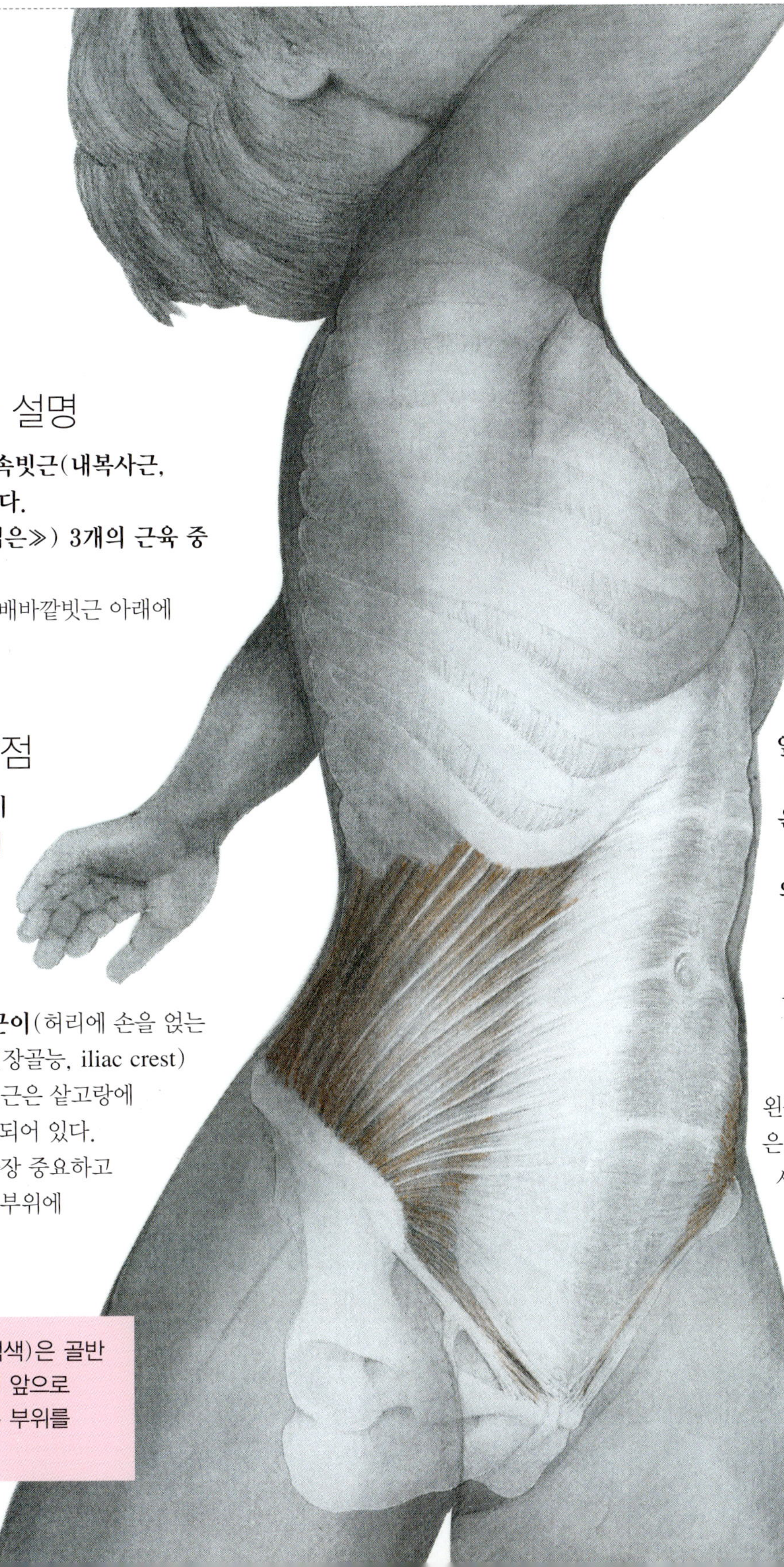

배의 앞면에서, 배속빗근은 두개의 널힘줄에 의해 뻗어 있다. 배의 중앙에서, 배속빗근 오른쪽과 왼쪽 널힘줄은 백색선에서 만난다.

R

배속빗근의 수축근육(적색)은 골반에서 갈비뼈까지 뒤에서 앞으로 올라가면서 허리 바깥쪽 부위를 감싸고 있다.

배속빗근은 **골격 움직임에** 어떻게 영향을 미치는가?

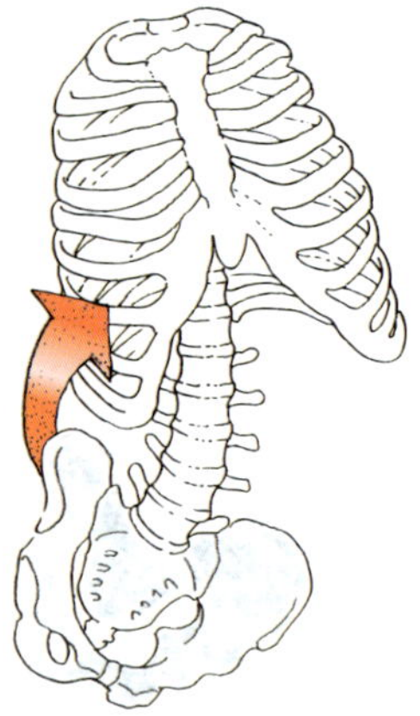

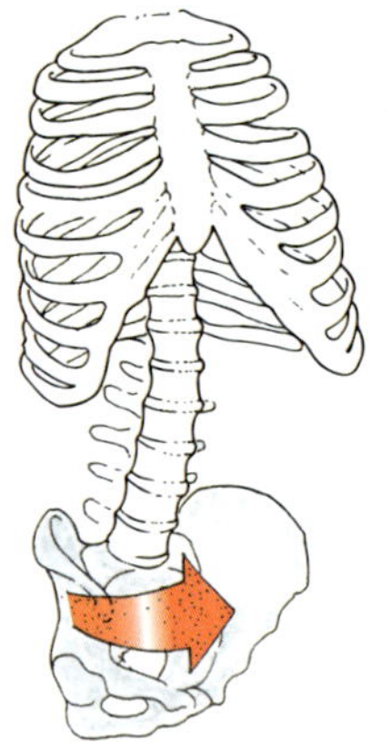

1

배속빗근(내복사근, internal oblique)은 골반을 당길 수 있다.

a) 배속빗근은 양쪽에서 골반을 갈비뼈 쪽으로 당긴다. 이 골반의 움직임을 **가쪽굽힘(외측굴곡)**이라고 부른다.

배속빗근은 이와 같이 골반을 가쪽굽힘을 시킬 수 있다. 또한 굽힘된 상태에 있는 골반을 고정시킬 수 있다. 그러면서 골반이 반대 방향으로 굽힘 되는 것을 막을 수 있다.

b) 배속빗근은 수축되는 쪽에서 **골반의 1/2을 앞면으로 돌린다.**

배속빗근은 골반을 돌릴 수 있다. 이 돌림된 골반의 상태를 고정시킬 수 있다. 골반이 반대 방향으로 돌아가는 것을 제어할 수 있다.

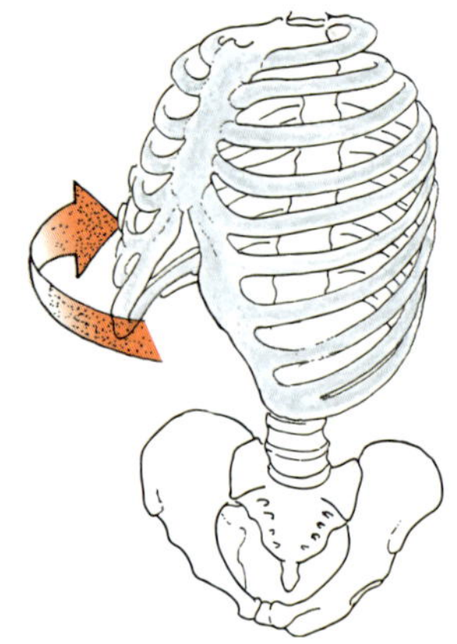

2

배속빗근은 가슴우리앞면을 아래 방향으로 당길 수 있으며, 또한 가슴우리앞면을 골반의 가쪽 방향으로도 당길 수 있다. 가슴우리(흉곽)는 더 편평해지고 옆(수평적)으로 더 넓어진다(이렇게 갈비뼈를 아래로 내리면 숨을 내쉬는 경향이 있다는 것을 명심해야 한다).

배속빗근은 갈비뼈를 편평하게 할 수 있다. 갈비뼈는 이렇게 편평한 상태를 고정시킬 수 있다. 갈비뼈가 다시 위로 올라가는 것을 제어할 수 있다.

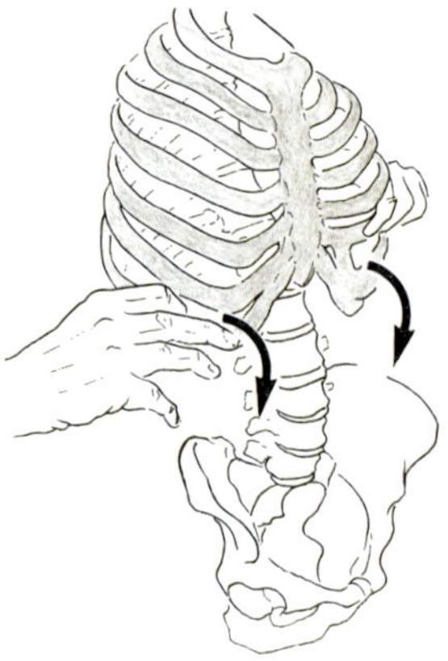

3

간접적으로, 몇몇 척추뼈를 움직이게 할 수 있다. 배속빗근은 골반과 또는 갈비뼈를 가쪽으로 당길 수 있다. 허리 높이에서 척주를 굽게 할 수 있거나 또는 배속빗근이 수축되는 방향으로 척주를 돌릴 수 있다. 배속빗근은 척추뼈에 부착되어 있지 않기 때문에 직접적으로 위에서 언급한 작용을 할 수 없다.

배속빗근은 척주를 가쪽굽힘/돌림 할 수 있다. 이러한 상태들을 고정시킬 수 있다. 척주가 반대 방향으로 돌아가는 것을 제어할 수 있다.

R

몸통 바깥쪽에 비스듬히 위치해 있는 배속빗근섬유는, 배속빗근이 수축되는 방향으로 몸통을 움직이게 할 수 있다.

배속빗근은 **내장 움직임**에 어떻게 영향을 미치는가?

배속빗근(내복사근, internal oblique)은 배의 특별한 두 부위에서 두 가지 방법으로 작용한다.

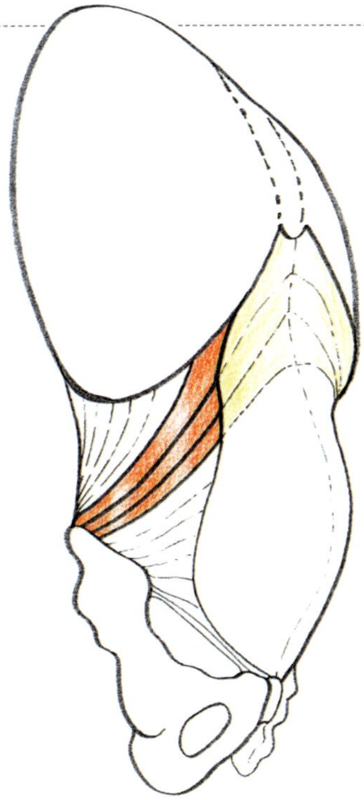

1

(가장 긴 근섬유가 닿아있는) 배의 위에서 실질적인 작용을 한다. 즉, 수축하면서 대부분 배꼽 위쪽의 내장을 조인다.

!

배의 내장은 압축되지 않는 액체덩어리 같기 때문에 부피는 줄어들지 않는다. 배속빗근의 수축으로 내장의 형태는 변형되고 내장은 아래(골반)로 또는 배의 바깥쪽으로 더 많이 이동한다.

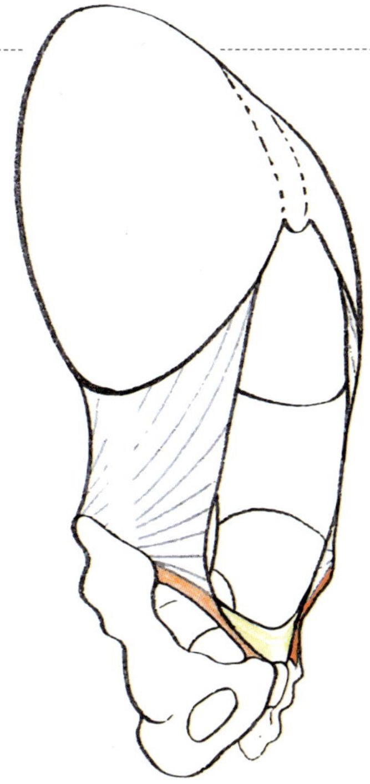

2

아래에서는 샅인대(서혜인대)를 따라 훨씬 더 정교하고 특별한 작용을 한다: 이런 면에서 아래에 있는 배속빗근섬유는 가장 길고 가장 섬유가 많이 있다 (36쪽 참조).

따라서 배속빗근이 수축하면 샅인대 주위를 강화시킨다.
이 작용은 배의 아래를 유지하는데 도움을 준다.

배속빗근을 부위별로 수축할 수 있다.

예를 들어, 배꼽 위의 부위만을 수축할 수 있거나, 또는 배꼽 높이에서만 수축할 수 있거나, 아래에서는 골반주위만 수축할 수 있다. **이와 같이 단계적인 방법으로 배를 들어가게 할 수 있다.**

배속빗근이 배의 내장움직임에 대한 작용은 특히 배꼽 위 부위에서 배를 조이는 것이다.
이 작용은 자주 다른 배근육의 작용과 결합하여 발생한다.

배바깥빗근 (또는 큰빗근)

31 배바깥빗근의 위치는?

32 배바깥빗근은 골격움직임에 어떻게 영향을 미치는가?

33 배바깥빗근은 내장움직임에 어떻게 영향을 미치는가?

배바깥빗근의 위치는?

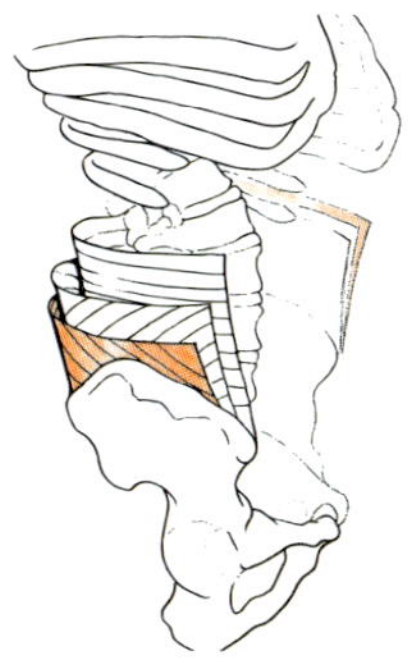

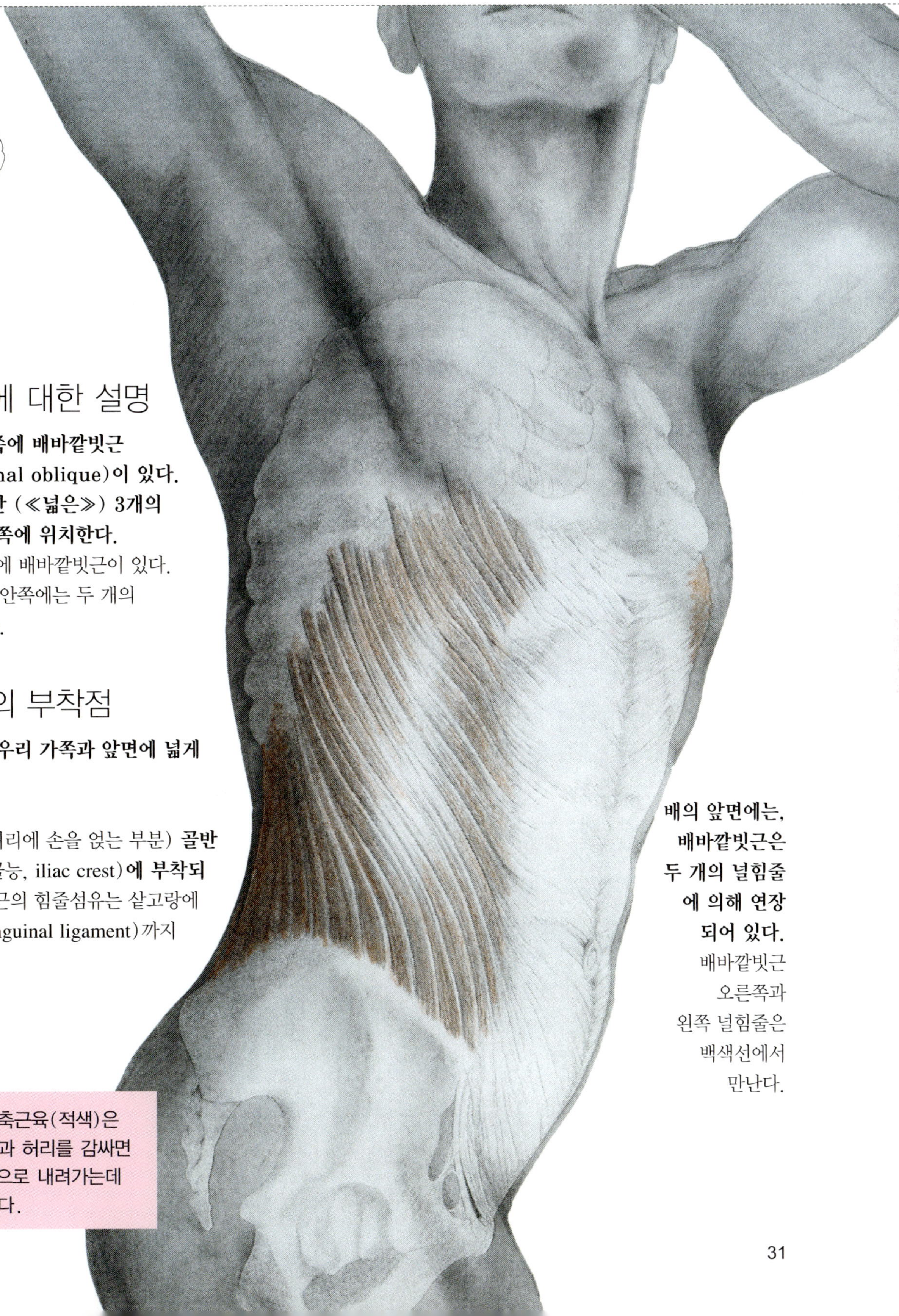

배바깥빗근에 대한 설명

허리 오른쪽과 왼쪽에 배바깥빗근 (외복사근, external oblique)이 있다. 허리 양쪽에 위치한 (≪넓은≫) 3개의 근육 중 가장 바깥쪽에 위치한다. 즉, 바로 피부 아래에 배바깥빗근이 있다. 따라서 배바깥빗근 안쪽에는 두 개의 다른 배근육이 있다.

배바깥빗근의 부착점

허리 위로는, 가슴우리 가쪽과 앞면에 넓게 부착되어 있다.

허리 아래에는, (허리에 손을 얹는 부분) **골반의** 엉덩뼈능선(장골능, iliac crest)**에 부착되어 있다.** 배바깥빗근의 힘줄섬유는 샅고랑에 연결되는 샅인대(inguinal ligament)까지 부착되어 있다.

배의 앞면에는, 배바깥빗근은 두 개의 널힘줄에 의해 연장되어 있다. 배바깥빗근 오른쪽과 왼쪽 널힘줄은 백색선에서 만난다.

R

배바깥빗근의 수축근육(적색)은 갈비뼈의 바깥쪽과 허리를 감싸면서 배 앞면 방향으로 내려가는데 골반까지 내려간다.

배바깥빗근은 **골격 움직임에** 어떻게 영향을 미치는가?

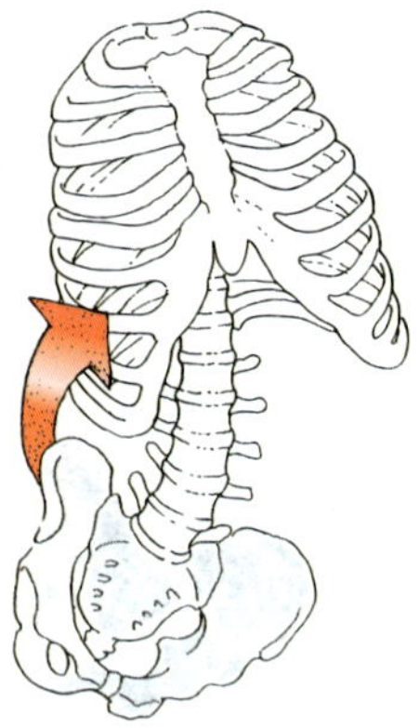

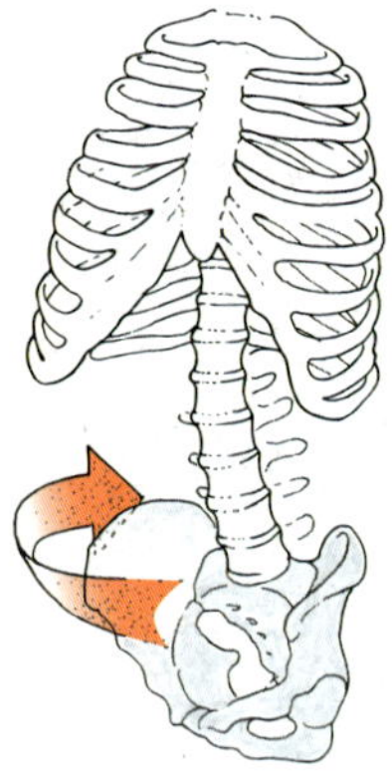

1

배바깥빗근(외복사근, external oblique)은 골반을 당길 수 있다.

a) 골반을 가쪽에서 갈비뼈 쪽으로 당긴다. 이 골반의 움직임을 **가쪽굽힘(외측 굴곡)**이라 부른다.

b) 배바깥빗근은 수축되는 쪽에서 **골반의 1/2를 뒤로 돌린다.**

배바깥빗근은 이와 같이 골반을 가쪽으로 굽힘 할 수 있다. 가쪽굽힘된 골반을 고정시킬 수 있다. 그러면서 골반이 반대 방향으로 굽게 되는 것을 막을 수 있다.

배바깥빗근은 골반을 돌릴 수 있다. 이 돌림된 상태의 골반을 고정시킬 수 있다. 골반이 반대 방향으로 돌아가는 것을 막을 수 있다.

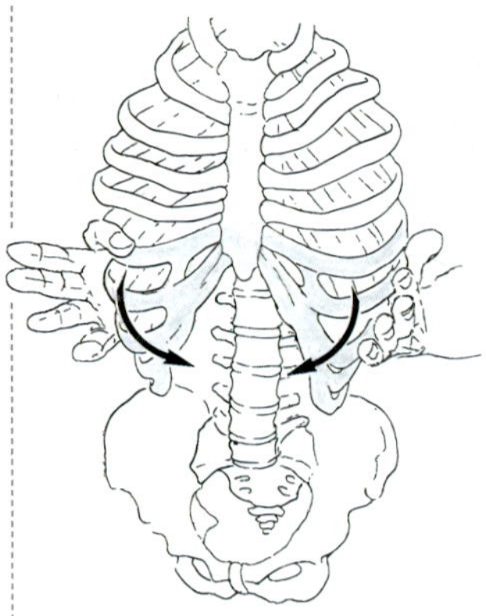

2

배바깥빗근은 가슴우리의 가쪽을 골반 방향으로 당길 수 있다. 갈비뼈는 몸통 중앙으로 내려간다. 가슴우리는 더 좁아진다. 만약 가슴우리가 변형되지 않으면 배바깥빗근은 가슴우리를 앞으로 돌림시킨다.

배바깥빗근은 갈비뼈를 가쪽 밑으로 내릴 수 있거나 돌릴 수 있다. 이 상태에서 갈비뼈를 고정시킬 수 있다. 갈비뼈가 다시 올라가고 반대 방향으로 돌아가는 것을 제어할 수 있다(갈비뼈가 아래로 내려가면 숨을 내쉬는 경향이 있다).

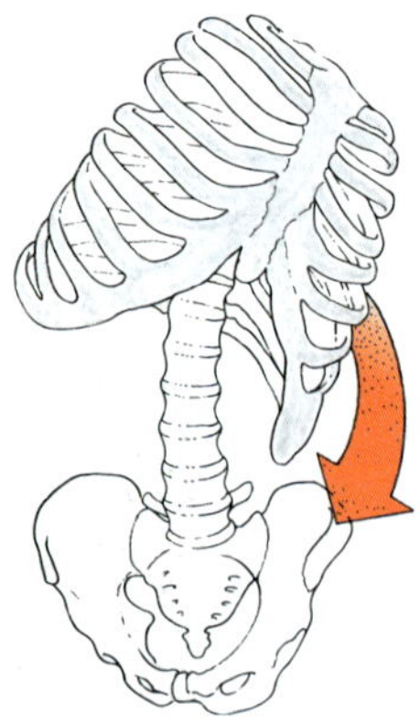

3

간접적으로, 몇몇 척추뼈를 움직이게 할 수 있다. 골반과 또는 갈비뼈를 가쪽으로 당기면서, 허리 높이에서 **척주를 굽힐 수 있고 척주를 뒤로 돌림시킬 수 있다.**

주의: 배바깥빗근은 척추뼈에 부착되어 있지 않기 때문에 위에서 언급한 작용을 직접적으로 할 수 없다.

배바깥빗근은 척주를 굽힐 수 있다. 이 상태를 고정시킬 수 있다. 척주가 반대 방향으로 돌아가는 것을 제어할 수 있다.

R

몸통 가쪽에 비스듬히 위치한 배바깥빗근섬유는 배바깥빗근이 수축되는 방향으로 몸통을 움직이게 할 수 있다.

배바깥빗근은 **내장 움직임에** 어떻게 영향을 미치는가?

배의 특별한 두 부위에 두 가지 방법으로 배바깥빗근(외복사근)이 작용한다.

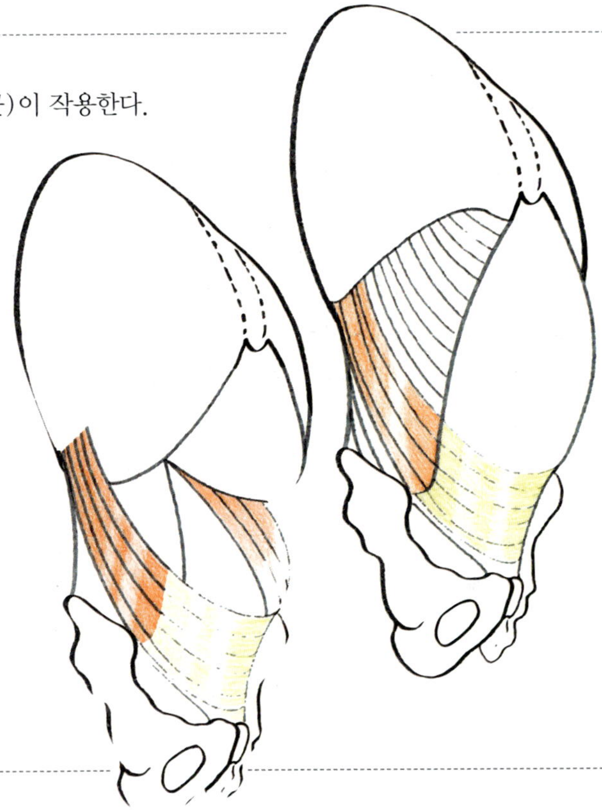

1

가장 긴 근섬유가 있는 아랫배에서 실질적으로 작용한다.
즉, 수축하면서 대부분 배꼽 아래쪽의 내장을 조인다.

!

배의 내장은 압축되지 않는 액체덩어리와 같기 때문에 용량이 줄어들지 않는다.
배바깥빗근이 수축하면 내장의 형태는 변형되고 내장은 윗배(갈비뼈 방향)로 더 많이 이동한다.

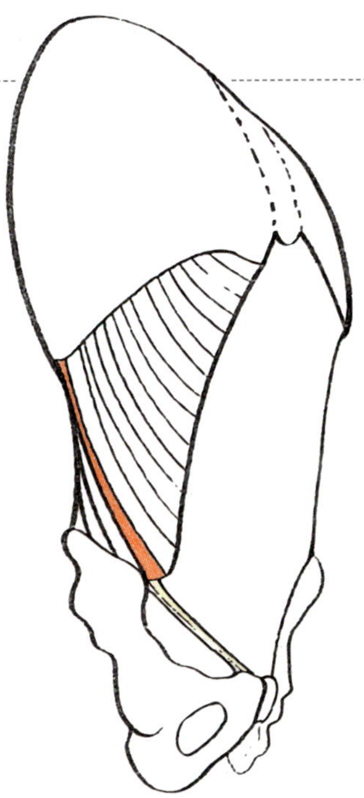

2

아랫배에서는 특별한 작용을 한다.
즉, 9번과 10번 갈비뼈에서 기시한 근섬유는 때로는 배바깥빗근의 힘줄로 인식되는 엉덩뼈능선(장골능)까지 펼쳐있다.

9번과 10번 갈비뼈에서 기시한 근섬유가 수축하면서 샅고랑을 당기고 아랫배를 유지하는데 도와준다.

배바깥빗근은 부위별로 수축할 수 있다.
예를 들어, 허리 부위만을 수축할 수 있거나 또는 갈비뼈 높이에서만 수축할 수 있다. **이와 같이 단계적인 방법으로 배를 들어가게 할 수 있다.**

배바깥빗근이 한쪽만 수축하면 반대쪽으로 배의 내장을 민다. 이 작용으로 내장은 가쪽으로 이동된다.

배바깥빗근은 배의 내장을 아래에서 위 방향인 가슴우리 쪽으로 밀 수 있다.
또한 오른쪽이나 왼쪽으로 이동시킬 수 있다.
이 작용은 흔히 다른 배근육의 작용과 함께 이루어진다.

2

배근육 운동을 이해하기 위한 핵심용어

골반(Pelvis)과 샅인대(Inguinal ligament)

골반은 몸통 아래를 지탱하는 4개의 뼈로 구성되어 있다. 사실, 골반은 나팔의 모양을 하고 있다.

엉덩이에 손을 대면 골반의 윗부분을 느낄 수 있다: 이 부위가 엉덩뼈능선이다. 엉덩뼈능선에서 앞으로 가장 많이 돌출한 부위가 위앞엉덩뼈가시(anterior superior iliac spine)이다. 약간 단단한 의자에 앉으면 엉덩이 아래 튀어나온 부위를 느낄 수 있는데, 이는 궁둥뼈이다. 엉덩뼈 아래에서 앞에 있는 부위가 두덩뼈이다.

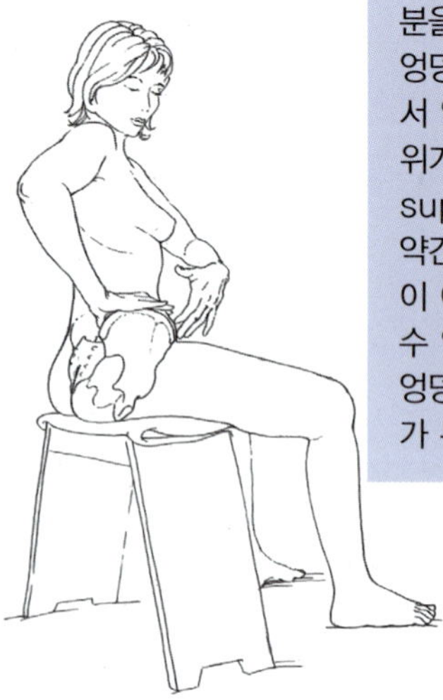

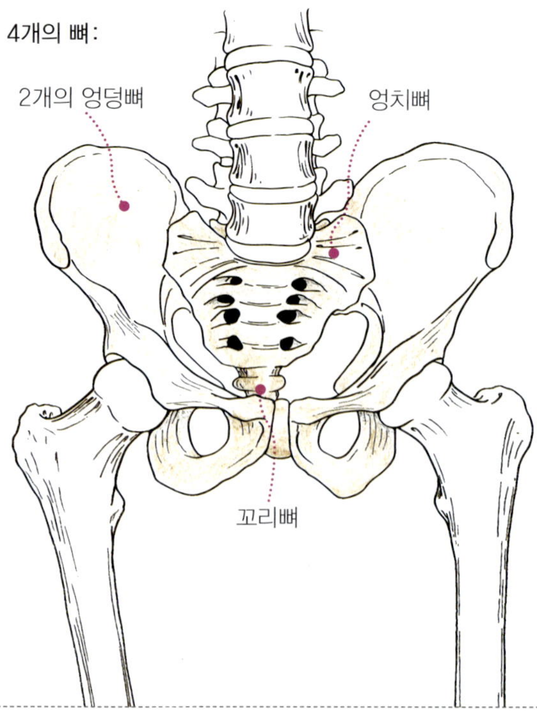

골반과 배근육

배근육은 엉치뼈(천골)나 꼬리뼈(미추)에 부착되어 있지 않다. 하지만 **엉덩뼈(장골)에 부착되어 있다.**

- **엉덩뼈능선(장골능, iliac crest)에는** 납작 근육인 배가로근, 배속빗근과 배바깥빗근이 부착되어 있다.
- **두덩뼈(치골, pubis)**에는 배곧은근이 부착되어 있다.

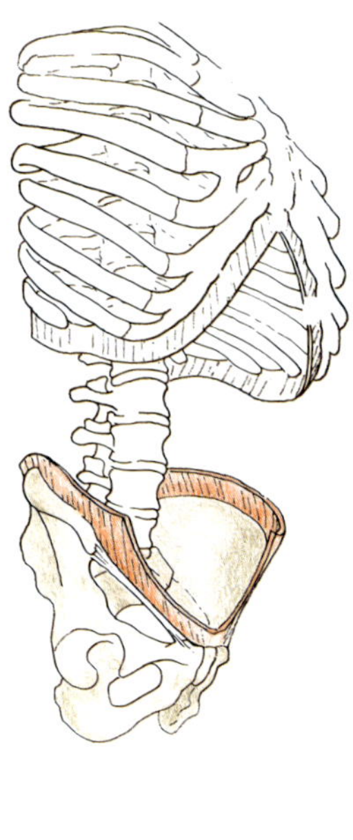

움직임의 기술에서 두덩뼈는 가장 빈번하게 두덩뼈 부위를 지칭한다. 오른쪽과 왼쪽의 두덩뼈가 모여 섬유성 연골판 조직으로 결합되는 관절을 두덩결합(치골결합, symphysis pubis)이라 한다.

샅고랑인대

위앞엉덩뼈가시(상전장골극, anterior superior iliac spine)에서 비롯하여 두덩뼈까지 뻗어있는 조밀결합조직(dense connective tissue)이다. **《넓은》 근육 중에서 가장 아래에 있는 샅고랑인대(서혜인대, inguinal ligament)에 근섬유들이 연결되어 있다.**

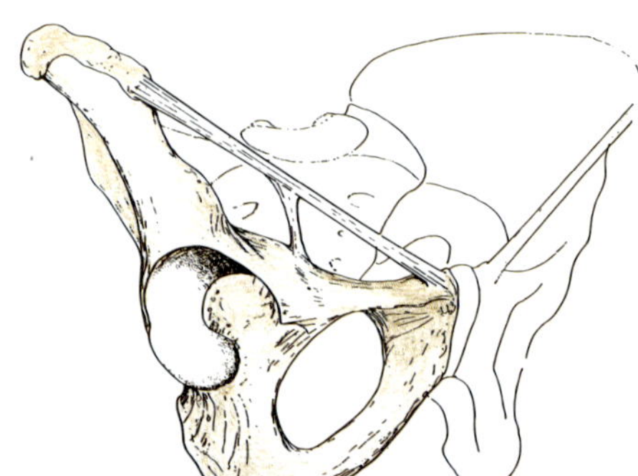

배가로근의 수축섬유는 샅인대 절반 정도 부위까지 뻗어 있다. 배속빗근 수축섬유는 두덩뼈까지 더 멀리 뻗어 있다. 이 배속빗근은 남자에게는 고환거근(cremaster)을 형성하고 있는 음낭까지 뻗어있다. 배바깥빗근 수축섬유는 위앞엉덩뼈가시에서 멈춘다. 마치 약간은 이 배바깥빗근 수축섬유의 힘줄(tendon)인 것 같이, 샅인대는 아홉째~열째 갈비뼈에서 기시한 수축섬유의 정지부로 인식된다.

배근육은
골반을 어떻게 움직이는가?

골반의 몇가지 움직임은 배근육 수축으로 인해 이루어진다.

1
골반후방경사

엉덩뼈능선(장골능)을 뒤쪽으로 이동시키는 골반후방경사의 움직임이 발생하는 동안, 위앞엉덩뼈가시(상전장골극)는 후퇴한다. 골반후방경사는 자주 허리뼈 부위의 ≪굽힘(flexion)≫을 동반한다. 배곧은근(복직근, rectus abdominis)은 골반후방경사가 일어나게 하는 근육이다.

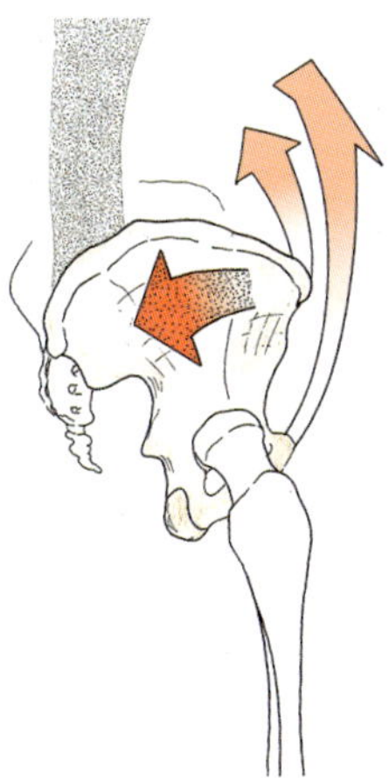

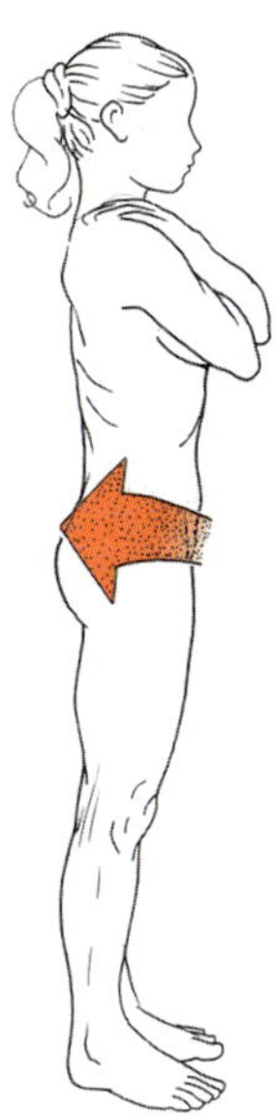

2
골반 가쪽굽힘 (외측 굴곡)

골반을 가쪽으로 굽힐 수 있다.

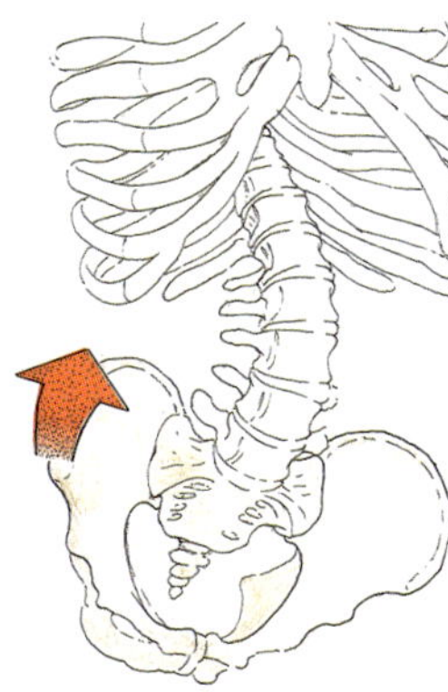

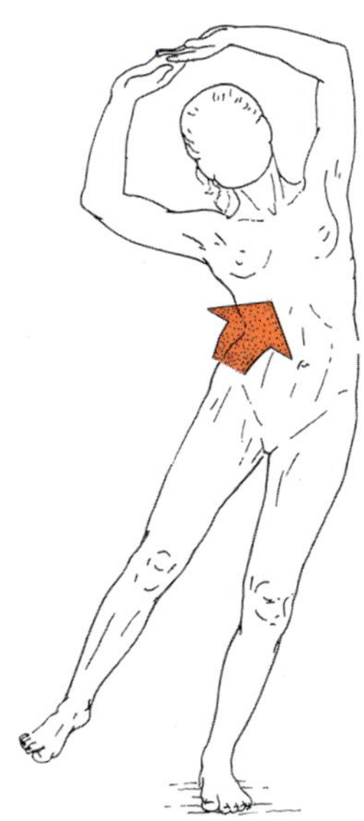

3
골반 회전

골반은 시계 방향이나 시계 반대 방향으로 돌릴 수 있다.
골반을 가쪽굽힘과 돌림을 시킬 수 있는 근육이 바로 배빗근(복사근)이다.

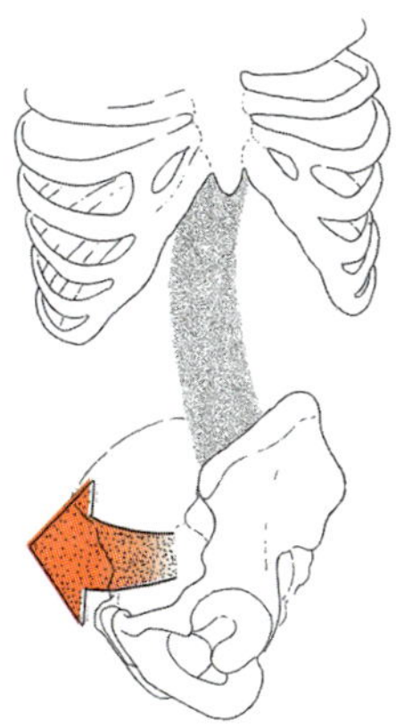

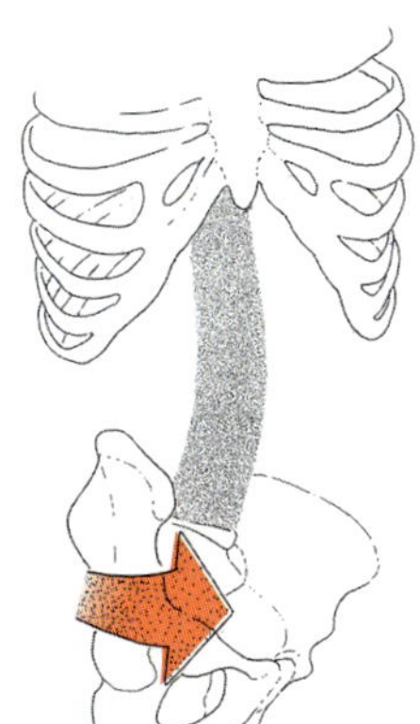

4
배근육 수축에 영향을 받지 않고 골반전방경사가 일어나게 하는 움직임

골반전방경사가 움직임이 생기면 엉덩뼈능선을 앞면으로 이동시키는데, 이때 위앞엉덩뼈가시는 앞으로 움직인다. 골반전방경사가 자주 허리뼈 부위의 굽이≪앞굽음증≫을 동반한다. 배곧은근은 때로는 골반전방경사가 움직임을 제어하거나 고정시킨다.

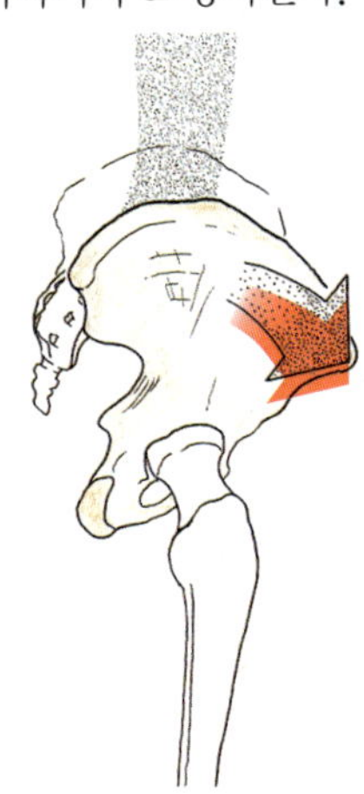

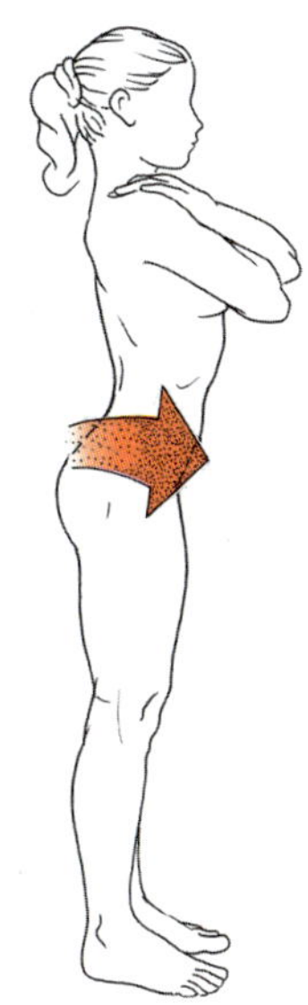

척주와 허리뼈

척주

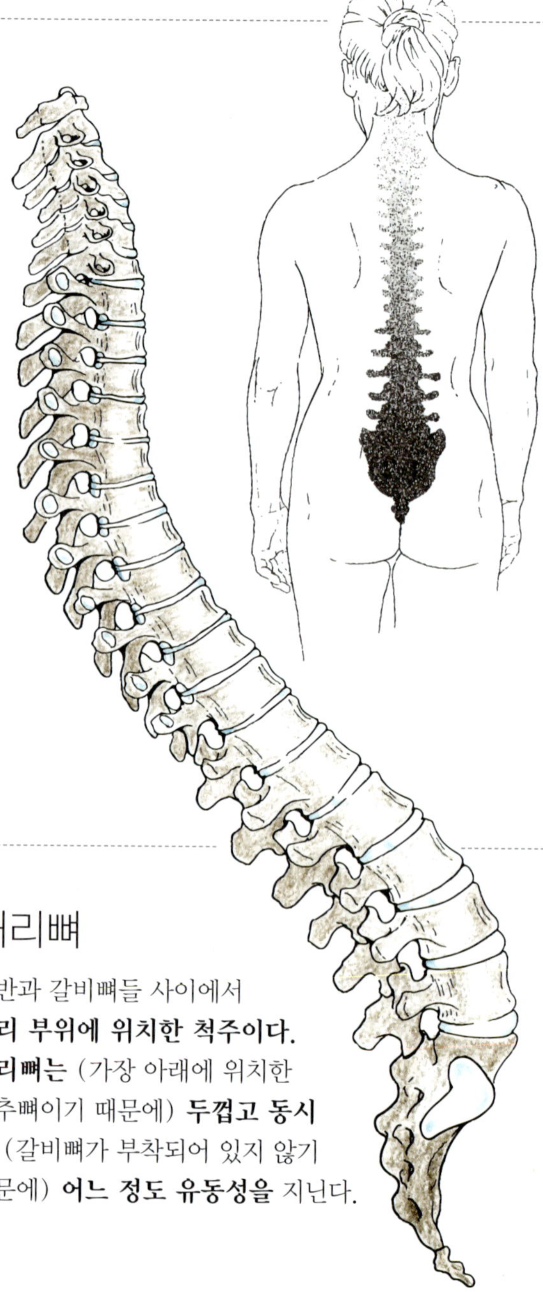

척주는 골격의 중심축으로서 24개의 척추뼈, 엉치뼈(천골, sacrum)와 꼬리뼈(미추, coccyx)로 형성되어 있다. 척주는 척수와 척수신경을 보호하고 있다. 척주는 머리, 가슴우리 그리고 골반의 3부위를 연결한다. 척주를 옆에서 보면 3곳의 굽어진 영역이 있다.

척주는 관절로 아주 잘 연결되어 있는데 74개의 관절로 연결되어 있고 그중에 23개의 척추사이원반이 있다. 척주는 몸통을 *받치는 기둥*이 될 수 있다. 많은 근육이 척주를 고정시키거나 움직이게 할 수 있는데, 순차적으로, 견고하고 강하게 또는 부드럽고 *유동적으로* 움직일 수 있다.

배근육을 수축하면 척주를 고정시키거나 또는 움직일 수 있다. 이 배근육의 작용은 허리뼈와 등뼈 아래에 영향을 미친다. 하지만 배근육은 척주에 연결되어 있지 않기 때문에 이 **작용이 직접적으로 생기지는 않는다.** 따라서 배근육은 골반이나 가슴우리의 작용을 통해 척주를 움직인다.

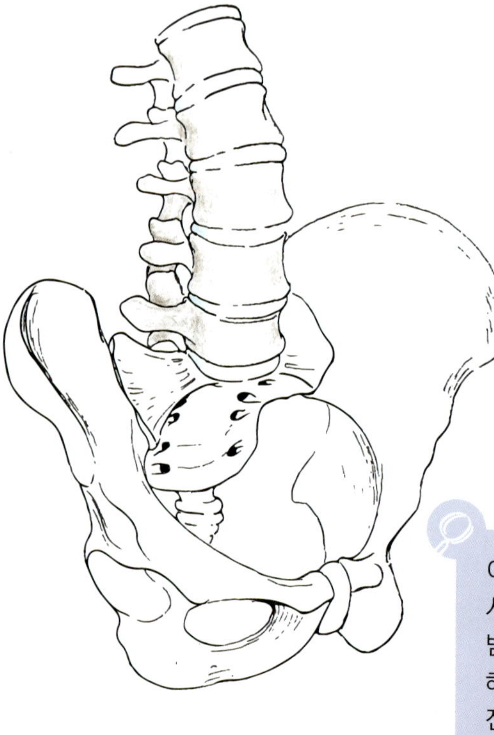

허리뼈

골반과 갈비뼈들 사이에서 **허리 부위에 위치한 척주이다. 허리뼈는** (가장 아래에 위치한 척추뼈이기 때문에) **두껍고 동시에** (갈비뼈가 부착되어 있지 않기 때문에) **어느 정도 유동성을** 지닌다.

이 부위에서 특히, 다섯째 허리뼈와 엉치뼈 사이, 넷째와 다섯째 허리뼈 사이에서 자주 통증이 발생하는데, 그 이유는 이 부위에 가장 많은 하중을 받기 때문이다. 이 부위의 통증은 척추사이원반(통증이나 추간연골의 헤르니아)이나 또는 이 부위를 통과하는 신경(궁둥뼈신경) 또는 척추뼈 전체를 지탱하고 있는 근육이나 인대에서 기인할 수 있다.

허리뼈(와 아래등뼈)의 움직임

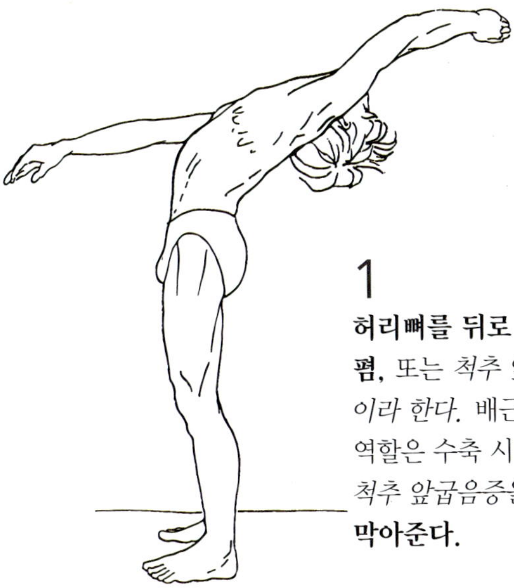

1

허리뼈를 뒤로 젖히면 폄, 또는 *척추 앞굽음증이라 한다*. 배근육의 역할은 수축 시 이러한 *척추 앞굽음증*을 **막아준다.**

2

허리뼈가 반대 방향으로 움직이면 굽힘, *후만, 척추 뒤굽음증이라 한다.* 이 움직임은 허리뼈아래에 한정되어 있고, 이 움직임이 허리 위 부위로 전달됨에 따라 점점 더 커진다.

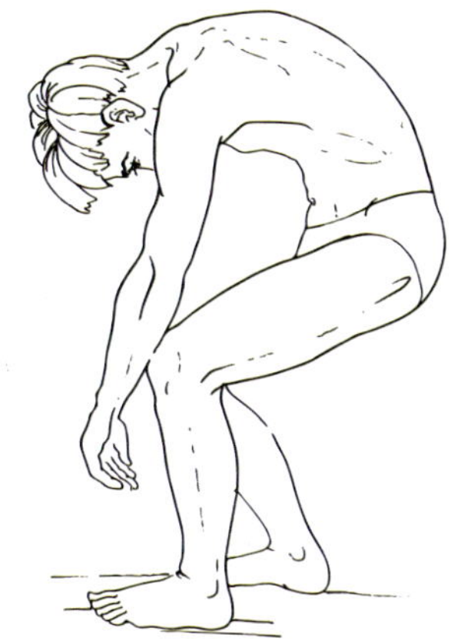

허리뼈의 가장 아래에 있는 부위(L5/S1, L4/L5)는 굽히고 펼 때, 아주 유동적이다. 허리뼈 위에서(L1) 그리고 마지막 등뼈(T11–T12)에서는 유동성이 크다. 배근육의 수축으로 이 부위가 먼저 굽혀지는 경향이 있다.

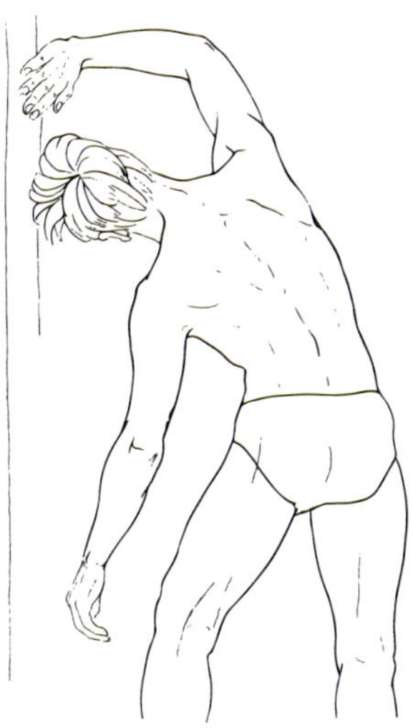

3

허리뼈가 가쪽으로 굽혀지면 *가쪽굽힘(외측굽힘)*이라 부른다. 가장 아래에 위치한 두 개의 척추뼈에서는 인대의 제어 작용으로 인해 이러한 움직임이 생길 수 없다.

4

어떠한 움직임에 의해 척주가 스스로 돌아가는 움직임을 *척주회전*이라 부른다. 이 부위의 척추뼈 구조로 인해 이 움직임은 허리뼈 부위에서 거의 발생하지 않는다. 이 움직임은 가슴우리 아래에 위치한 T11–T12 사이에서 생기기 시작한다.

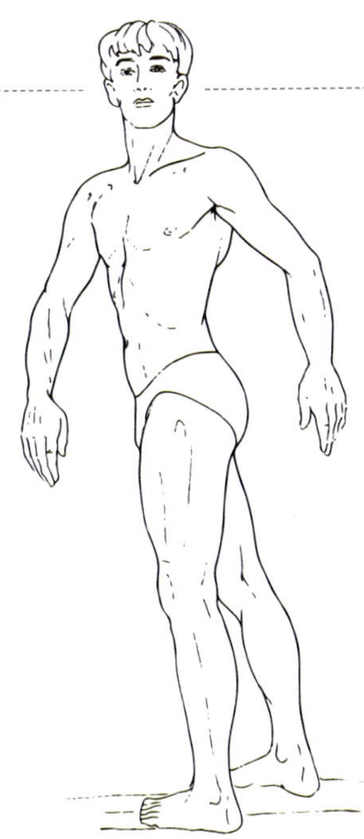

허리뼈에 작용하는 배근육의 수축은 아래 등뼈까지 올라온다. 허리뼈굽힘 시, 등–허리뼈(T10–L2) 부위에서 움직임의 폭이 최대가 되고, 굽힘 방향으로 매우 잘 움직인다.
가쪽굽힘 시, 이 움직임은 좀 더 아래로 내려간다.
돌림 시, 이 움직임은 허리뼈 부위에서 거의 발생하지 않는다. T11–T12에서부터 이 움직임이 일어난다.

척추사이원반이란?

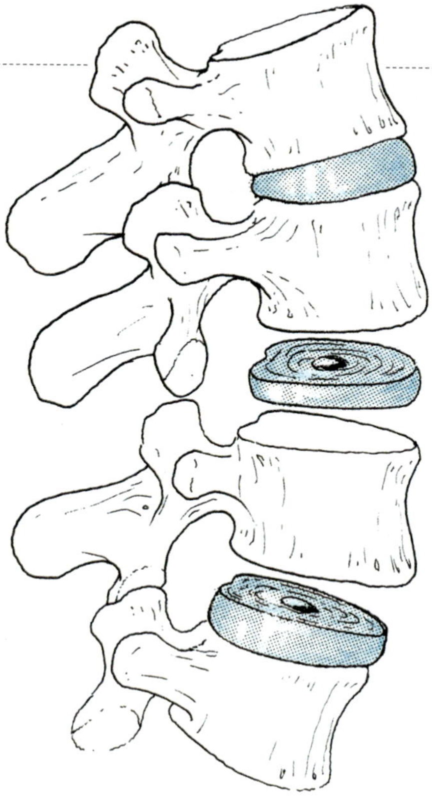

(척추뼈 앞면 부위) **두개의 척추몸통을 결합하는 섬유연골이다.**

척추사이원반은 척추뼈들의 움직임을 용이하게 한다. 그리고 움직임이 발생했을 때 몸무게로 인해 생긴 **압력을 줄인다.**

척주를 따라 내려갈수록 척추사이원반은 더 많은 무게를 감당해야 한다.

척추사이원반은 정교하고 약한 구조이다. 척추사이원반이 손상을 입었을 경우 재생되지 않는다. **척추사이원반에 과도한 무게가 부과되는 것을 피해야 한다.** 특히, 무게가 실릴 때 가장 거칠게 다루어지는 허리뼈 부위를 주의해야 한다.

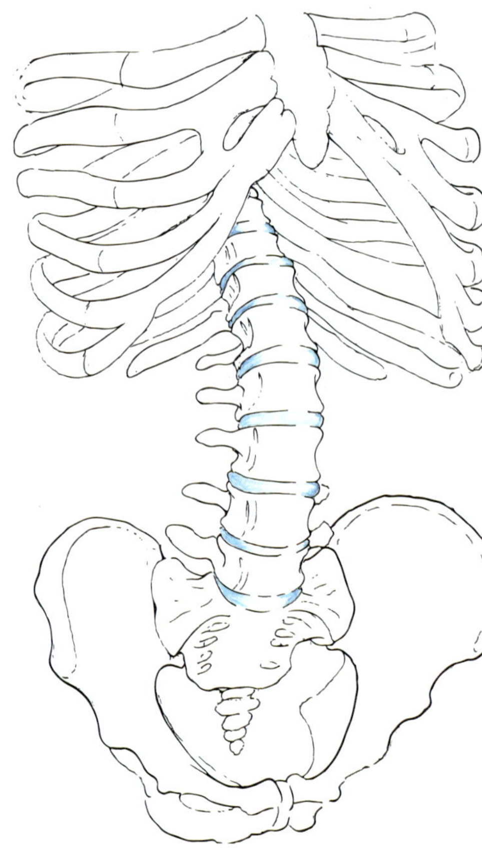

척추사이원반은 양파를 절단한 모양을 하고 있다. 각 척추사이원반의 중심부에 있는 속질핵은 젤라틴물질로, 고리모양의 동심원인 다량의 섬유층으로 둘러싸여 있다.

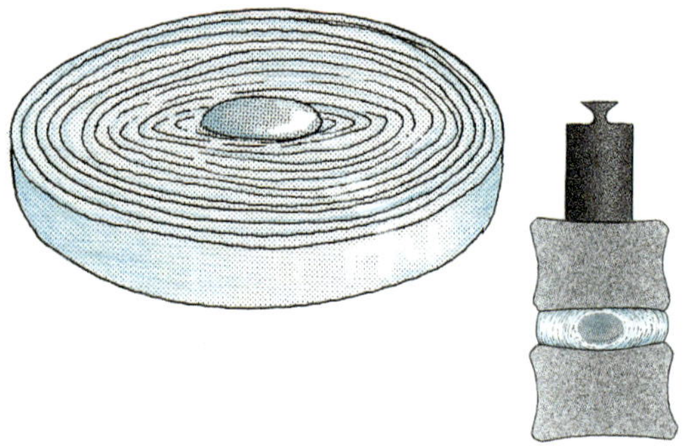

어떠한 운동들이 척추사이원반에 강한 압력을 주는가? Crunch에서 몸통을 완전히 구부리거나 또는 굽힘 시 (86-89쪽 참조). 다리 들기에서 골반을 고정시키지 못하는 경우(98쪽 참조). 몸통 틀기(110쪽 참조).

그렇기 때문에 배근육 운동을 할 때, 척추사이원반을 앞뒤로 누를 수 있는 동작을 하는 동안 척추사이원반에 강한 무게가 실리는 것을 반드시 피해야 한다.

등근육이란?

등에 부착된 모든 근육을 지칭하는데 좀 더 정확하게 말하면, 척주를 따라 자리 잡은 근육들(그림 1 – 가장 안쪽에 위치한 깊은 근육)과 (약간 안쪽에 위치한) 갈비뼈 뒷면에 있는 근육들을 말한다. 심지어는 폭 넓게 골반과 팔까지 뻗어있는 몇몇 근육(그림 2 – 넓은 등근(광배근, latissimus dorsi, 얕은 근육)들도 이에 해당된다.

1

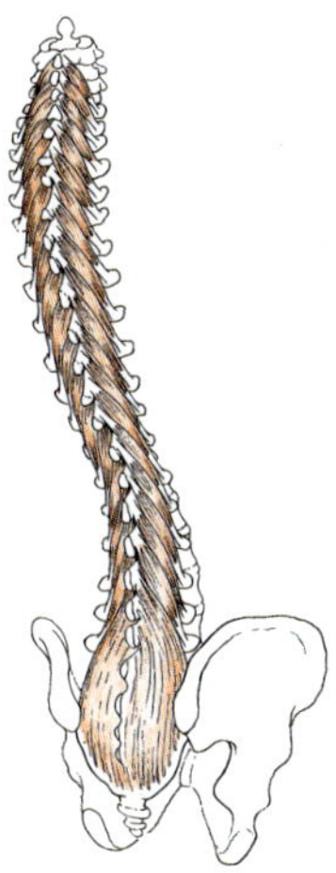

2

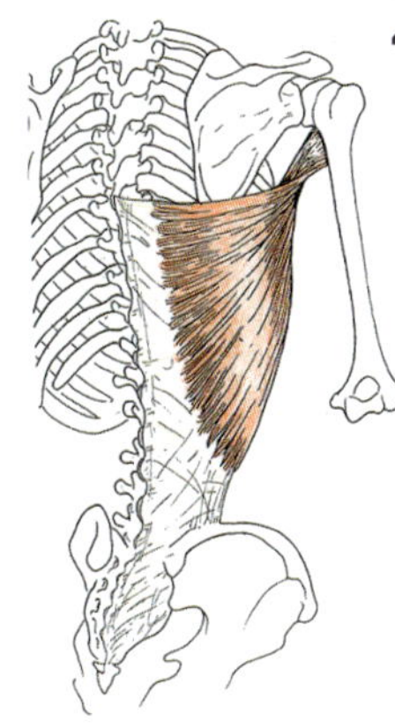

전체적으로, **이 근육들은 배근육과 반대되는 작용을 한다.**
– 대부분 골반전방경사,
– **척주 폄**(척추 앞굽음증)을 유발시킨다.
이는 **갈비뼈(늑골, rib)를 앞으로 올라가게 한다.**

척추 앞굽음증에 관한 배근육과 등근육

허리뼈에서, 약간의 굽이(curve)가 필요하다. 이러한 상태를 *생리적*인 굽이라 부른다. 그렇기 때문에, 자주 그리고 가능하면, **어느 정도 굽이의 가동성을 증대시키려고 할 때 배근육을 강화해야 한다.** 즉, 배근육이 허리뼈를 굽힐 때 생리적인 굽이를 유지하는 것이 필요하다.
이러한 정교한 움직임은 배근육이 척주와 가슴우리의 균형 있는 자세를 무너트리는 것이 아니라 몸통의 자세를 바르게 유지하도록 한다. 이 정교한 움직임은 강도 높은 내쉴 때, 배근육이 수축할 때 중요하다(예를 들어, 악기소리를 내기 위해 오랫동안 숨을 내쉴 때).

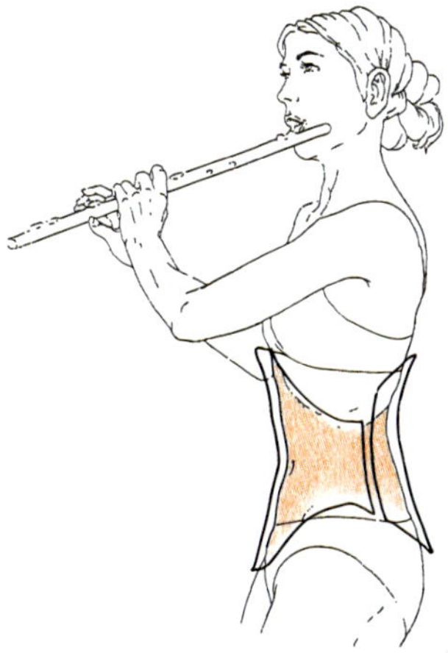

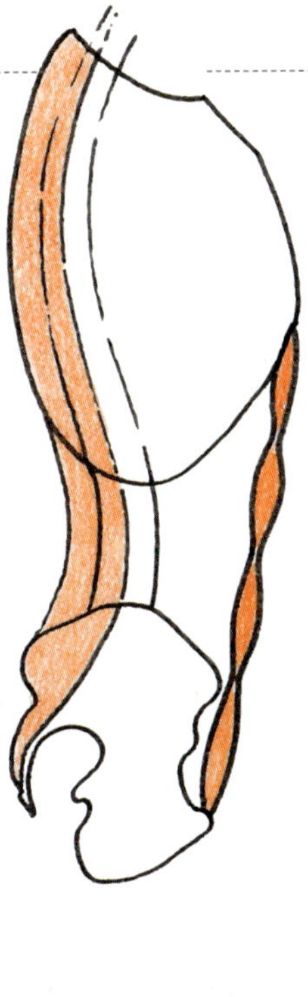

골반을 고정시키기 위한 배근육과 등의 근육

다리를 드는 운동(96–99쪽 참조)처럼, 어떤 운동에서는 골반자세가 안정되어야 하는데, 이를 위해 골반전방경사(배근육 작용)과 골반후방경사(등근육 작용)를 동시에 제어시켜야 한다. 이렇게 배근육과 등근육은 때로는 차례차례로 또는 심지어는 동시에 수축한다.

R

가능하다면 매번, 배근육과 등근육을 함께 강화시켜야 한다. 몇몇 배근육 운동에서 골반자세를 유지시키기 위해 두 근육군을 작용시킨다.

가슴우리란?

가슴골격이면서 배 위에 자리 잡고 있는 부위이다.

납작하고 구부려진 형태로 **12쌍의 갈비뼈(늑골)**로 형성되어 있다.

앞면에서, 가슴우리는 **갈비연골**과 가슴중앙에 있는 **복장뼈(흉골)**로 형성되어 있다.

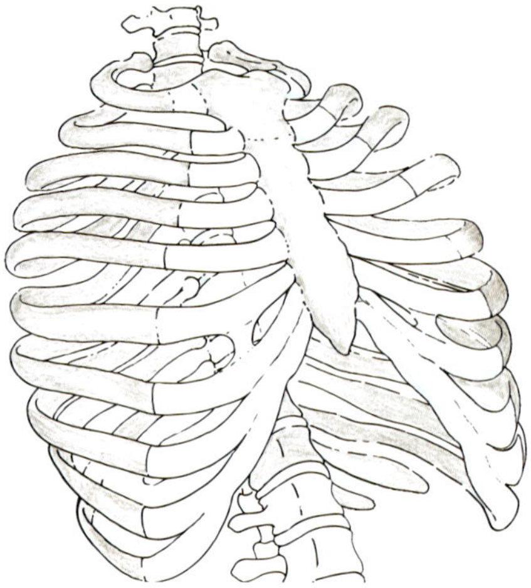

갈비뼈 뒷면에서, 가슴우리는 **등뼈**로 구성되어 있는데, 등뼈는 12개의 척추뼈와 이 관절들로 이루어져 있다.

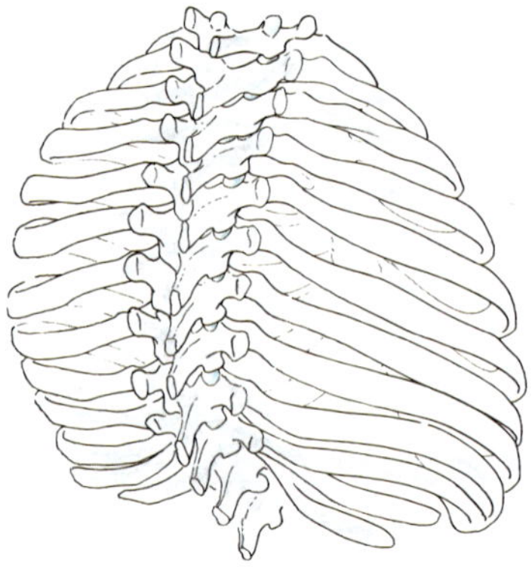

가슴우리는 매우 유연한데 배근육 운동을 할 때, 때로는 가슴우리를 **움직이거나, 고정시킨다.**

골반과는 반대로, 가슴우리는 딱딱하지 않다. 갈비뼈를 당기는 배근육은, 가슴우리의 자체적인 변형을 유발한다. 때로는, 배근육 운동 시에 **단단한 하나의 벽돌처럼,** 배근육의 형태를 변형시키지 않고, **배근육 전체를 움직이게 한다.** 배근육이 변형되지 않도록 하기 위해 어떤 근육이 수축해야 한다(갈비뼈 들이쉬기근, 갈비사이근). 근육수축에 의해 위와 같은 움직임이 일어난다.

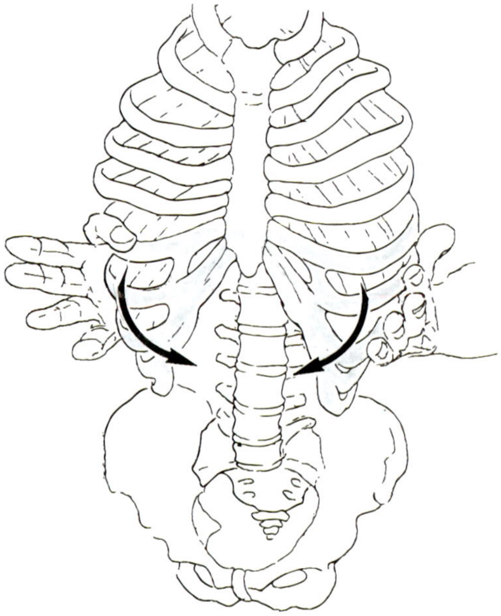

R

배근육은 항상 가슴우리를 아래로 당긴다. 이렇게 아래로 내려가면:
- 숨을 내쉬는 경향이 있고, 배근육은 내쉬기근으로 작용하고,
- 허리뼈가 굽어지는 경향이 있고,
- 배는 골반 쪽으로 밀려나면서 앞으로 튀어나오는 경향이 있다.

가로막이란?

가로막은 **복장뼈와 배 사이에 자리 잡고 있으며,** 둥근 지붕 같은 모양을 하고 있고 **얇고 납작 근육이다.** 가로막은 가슴우리 안쪽에 부착되어 있다.

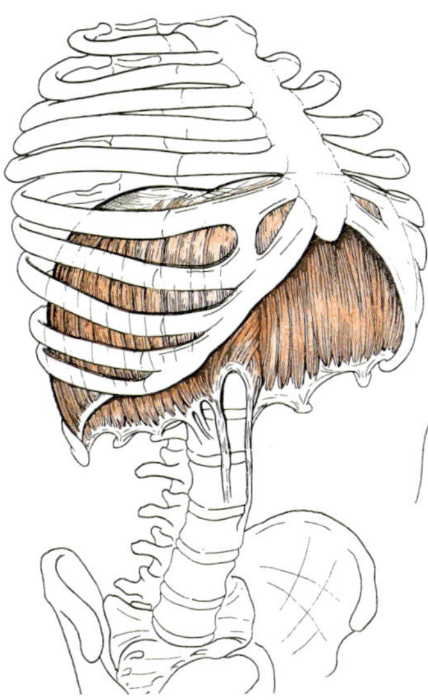

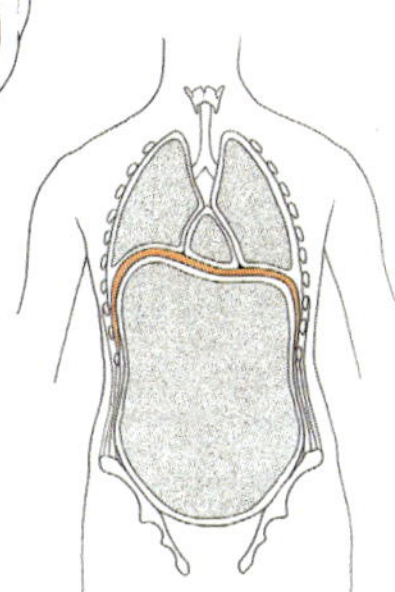

가로막은 특히 주요한 들이쉬기근(흡기근)이다. 가로막이 수축하면, 아래로 확장되는 폐를 가로막이 아래로 당기면서 내려간다. 가로막이 공기를 폐안으로 흡입하는 작용이 들이쉬기다. 가로막이 수축하면 배가 골반 쪽으로(아래로) 향한다. 이때 배가 앞으로 부풀어진다.

가로막 이완

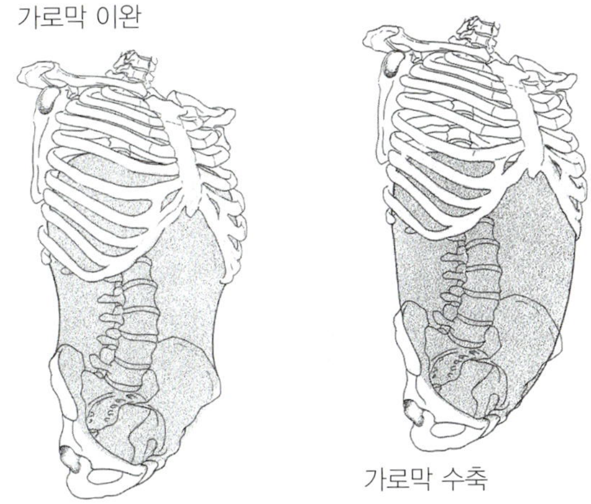

가로막 수축

이러한 형태의 들이쉬기에서, 가로막의 작용은 배가로근(복횡근, transverse abdominis)의 작용과 상반된다. 배가로근이 이완되는 동안 가로막은 수축한다. 이 들이쉬기는 가로막들이쉬기 방법(호흡작용의 해부학 참조, 역자 주) 중에서 가장 알려진 방법이다. 이 호흡법을 *배로 숨을 쉬거나 (복식호흡, 역자 주) 또는 배를 부풀면서 숨쉰다라고 부른다.*

하지만, 가로막이 수축하는 동안 배근육은 긴장될 수 있다. 이러한 경우, 가로막은 아래로 내려갈 수 없다. 가로막 중앙 부위는 고정된 채로 있다. 가로막 수축은 갈비뼈를 위로 올리고 벌어지게 한다(배가 앞으로 나오거나 ≪부풀어지지≫ 않는다). 이런 식으로 가로막을 작용시키기 위해서는 어느 정도 배근육의 긴장이 필요하다.

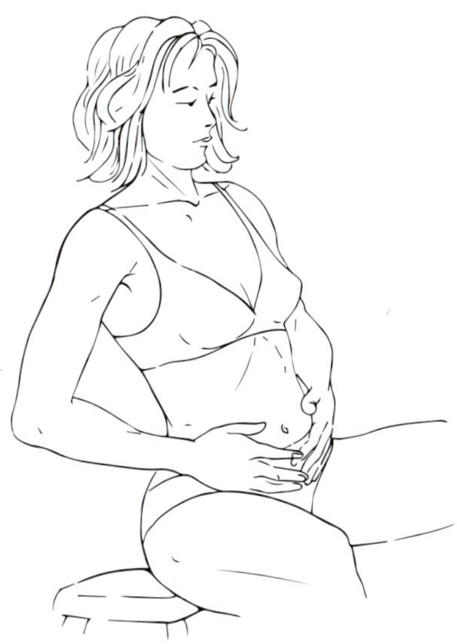

가로막은 배근육과 다양한 방법으로 작용할 수 있다.
주의해야 할 것은, 이 두 근육은 자주 공동으로 작용한다.

성문이란?

성대 사이에 있는 공간이다.
(*아담의 사과*라고 불려지는) 방패연골 안쪽에 펼쳐져 있다.

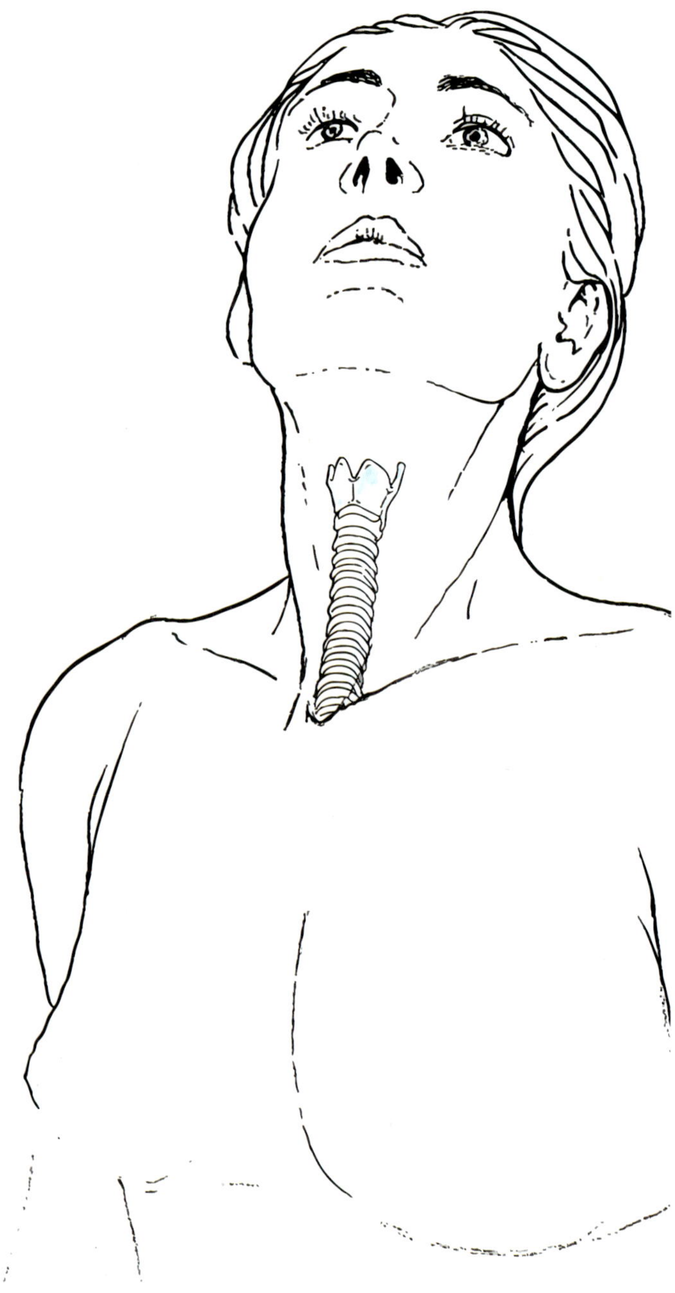

성문과 성대에 관한 좀 더 자세한 내용은 저자의 *발성을 이해하기 위한 목소리 해부학*, 영문출판사, 참조.

성대는 숨을 쉴 때 벌어질 수 있다.
성대는 (소리를 내기 위해) 서로 접촉하거나, (예를 들어, 기침하기 전이나, 또는 딸꾹질을 할 때) 공기가 성대를 통과하는 것을 반드시 막기 위해 **강하게 서로 조여지면서 닫혀 질 수 있다.**

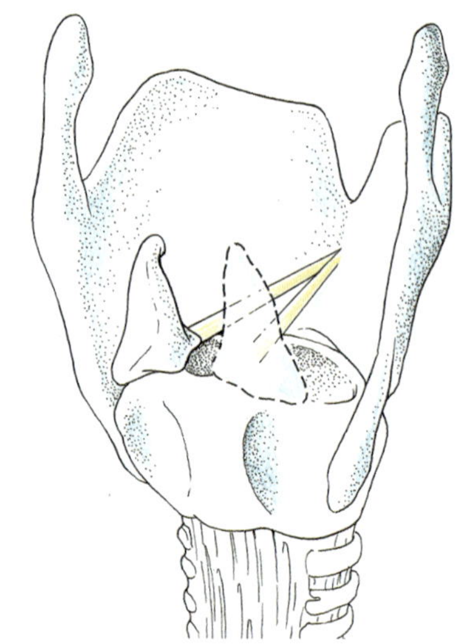

강도 높은 배근육 운동 중, 공기를 지속적으로 닫혀있는 성문 쪽으로 **《밀면서》**, (이를 *성문 폐쇄음*이라 부른다) **강하게 성문을 닫는** 수가 있다. 이 행위는 **힘을 쓰는 동안 가슴우리가 확장되도록 한다.** 하지만 이 행위는 성문 아래에 압력을 증가시키고, **이 압력은 반대 방향으로 다시 향하게 된다. 즉, 압력이 아래로 향하는데 배 또는 회음 쪽으로 향한다.**

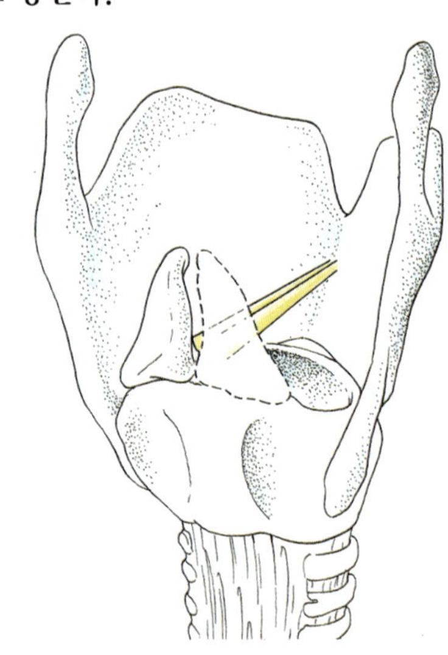

탈장(Hernia)이란?

내장을 싸고 있는 조직을 통해 한 개 또는 여러 개의 장기가 빠져 나오는 것을 말한다. 배안 부위에서 탈장은 자주 발생한다. 왜냐하면 배안이 압력을 받을 때, 이 압력이 배벽에 영향을 미친다. 배벽의 약한 부위에서는 이 압력을 견디지 못하므로 탈장이 발생하게 된다. 회음 부위에서 발생하는 탈장을 *탈출(prolapsus)*이라 부른다.

넙다리 탈장

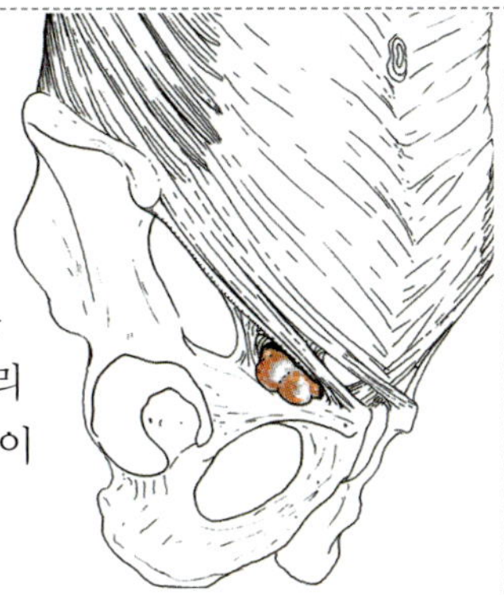

아랫배에서, 배근육은 샅고랑인대(서혜인대)와 연결되어 있다. 샅고랑인대 안쪽에는 넙다리 정맥(대퇴정맥), 넙다리 동맥(대퇴동맥)과 넙다리신경이 몸통에서 다리로 내려갈 수 있는 구멍이 있다.

골반 중간정도에서 샅고랑인대는 작은 인대에 의해 골반에 부착되어 있다. 이런 구조로 샅고랑인대는 골반에서 너무 벌어지지 않게 된다. 하지만 샅고랑인대 안쪽에 위치한 구멍으로 소장의 일부가 튀어오는데 이를 *넙다리 헤르니아*라고 부른다.

서혜부 탈장

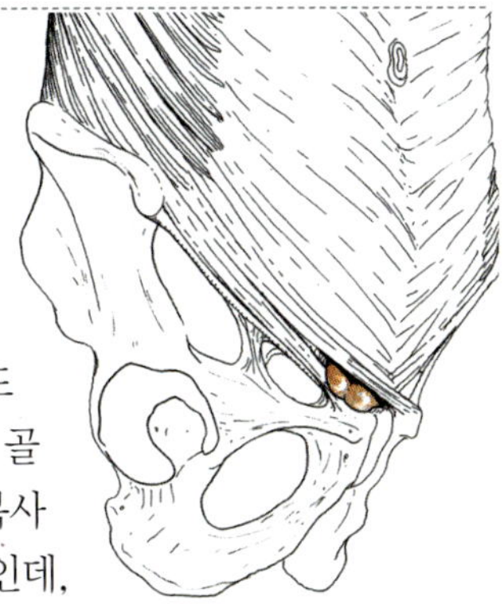

배근육은 샅고랑인대의 위 가장자리에 부착되어 있다. 이 부위에서, 골반에 가까운 부위에 작은 샅굴 또는 서혜관이 있다. 이 관은 골반 안쪽과 배바깥빗근(외복사근) 사이를 통과하는 경로인데,

- 남성에게는 정낭과 고환을 연결하는 정관이,
- 여성에게는 자궁내삭이 통과한다.

샅굴 또는 서혜관은 각각의 세 개의 납작 근육 구멍이 중첩되어 형성되어 있다. 배안 아래에 있는 구멍인데, 이 구멍을 통해 소장의 일부가 피하로 탈출한 것을 서혜부 헤르니아라 부른다.

배벽(백색선) 탈장

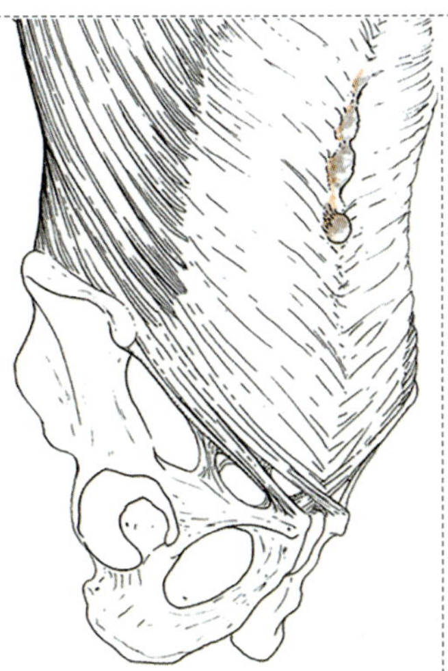

백색선이 늘어나면 이 부위는 얇아지고 저항력이 약해진다. 그리고 심지어 배벽에 작은 구멍이 생긴다. 이 약해진 부위나 작은 틈으로 소장의 일부가 피하로 탈출하게 되는 것을 ***배벽(백색선) 헤르니아***라고 한다.

배꼽 탈장

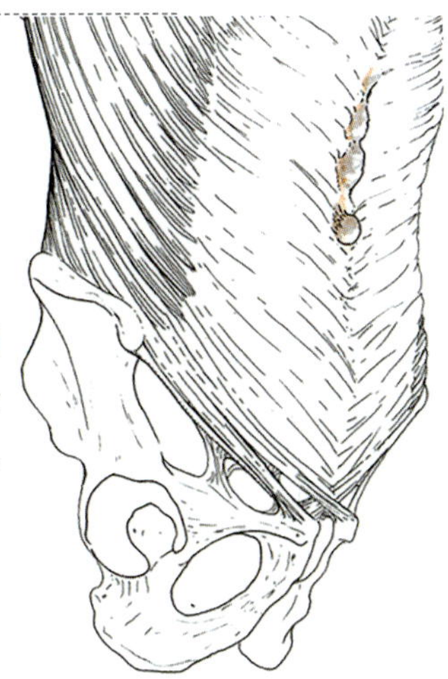

배꼽 부위에서 백색선이 늘어나면 배압에 대한 저항력이 약해진다. 이때 탯줄이 안으로 들어가는 대신 밖으로 불룩해지는 것을 ***배꼽 헤르니아***라고 부른다. 이 약해진 부위로 소장의 일부가 피하로 탈출할 수 있다.

R

배안에 배압을 증가시키는 모든 상황은 탈장을 더 많이 생기게 할 수 있다.

회음* 주위

회음은 몸통에서 가장 아래에 위치해 있다.
회음은 피부, 근육, 지방, 발기근, 내장(방광, 직장, 여성의 자궁과 질), 인대, 혈관, 신경 등 매우 다양한 구조로 구성된 부위이다. 때로는 *회음*이란 단어는 이 모든 것을 지칭하고, 때로는 특히 몸통에서 가장 아래에 위치한 내장과 피부사이에 있는 조직들을 말하기도 한다.

골반가로막

회음 부위에서 골반가로막은 근육을 지칭한다.
골반가로막의 모양을 형성하고 있는 표피근육, 깊은 근육, 지지근육을 비롯하여 (도)관을 형성하는 조임근(괄약근, sphincter) 등 모든 근육들 지칭한다.

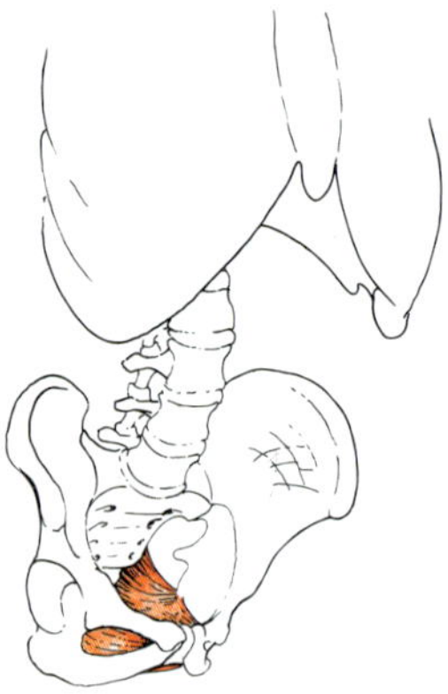

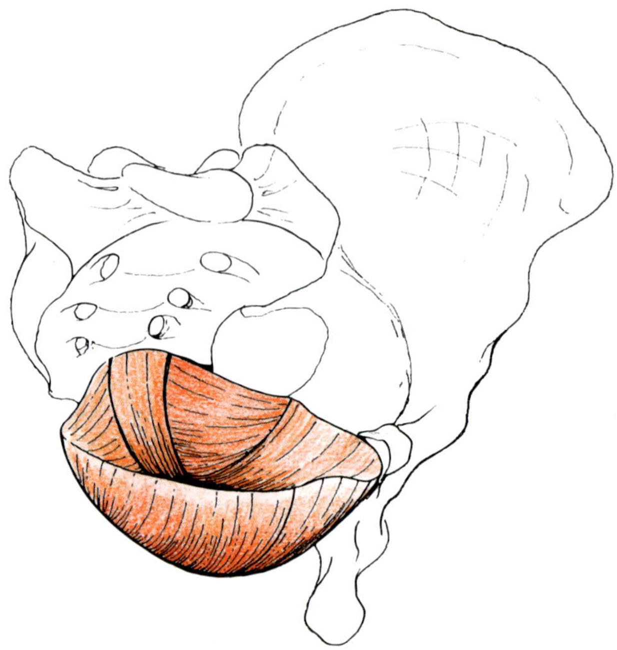

소골반

골반내부는 두 개의 층으로 구별된다.
가장 윗부분이면서 가장 넓은 부위가 *대골반*이다.
가장 아래에 위치하면서 가장 좁은 부위가 *소골반*이다.
이 부위는 (*회음부의 장기*라 부르는) 소골반 장기를 담고 있다.

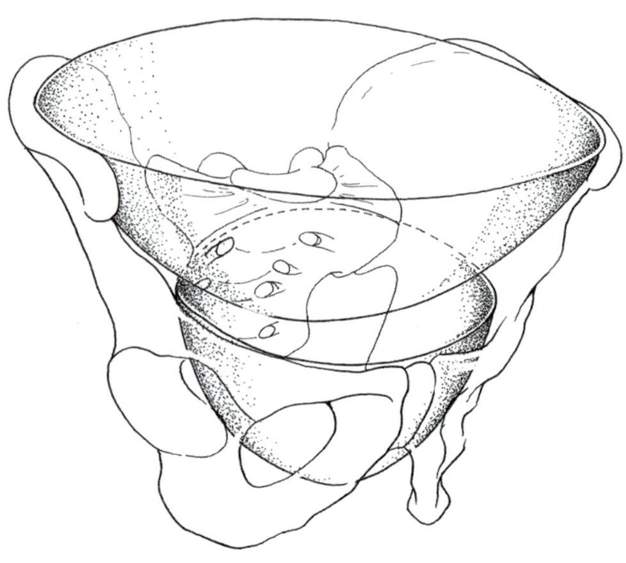

* 좀 더 상세히 알고 싶다면 저자의 저서인 *여성회음*, DésIris, 2009, 참조.

탈출(prolapsus)과 실금(incontinence)

탈출

소골반 안에 있는 장기가 정상적인 위치에서 벗어나, 부분적이거나 전체적으로, 내려가는 것을 말한다.

여성은 소골반에 위치한 3개의 장기에서 이러한 탈출 현상이 발생할 수 있다. 이 탈출은 이 장기를 받치고 있는 인대의 손상과 근육의 약화에서 기인할 수 있다.

회음 쪽으로 반복하여 압력을 가하면 이러한 탈출이 발생할 수 있다. 일상생활에서 우리는 다양한 이유에 의해 회음에 많은 압력을 가한다. **그렇기 때문에 배근육 운동에서 회음에 압력을 가하는 것을 피해야 한다.**

실금

소변을 참지 못하고 배출하는 경우를 말한다.

실금은 여러 가지 이유에서 기인한다.

- **소변을 참으려고 배에 힘을 줄 때,** 강한 압력이 회음 부위로 향할 때 요실금이 생긴다. 특히 40대 이후 여성에게 가장 자주 발생한다. 특히 임신 중이나 출산 시 회음에서 강한 압력이 발생하는 경우에 요실금이 생긴다.
- **너무 자주 소변을 보고 싶은 욕구에 의해 발생하는 요실금**은 노년층에서 자주 발생한다.

대변실금도 있는데 변을 참지 못하고 배설하는 경우이다.

R

배근육 운동의 강도가 지나치게 높을 경우 회음이 과도한 압력을 받게 되는데, 이때 위에서 언급한 현상들이 발생할 수 있다. 그렇기 때문에

- 회음 상태에 적합하도록 배근육 운동의 강도를 조절해야 한다. 회음이 약한 경우 강도가 높은 배근육 운동은 피해야 한다. 특히 배근육 운동의 강도가 지나치게 높아 압력이 몸통 아래로 전달되는 것을 반드시 피해야 한다.
- 회음에 지나친 압력을 부과하지 않는 상태에서 항상 배근육 운동을 하여야 한다.

다른 핵심 용어

근육통

근육통이란 너무 강도가 높은 운동을 준비운동 없이 몸에 무리가 가도록 반복하여 행하면, 근육(군)에 통증이 생기는 경우를 말한다. 일반적으로 운동을 한 다음날 근육통이 생긴다. 그 원인은 다양하지만, 가장 일반적인 경우, 근육통은 준비운동을 충분히 하지 않고 강도 높은 운동을 할 때 발생하는데, 이는 근육조직에서 근육수축 시 발생하는 노폐물을 제대로 배출하지 못한데서 기인한다.

경련

경련은 근육통과 많이 유사한 증세이지만 운동 중에 발생한다. 근육 내에서 혈액순환이 잘되지 않을 때 자주 경련이 일어난다. 혈액순환의 문제는 여러 이유에서 기인한다. 즉, 어떤 동작을 실행하기 위해 준비운동을 충분히 하지 않았을 경우나 또는 근육수축에 적합한 준비운동을 충분히 하지 않았을 때 발생한다. 경련은 특히 시간이 길고 강도가 높은 정적(등척성)수축 시 발생한다.

혈관화(혈관분포)

이 단어는 신체 부위에서 혈관망의 배열—동맥과 정맥의 혈액순환, 림프관에서 림프액의 순환—을 지칭한다. 배근육을 강화시키는 경우에는 중요하다. 배근육 운동이 배근육 내에서 혈액순환이 잘되도록 하는 것은, 배근육에 적절한 영양을 공급하면서 근육통과 경련을 피하기 위해 중요하다. 이러한 결과는 다음과 같이 운동함으로써 획득된다.

- 운동 방향을 지속적으로 교대로 변화시키면서, 근육층을 차례차례로 움직이게 하면서,
- 배근육 운동 중에 배근육의 길이를 변화시키면서.

이러한 특징들은 *안전하게 탄탄한 복근 만들기* 방법에서 지속적으로 설명하고 있다.

근막(facial)

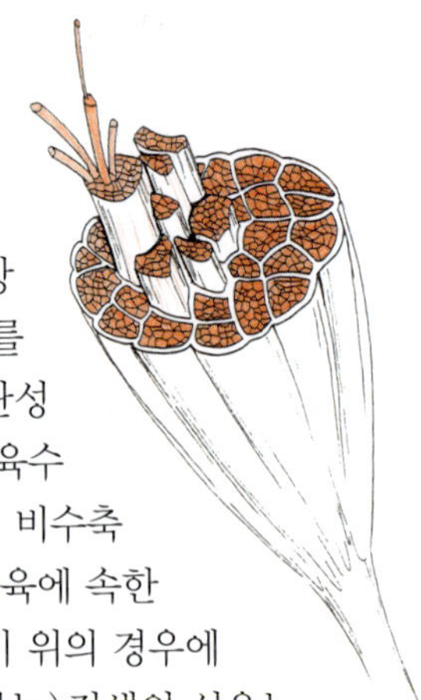

이 단어는 섬유결합조직을 지칭하는데 신체의 많은 부위에서 발견되고, 가장 빈번하게 장기나 근육처럼 부드러운 구조를 감싸고 있다. 근막은 정말로 탄성도, 수축성도 없다. 근막은 근육수축에 의해 근막이 늘어나는데, 비수축적인 근육 부위를 형성하고 근육에 속한다. 바로 배근육의 납작 근육이 위의 경우에 해당되는데, 배근육의 (수축하는)적색의 섬유는 배 앞면에서 널힘줄(건막, aponeurosis)이라 불리는 희뿌연 천들의 근막(fascias)에 의해 연결된다.

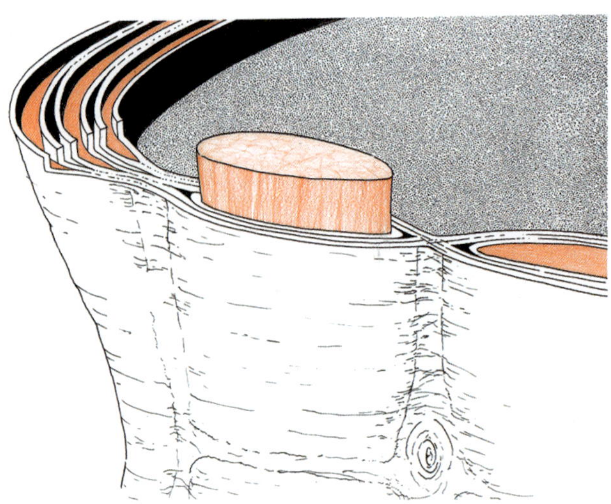

배근육이
백색선을 어떻게 당기는가?

1

각각의 납작 근육은 자신의 널힘줄을 바깥 방향으로 당긴다. 널힘줄은 스스로 줄어들지 않고 (수축성이 없다) 스스로 늘어나지도 않는다(늘어나지 않고 탄성적이지도 않지만, 단지 변형될 수 있다). 즉, 널힘줄은 수축성이 있는 부위(적색)가 당겨지기 때문에 **늘어난다.**

오른쪽과 왼쪽의 납작 근육이 동시에 수축하면, 이 납작 근육의 널힘줄 중 오른쪽에 위치한 부위는 오른쪽으로, 왼쪽에 위치한 부위는 왼쪽으로 당겨진다. **따라서 백색선은 늘어나게 된다.**

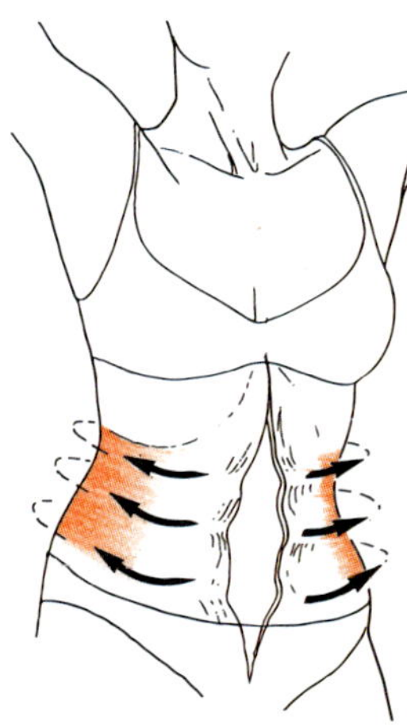

배가로근(복횡근)이 수축하면 수축작용이 작용하는 전체 방향으로 백색선을 당기는데, 이때 배가로근은 *백색선에서* 널힘줄을 수직으로 당긴다. 배가로근은 양쪽 가쪽에서 당겨지는 지퍼처럼 약간 백색선을 벌리면서 여는 경향이 있다.

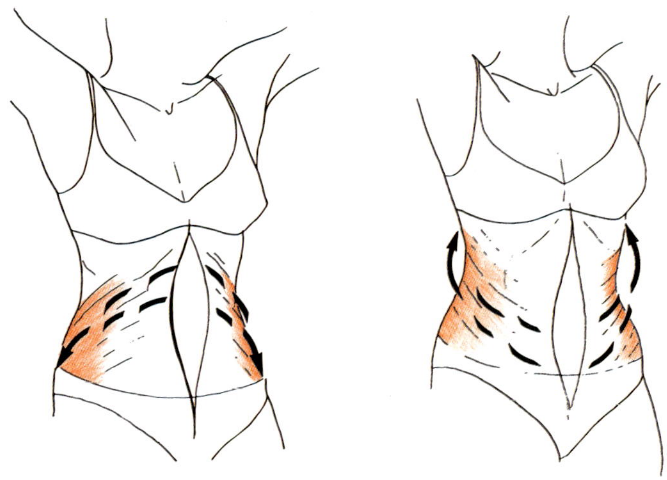

배빗근이 수축하면 백색선이 좀 더 사선으로 벌어진다.

- 배속빗근이 수축하면 백색선은 주로 윗배 부위에서 벌어진다.
- 배바깥빗근이 수축하면 백색선은 주로 아랫배 부위에서 벌어진다.

그러므로 세 개의 납작 근육이 수축하면 백색선을 느슨하게 할 수 있는 강한 견인력을 지닌다. 이러한 경우는 *숨을 내쉬면서 배를 안으로 들어가게 하는* 행위 시 발생하는데, 이때 백색선을 가장 많이 벌어지게 하는 주된 작용근이 배가로근이다.

2

배곧은근 섬유는 **백색선과 평행**을 이룬다. 배곧은근의 수축은 백색선이 늘어나는데 어떠한 영향도 미치지 않는다.

R

3개의 납작 근육이 수축하면 백색선이 늘어난다.
배곧은근은 배근육 중 백색선을 늘어나게 하지 않는 유일한 근육이다.

3

배근육과 탄탄한 배 배근육 운동을 하는 이유는 무엇인가?

배근육과 탄탄한 배

잘못 알고 있는 사실

우리는 쉽게 – 배근육과 탄탄한 배 – 분명하게 이 두 단어가 연결되어 있다고 생각한다. 그러나 !

편견과 믿음

배근육은 항상 배를 탄탄하게 하지 않는다.
몇몇 배근육 운동은 배를 앞으로 튀어 나오게 한다(54쪽–55쪽).

배를 수축하지 않고 배를 안으로 들어가게 할 수 있다(56쪽).

몇몇 배근육 운동은 허리를 날씬하게 만들지만, 배를 탄탄하게 만들지 않는다(57쪽).

배가 항상 탄탄한 것이 좋은 것은 아니다(58쪽).

배를 안으로 들어가게 한다: 회음과 전립선에 미치는 결과(59쪽).

배근육 운동을 하는 주요한 이유는 ≪복근선≫을 유지하거나 만들기 위해서이다. 즉, 탄탄한 배를 만들기 위해서이다. 배근육 세미나에서 200명의 참가자에게 질문을 하였는데 197명이 몸매를 만들기 위해 복근 운동을 원한다고 대답했다. 즉, 참가자들은 탄탄한 배를 유지하거나 만들기를 원한다.

몇몇 배근육 운동은
배를 앞으로 튀어 나오게 한다

1

몸통이 굽혀지는 모든 동작들은 배를 앞으로 튀어 나오게 한다.

척주를 이렇게 굽히면, 배의 내장이 앞으로 밀린다.

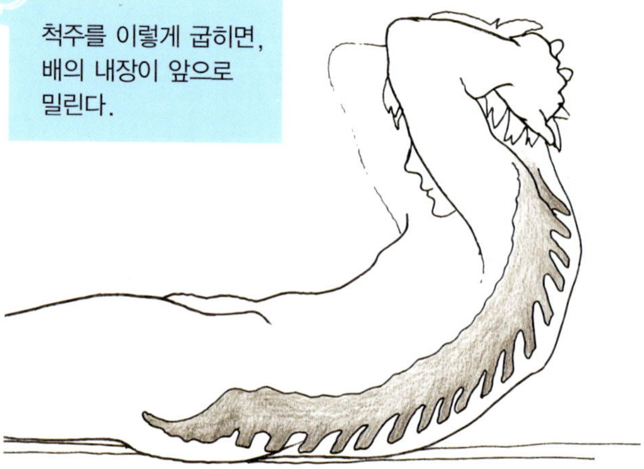

2

가슴우리(흉곽, thorax)를 아래로 내리는 모든 동작도 그렇다.

가슴우리 아래에 위치한 내장은 배 방향으로 밀린다.

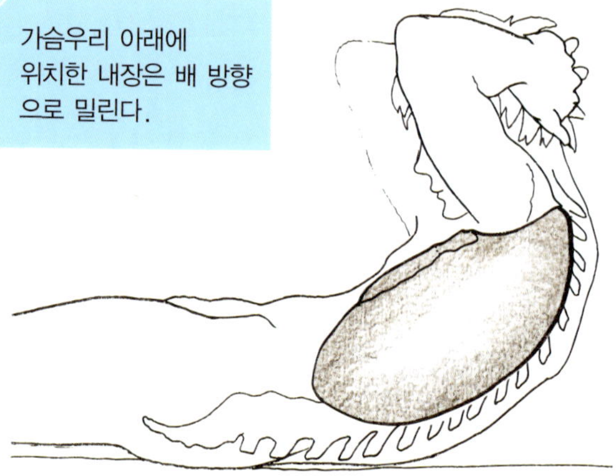

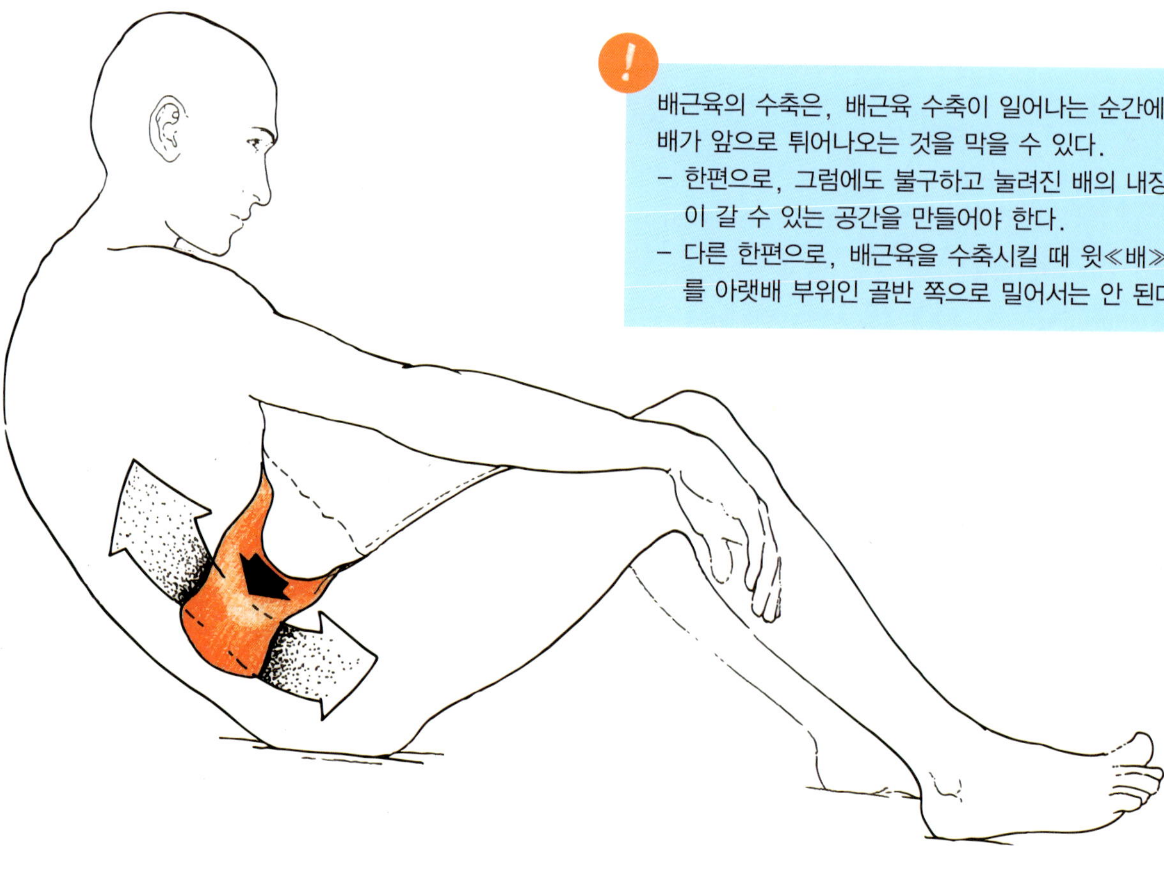

배근육의 수축은, 배근육 수축이 일어나는 순간에, 배가 앞으로 튀어나오는 것을 막을 수 있다.

- 한편으로, 그럼에도 불구하고 눌려진 배의 내장이 갈 수 있는 공간을 만들어야 한다.
- 다른 한편으로, 배근육을 수축시킬 때 윗≪배≫를 아랫배 부위인 골반 쪽으로 밀어서는 안 된다.

3

또한 **성문을 닫으면서 배근육 운동을 하는** 모든 상황이 배를 앞으로 나오게 한다.

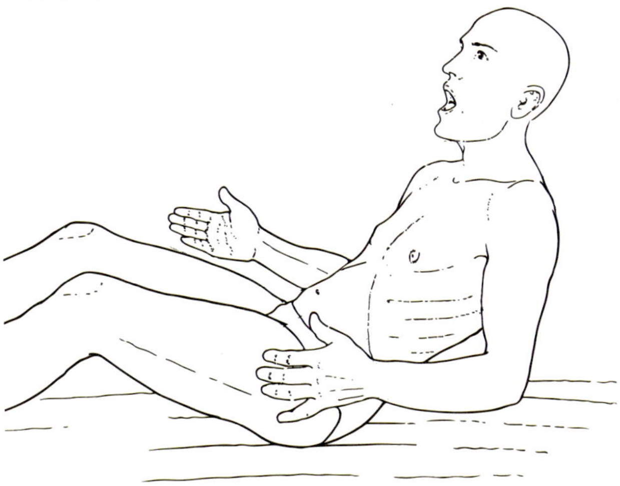

4

때로는, **성문을 닫을 때 (가로막근의 작용으로) 아랫배 부위로 힘을 주면 배가 앞으로 튀어나온다.**

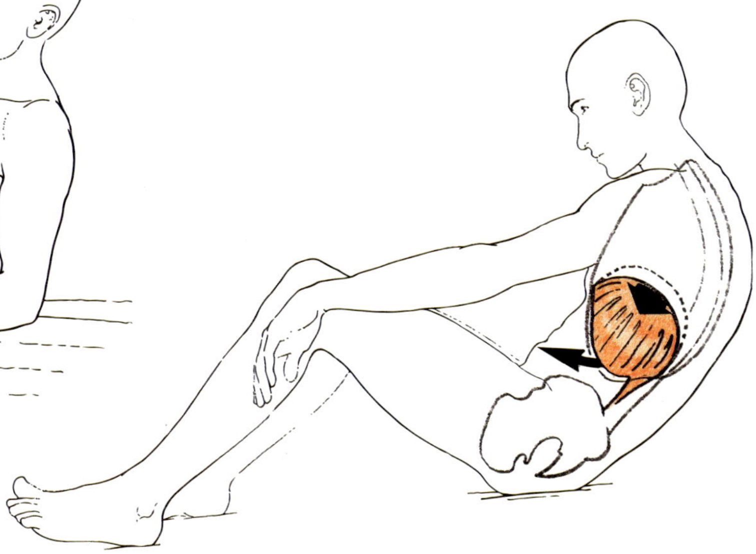

이러한 강도 높은 배근육 운동에서, 가슴우리를 단단하게 하고 좀 더 가슴우리를 용이하게 움직이기 위해 성문을 닫는 경향이 있다. 그런데 이때 성문을 닫으면 압력이 반대로 배 방향으로 가게 되고 배가 튀어 나온다.

5

또한 **유일하게 배가로근(복횡근, transverse abdominis)만 작용하고 허리 부위에서만 움직임이 일어나는 배근육 운동 시** 배가 앞으로 튀어나온다.

배근육 운동 동안, 숨을 크게 내쉬면서 배가 들어가게 하는 동작을 행한다. 이 동작에서 특별하게 배가로근만 수축한다. 하지만 배의 어느 부위가 정확하게 들어가야 하는지 그리고 어느 방향으로 들어가야 하는지 명확하게 지적하지 않는다면 배가 허리와 허리 바로 위에서 ≪모래시계≫ 모양처럼 들어간다. 그리고 배의 내장은 모래시계 위와 특히 아랫배 부위로 몰린다.

Crunch 운동(79쪽-91쪽 참조)을 하면, 위에서 언급한 모든 면들을 자주 체험한다.

배근육을 수축하지 않고 배를 안으로 들어가게 할 수 있다

배근육을 수축하지 않고 배를 안으로 들어가게 하려면 가슴우리를 확장해야 한다.

이렇게 갈비뼈(늑골, rib)를 확장하면, 가슴우리는 모양이 뚜렷해지고 그리고 환풍구 역할을 한다. 즉, 가슴우리(흉곽, thorax)는 배의 내장을 가슴우리 방향으로 ≪당기고≫, 배는 들어가면서 안으로 움푹하게 된다. 이 움직임은 배근육에 의해 배가 들어가는 것과 유사하지만, 배근육에 의해 또는 배근육의 움직임이 없이 이루어진다.

이러한 확장은 팔을 올리거나 또는 척주를 펴면서 이루어 질 수 있다. 이 확장은 들이쉬기와 연관 될 수도, 되지 않을 수도 있다. 심지어는 호흡작용이 없이(호흡 정지) 이루어질 수 있다.

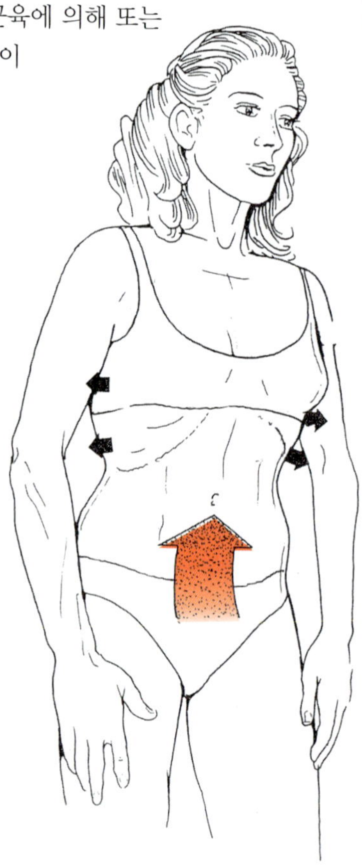

또는 가슴우리를 골반에서 멀어지게 한다.

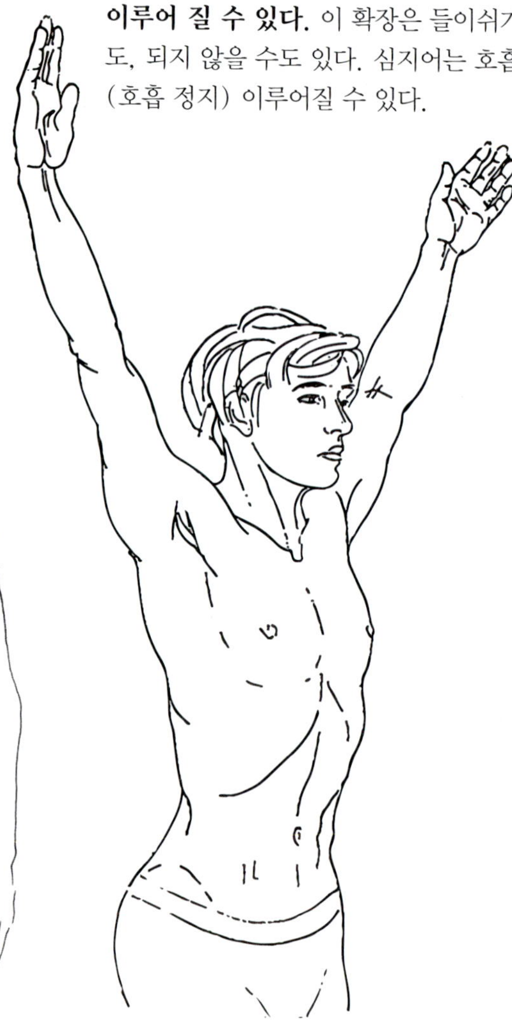

누운 자세에서 이 움직임을 행하면 이러한 결과를 더 확실히 느낄 수 있다.

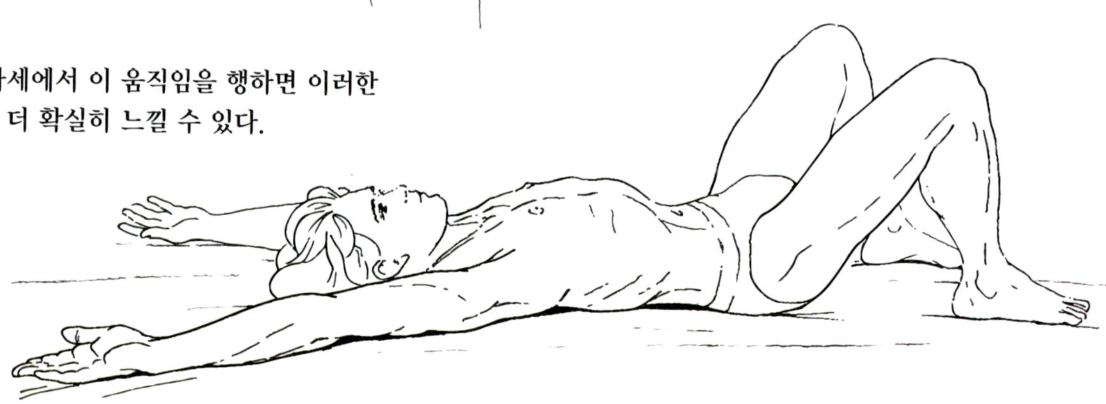

몇몇 배근육 운동은 **허리를 날씬하게** 만들지만 배를 탄탄하게 만들지 않는다

배가로근(복횡근, transverse abdominis)만 수축하면 배의 직경이 줄어든다. 배가로근 섬유가 가장 길고 가장 많은, 갈비뼈들과 골반사이인, **허리 부위에서 이 작용이 가장 중요하게 나타난다.**

배가로근이 수축하면 쉽게 ≪모래시계≫ 모양으로 (약간 *말벌허리*라고 부르는) 허리가 조여진 형태가 된다. 수축된 부위의 내장의 용량은 변하지 않고 형태가 변한다. 내장은 조여진 부위의 윗배 부위와 특히 **아랫배 부위로** 이동한다. 내장은 수축한 부위의 아래에서 튀어나온 ≪작은 배≫ 모양을 할 수 있다. 이 결과는 서 있을 때 더 강하게 나타난다.

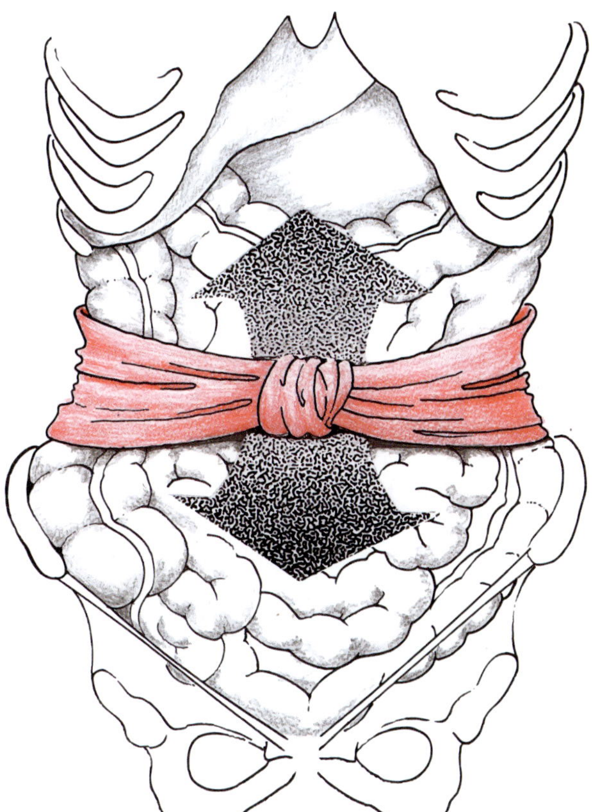

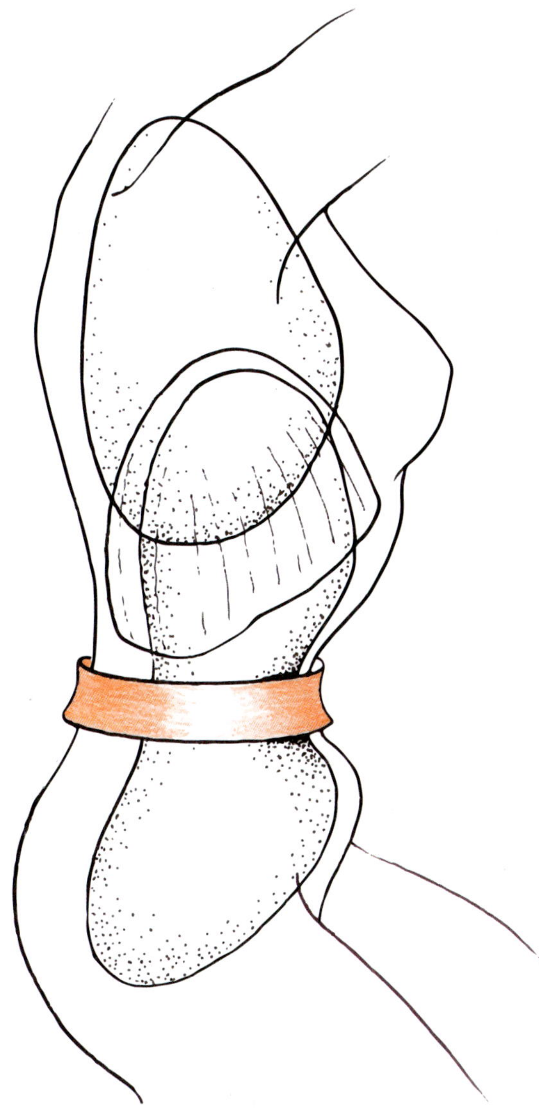

이 현상은 여성이 허리를 강하게 조이는 허리띠를 했을 때 특히 잘 나타난다. 반사적으로 ≪허리띠≫에 저항하여 배가로근이 수축하는데 허리 부위에서 혁대의 주름을 볼 수 있다. 이 주름 아래에 위치한 아랫배가 자주 앞으로 튀어나온다.

배가 항상 탄탄한 것이 좋은 것은 아니다

배근육은 배에 위치한 내장을 둘러싸고 있는 배안의 일부를 형성한다. 이 내장은 소화, 순환, 배출 등 매우 다양한 기능을 수행한다.

각 **내장은 특수한 장운동을 함으로써** 움직일 수 있다. 특히 **각 장의 기능에 따른 순환 운동(연동운동)에 의해서 내장이 가득 채워지고 비워지기를 반복한다**(예를 들어, 내장은 장벽을 교대로 수축시키는 연동운동을 함으로써 소화된 음식물을 통과시킨다.).

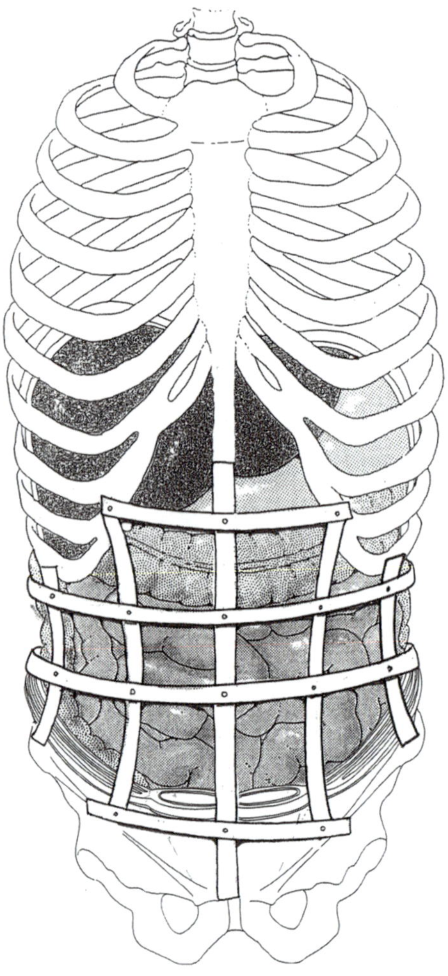

소화에 관해서는 이와 같이, 다음과 같은 아래의 두 사항들이 똑 같이 중요하다.

- **(내)장의 연동운동을 용이하게 하는 것이 중요하다.** 신체의 자세를 약간 변화시켜도 배에서 내장형태가 변하는데, 이러한 방법으로 다양한 배근육 운동을 할 수 있다.
- **하지만, 또한, 하루 중 일정 시간 동안 배를 이완하는 것도 중요하다.** 그리고 내장이 좀 더 자유롭게 움직일 수 있도록 배를 앞으로 내밀고, 내민 만큼 배를 안으로 쑥 들어가게 하면서 움직이는 것도 중요하다. 특히 가능하다면, 식사 후에, 그리고 이 움직임이 가능할 때, 이 운동을 해야 한다! 일을 할 때 배 운동을 하는 것은 쉽지 않다. 그러므로 예를 들어, 휴식 시간이나 또는 휴가철에 이 운동을 규칙적으로 할 수 있을 것이다.

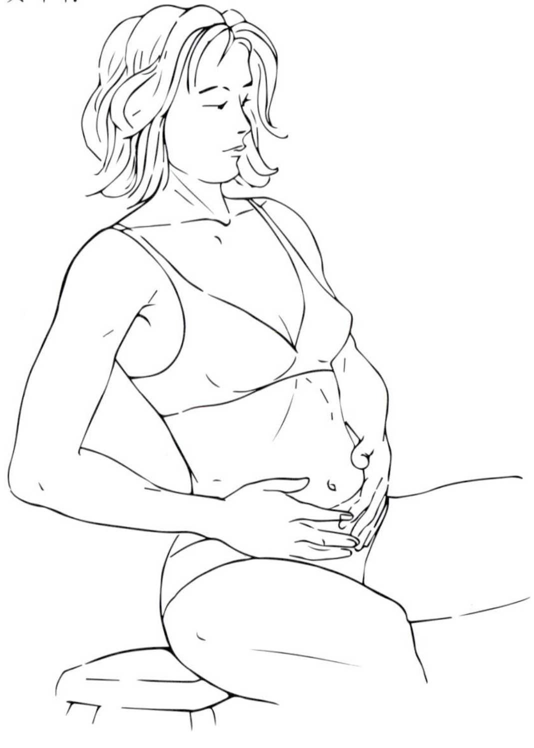

R

지속적으로 수축된 배근육은 내장 운동과 내장 기능의 원활한 활동을 방해할 수 있다.

배를 안으로 들어가게 한다:
회음과 전립선에 미치는 **결과**

배를 안으로 들어가게 하면 회음에 압력이 높아진다.

배 전체를 탄탄하게 만들기 위해서 우리는 모든 배근육을 수축시킨다. 이때, 배안의 (내용물)이 더 이상 앞쪽으로 나올 수 없기 때문에 아랫배나 윗배 방향으로 이동된다. 이 결과, 더 많은 압력이 회음 쪽으로 가해지게 된다.

가로막(횡격막, diaphragm) 들이쉬기를 할 때, 배를 안으로 들어가게 하기 위해, 배가 나온 상태에서 가로막을 밀어서 배를 들어가게 하는 것은 불가능하다. 이때 내장은 갈비뼈 방향으로 그리고 또한 회음 방향으로 밀리게 된다. 이 동작은 소골반에 있는 장기에 압력을 가하게 된다.

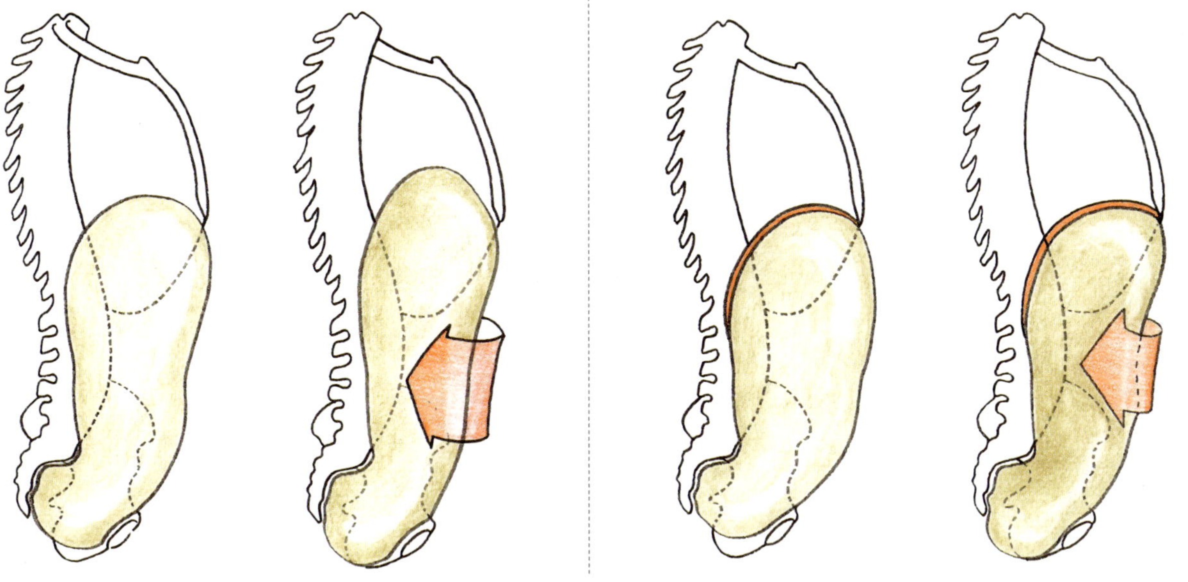

배를 지속적으로 안으로 들어가게 하면 전립선을 짓누를 수 있다.

여성의 골반가로막과는 반대로 남성의 골반가로막은 틈이 없다. 여성과는 달리, 남성의 골반가로막은 닫혀있기 때문에 압력이 증가할 때, 이를 줄일 수 있는 가능성은 전혀 없다.

남성의 골반가로막의 표면적이 매우 작기 때문에, 변형될 수 있는 가능성이 적다. 배근육 운동에 의해 아래로 압력이 가해지면, 골반가로막은 이 대부분의 압력을 위로 다시 보낸다. 그렇게 해서 전립선이 짓눌리게 된다.

R

배를 안으로 들어가게 하면 회음에 압력이 높아질 수 있다.

남자는 배근육 운동을 할 때, 회음에 압력을 보내는 것보다 (가슴뼈를 확장시키거나, 점진적으로 윗배 쪽으로 공간을 확장시켜) 압력이 위로 올라가도록 해야 한다. 반면에 여자의 경우는, 이렇게 압력이 위로 올라가는 것을 배제하지 않으면서, 골반가로막을 자극시키는 것이 좋다.

탄탄한 배와 앞으로 튀어나온 배

61 배근육 작용만이 아니다.

62 지방과 탄탄한 배

63 가슴우리는 배에 무게를 주거나 또는 주지 않는다.

64 척주는 배를 아래로 밀거나 또는 밀지 않는다.

배근육 작용만이 아니다

탄탄한 배의 9가지 요인*	튀어나온 배의 9가지 요인*
피부와 배근육 사이에 지방이 없거나 거의 없다 (피하 지방).	피부와 배근육 사이에 지방이 있다 (피하 지방).
내장 사이에 지방이 없거나 거의 없다 (배막 지방, peritoneum fat).	내장 사이에 지방이 있다 (배막 지방, peritoneum fat).
갈비뼈 들이쉬기법(흉식 호흡) (호흡작용의 해부학, 영문출판사 참조)	가로막 들이쉬기법(복식 호흡)
가로막 내쉬기법(복식 호흡)	갈비뼈 내쉬기법(흉식 호흡)
가슴우리가 배에 무게를 주지 않는다.	가슴우리가 배에 무게를 준다.
척주가 배를 아래로 밀지 않는다.	척주가 배를 아래로 민다.
강한 배근육	약한 배근육
균형 잡힌 배근육	균형 잡히지 않은 배근육
활발한 내장의 연동작용	활발하지 않은 내장의 연동작용

지방과 탄탄한 배

지방은 쉽게 배에 축적된다.

지방을 제거하기 위한 방법

- 음식 조절(식이요법, 또는 균형 잡힌 식사)
- 운동(지방을 연소시킬 수 있는 운동, 배근육 운동을 포함)
- 지방제거 수술(지방 흡입술)

지방이 축적된 부위들에 좀 더 특별한 운동을 할 수 있다.

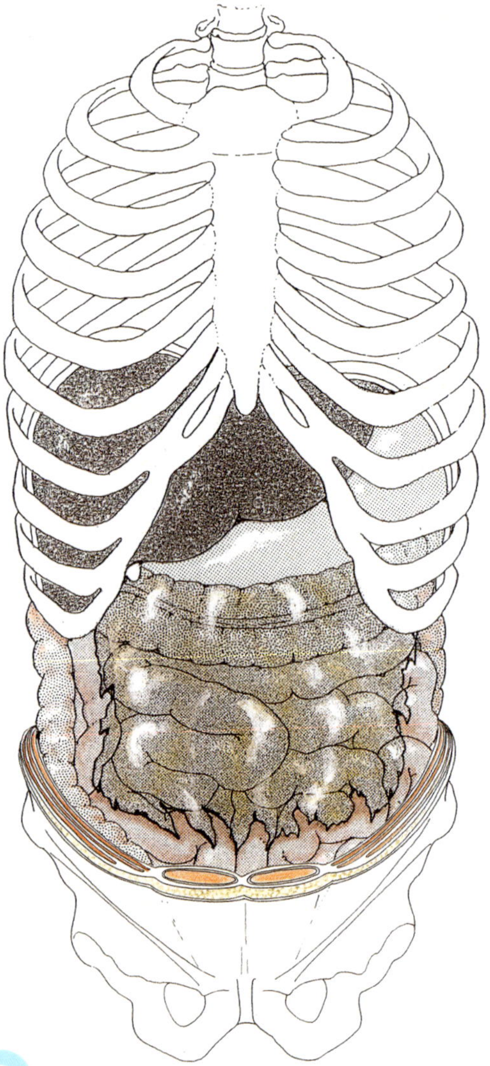

내장 사이에(내장 지방)

내장은 배막이라 부르는 막 안에 들어 있다. 이 장막은 많은 부분에서 저절로 접혀진다. 깊은 곳에는 내장궁(visceral arch)사이에서 접혀진다.
이 막은 내장 앞면에서 크게 접혀진 형태를 하고 있는데 바로 대망(greater omentum)이다.

지방은 주로 대망과 배막 안쪽 주름들 사이에 있다.

이 지방을 제거하기 위해서

- 내장 운동으로 내장들을 움직이게 하거나,
- 내장을 마사지 한다.

피부 층에 있는 지방(피하 지방)

피부는 2개의 기본적인 층으로 구성되어 있다.
- 표피는 가장 바깥쪽에 있으며, 우리가 볼 수 있고 만질 수 있다.
- 진피는 더 안쪽에 있고, 더 두꺼운데 가장 활동적인 층이다.

진피와 근막 사이에 위치한 피하조직(피하지방)은 주로 지방 세포로 구성된다.

살이 찌면 지방은 몸의 특별한 부위인 피하 조직에 축적되며, 특히 배의 앞쪽에 있는 배벽에 지방이 축적된다.

이 지방을 제거하기 위해 다음과 같이 할 수 있다:

- 지방이 모여 있는 부위의 피부를 마사지한다.
- 바로 피부 아래에 있는 배바깥빗근과 배곧은근을 늘이고 이 근육들을 발달시킨다.

R

배근육 강화는 배 지방에 간접적인 영향을 준다. 모든 신체 운동은 지방을 연소시키는 데 도움을 준다.

가슴우리는
배에 무게를 주거나 또는 주지 않는다.

가슴우리(흉곽, thorax)를 아래로 내리면 두 가지 작용이 일어난다.

- **가슴우리의 직경이 줄어든다.**
  왜냐하면 복장뼈(흉골, sternum)와 척주의 간격이 줄어들고, 가슴우리 안에 있는 공간이 부족하기 때문에 장기는 배 방향으로 눌리게 된다.

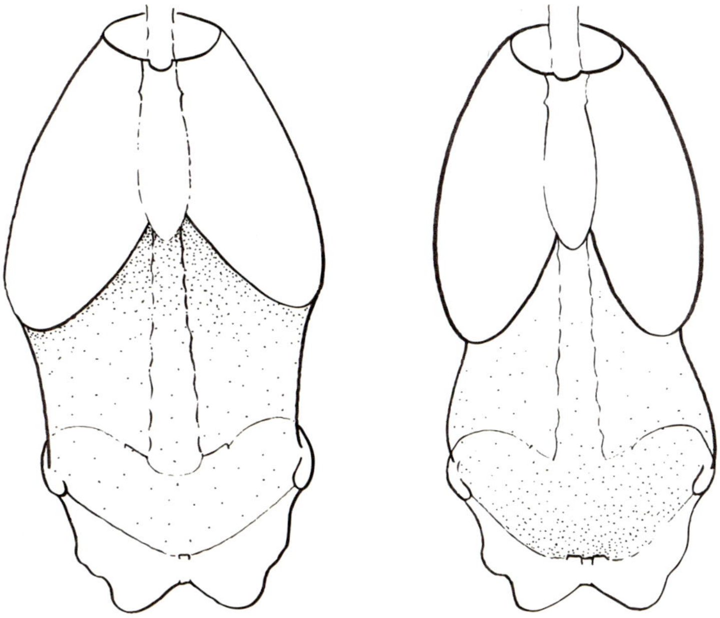

- **가슴우리의 부피의 수직높이가 줄어들게 된다.** 이는 결과적으로 가슴우리에 있는 장기가 배 방향으로 눌리게 된다. 가슴우리 기관은 좀 더 아래에 위치하기 때문에 배로 이동한다. 따라서 배가 나오게 되고 배벽이 팽팽하게 긴장하게 된다.

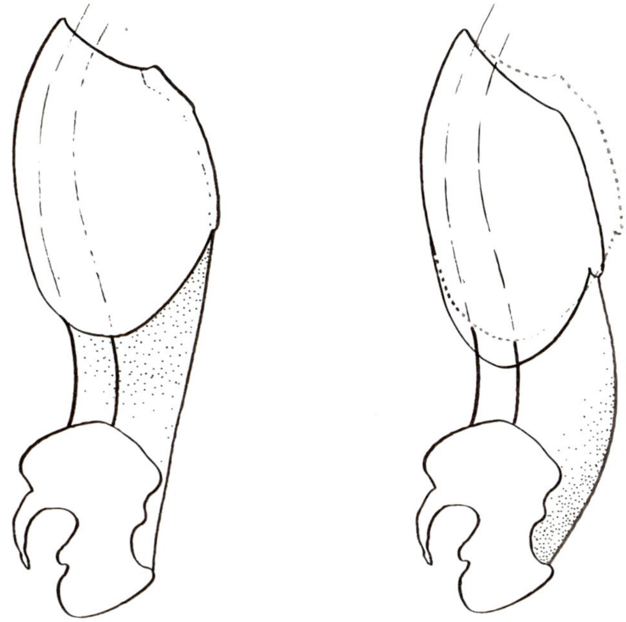

R

탄탄한 배를 만들기 위해, 가슴우리를 어느 정도 넓혀야 한다.

척주는 배를 아래로 밀 수 있다.

척주를 앞으로 숙이면, 배안에 있는 내장의 모양이 변형된다. 배의 내장은 완전히 몸통을 따라 놓이게 되지 않게 되며 일부는 앞면으로 이동하면서 배가 앞으로 튀어나오게 된다.

척주를 골반에서 목 쪽으로 굽히면, 내장은 가슴우리 방향으로 밀리게 된다. 물렁한 의자에 앉아 음식을 먹을 때 이러한 현상을 잘 느낀다. 심지어는 역류현상도 유발될 수 있다.

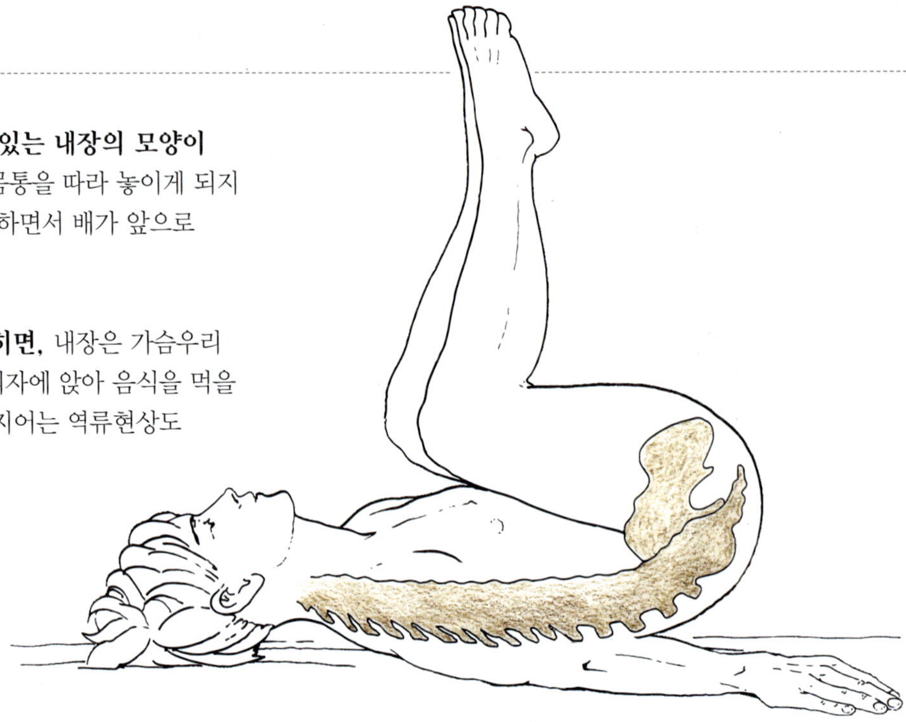

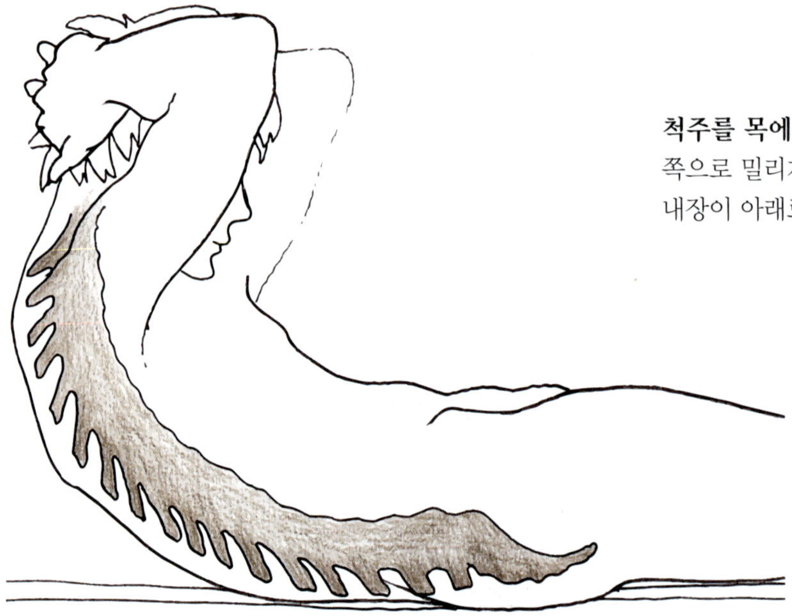

척주를 목에서 골반 방향으로 굽히면, 내장은 골반 쪽으로 밀리게 된다. 서있는 자세를 취하면, 중력에 의해 내장이 아래로 더 많이 밀리게 될 것이다.

또는 밀지 않는다.

서 있는 자세와 탄탄한 배

등이 굽은 상태에서 서 있으면 (척주 뒤굽음증) 배가 튀어 나오는 경우가 있다.

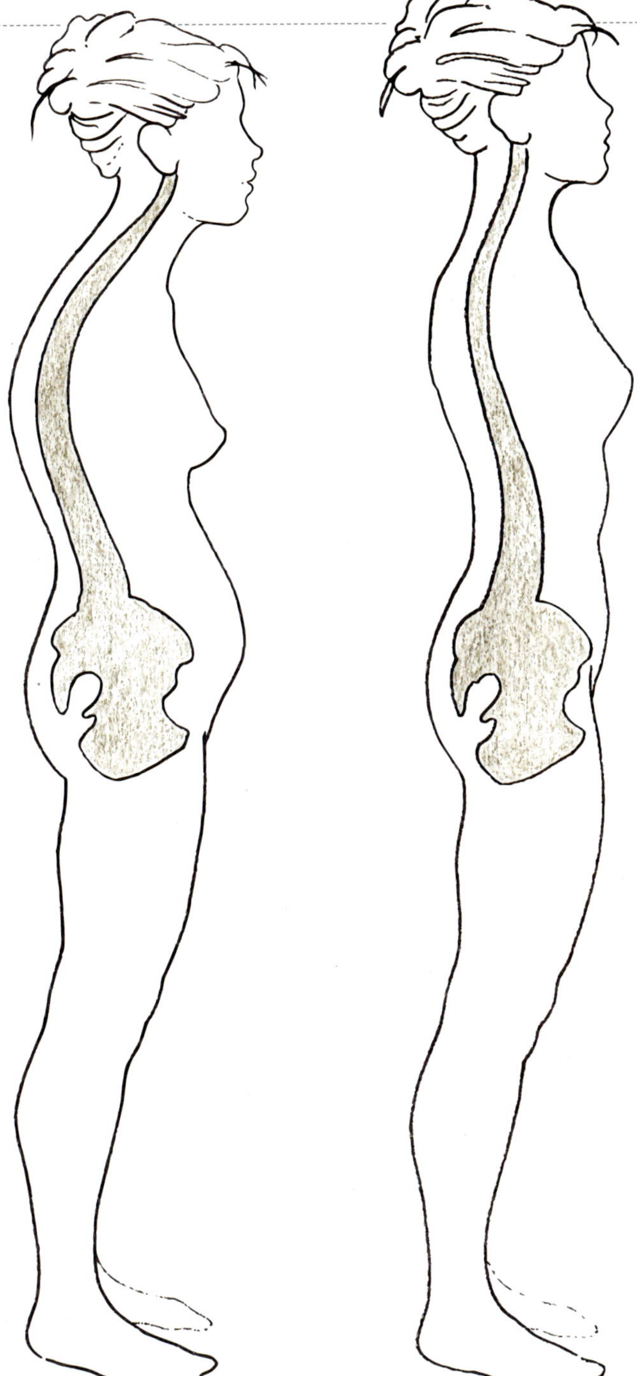

배근육을 수축하지 않아도 몸을 바로 세우면 배가 앞으로 튀어 나오는 것을, 부분적으로, 피할 수 있다.

척주와 가슴우리는 대체로 함께 움직인다.
척주를 굽히면 흔히 갈비뼈가 같이 아래로 내려간다(이 두 움직임은 자연스럽게 동시에 발생하는 경향이 있다).
이 동시 동작으로 내장은 골반 쪽으로 눌리게 된다.

탄탄한 배를 만들기 위한 지침서

배근육을 교대로 수축시키고 이완한다

교대로 배근육을 수축시키고 이완하게 되면 (또는 이완과 수축), **수축된 근육의 부피와 형태가 바뀐다. 이 변화는 근섬유에 자극을 주고 혈액순환을 촉진시킨다.**

이 저서의 마지막 부분에서 제시하고 있는 *탄탄한 복근 만들기* 방법에 관한 운동들은 종종 배근육의 이완과 수축으로 구성되어 있다.

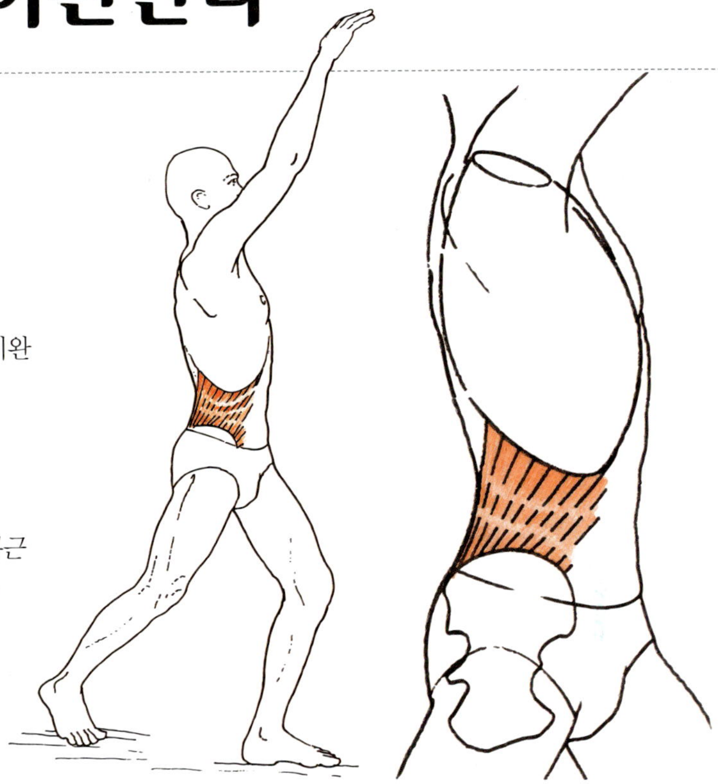

배속빗근 이완

근육수축 시, 수축된 근육 부위(붉은 색)는 줄어들고 두꺼워진다. 수축되지 않는 부위인 흰색(힘줄, 널힘줄) 부위는 수축된 근육에 의해 긴장된다.

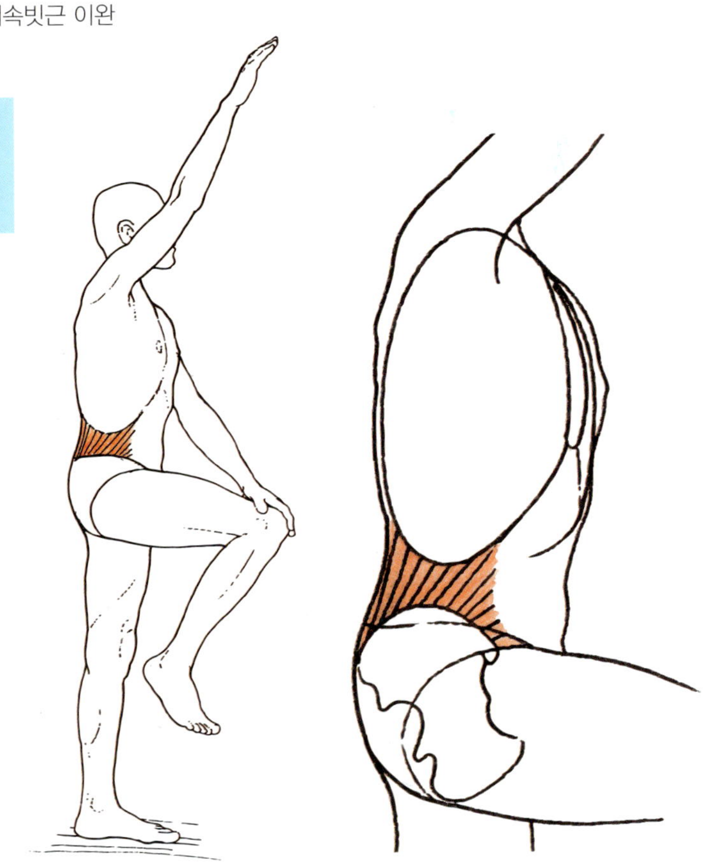

그 후 배속빗근 수축

배바깥빗근, 배속빗근, 배가로근을 교대로 수축시킨다.

세 층으로 이루어진 배바깥빗근(외복사근, external oblique), 배속빗근(내복사근, internal oblique) 그리고 배가로근(복횡근, transverse abdominis)은 겹쳐놓은 것처럼 포개지고 교차된다. 이 근육들은 3개 층을 형성하고, 이 3개 층은 널힘줄에 의해 연결되어 있다.

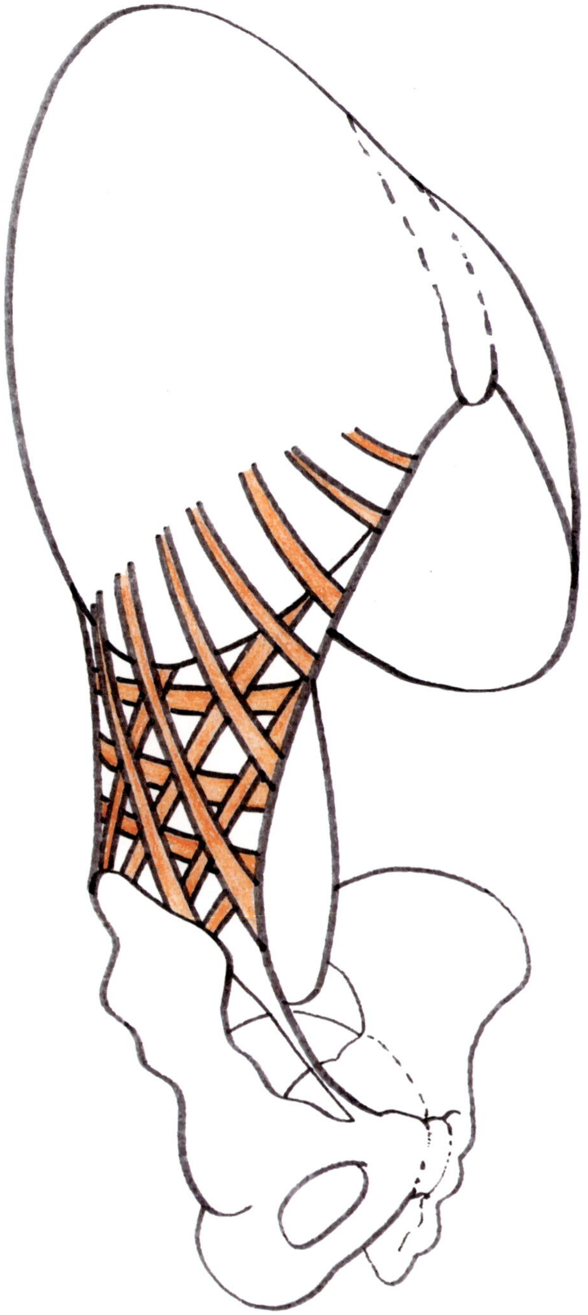

운동에서 한 개의 배빗근이 우선적으로 수축되면, 이 배빗근은 이 3겹의 층을 근섬유가 줄어드는 방향으로 당긴다.

이 움직임과 동일한 방향으로 위치하지 않는 다른 두 개의 근섬유의 형태는 변형된다. 즉, 걸레를 짜는 것처럼 약간 한 덩어리로 만든다.

그 다음 발생하는 근 수축에서, 다른 배빗근을 수축시키면, 3겹의 층에서 위에서 언급한 같은 현상이 발생하는데, 다른 방향으로 근섬유의 형태가 변형된다.

이 저서 마지막 부분에서 제시된 *안전하게 탄탄한 복근 만들기* 방법에 관한 운동들은 자주 3겹으로 구성된 납작 근육을 교대로 수축시킨다.

R

배바깥빗근, 배속빗근, 배가로근 사이에서 근수축이 교대로 이루어지면, 납작 근육은 서로 미끄러지고/마사지가 되어 혈액순환이 활발해지고 영양공급과 배액이 원활해진다.

배바깥빗근, 배속빗근, 배가로근과 배곧은근을 교대로 수축시킨다.

≪납작 근육≫인 배바깥빗근, 배속빗근, 배가로근이 수축하면 앞널힘줄을 가쪽 방향으로 당긴다. 즉, 납작 근육이 수축하면서 가쪽 방향으로 앞널힘줄을 당긴다.

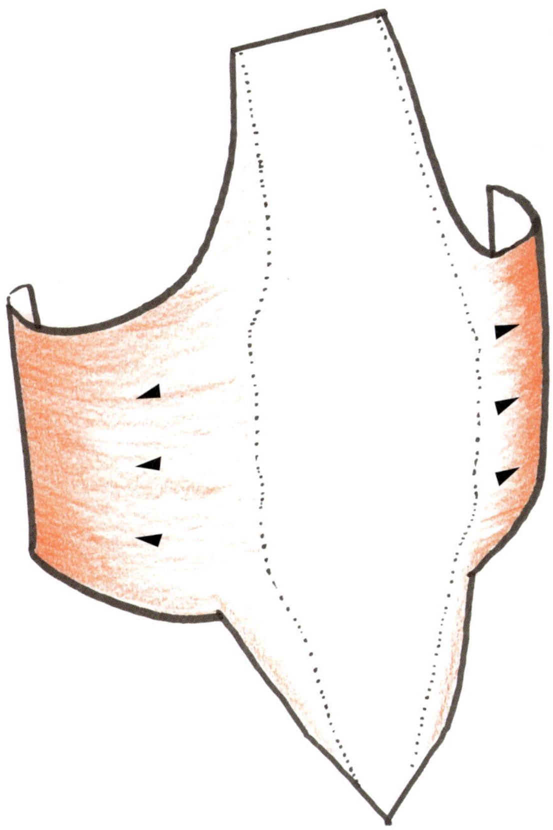

배곧은근(복직근, rectus abdominis)이 수축하면 배벽을 따라서 수직으로 갈비뼈와 골반을 당기고, 배곧은근의 길이가 줄어든다. 그리고 배곧은근 섬유가 수축하는 방향으로 앞널힘줄은 당겨진다.

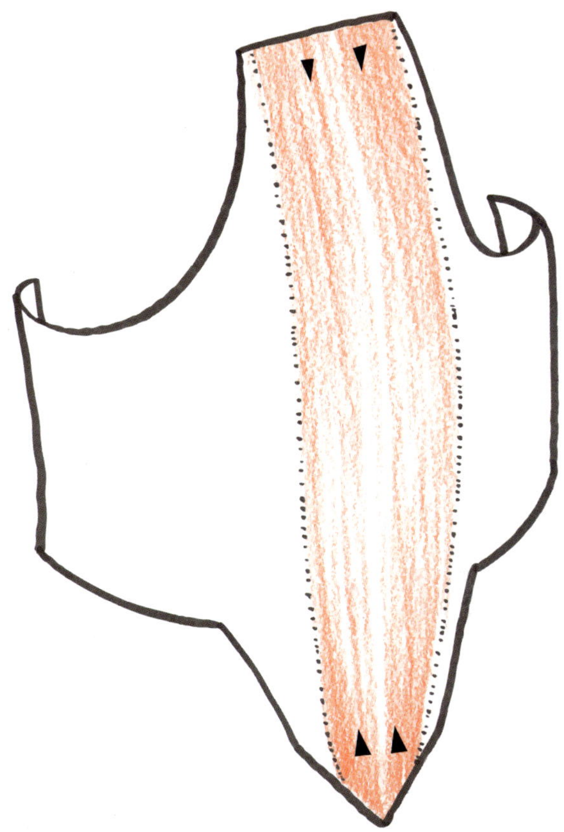

R

배근육 수축의 방향을 교대로 바꾸면 배근육 섬유가 서로 미끄러지면서 근섬유의 이동성과 혈액순환을 원활하게 유지할 수 있다.

배근육 운동의 **협응** 작용

각 배근육을 전체 또는 부분적으로 수축시킬 수 있다. 왜냐하면 배근육은 서로 다른 신경계에 의해 지배받기 때문이다.

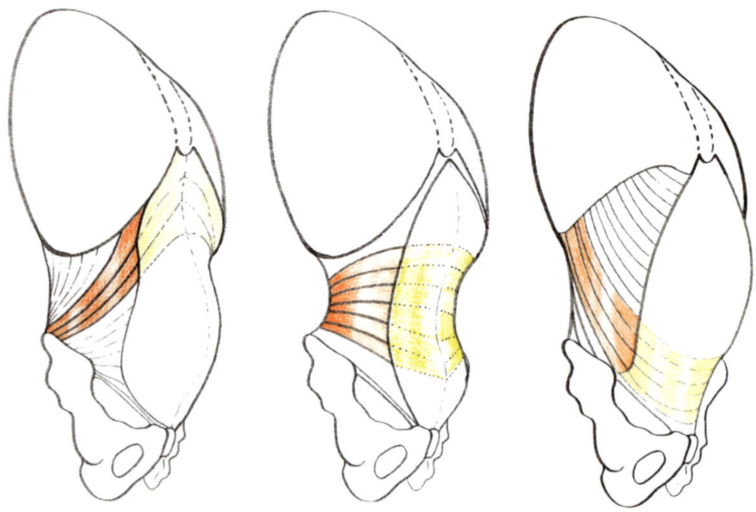

1

정확한 부위에서 단계적으로 배근육을 수축시킬 수 있다. 윗배, 중간배, 아랫배를 들어가게 할 수 있다. 약간의 연습만 하면 이 운동이 가능하고 쉽다는 것을 알 수 있다.

2

같은 방향으로 연속적으로 배가 들어가도록 (부위별) 배근육 수축을 연결시킬 수 있다.
이 운동은 내장지방을 한 방향으로 움직이게 한다. 이는 마치 치약의 끝부분이나 치약의 어떤 부위를 눌러 치약이 한 방향으로 밀리도록 하는 것과 같다. 어떤 움직임이 결합되는 것은 유용하고 어떤 움직임의 결합은 덜 유용하다.

3

탄탄한 배의 역동성. 만약 배를 윗배, 중간배, 아랫배 순으로 들어가게 하면서 배를 골반 방향으로 미는 경우, 탄탄한 배를 만드는 것은 매우 어렵다. 하지만 반대로 우선 아랫배, 중간배, 윗배 순으로 배를 수축시키면, 배를 안으로 들어가게 하고 배를 위쪽으로 미는 것이 용이하다. 그러므로 탄탄한 배를 만들기 위해서는, 배를 ≪아래로부터 위로 수축≫시켜야 한다.

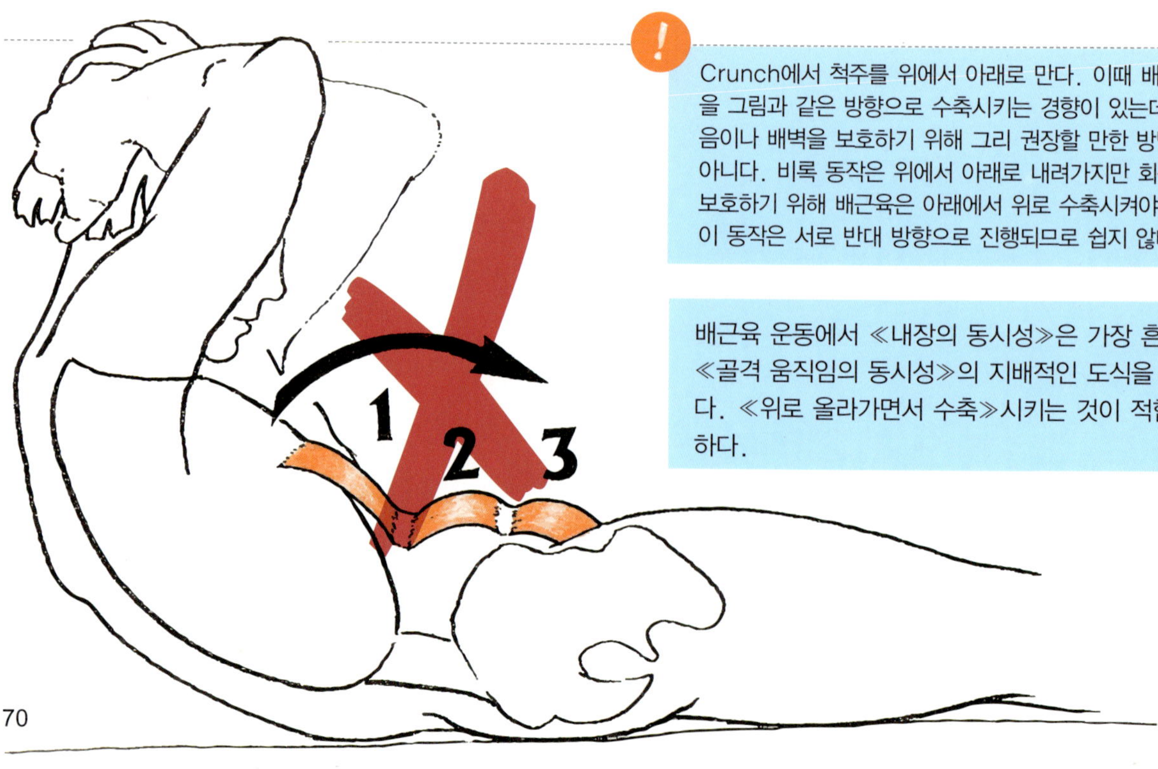

Crunch에서 척주를 위에서 아래로 만다. 이때 배근육을 그림과 같은 방향으로 수축시키는 경향이 있는데, 회음이나 배벽을 보호하기 위해 그리 권장할 만한 방법이 아니다. 비록 동작은 위에서 아래로 내려가지만 회음을 보호하기 위해 배근육은 아래에서 위로 수축시켜야 한다. 이 동작은 서로 반대 방향으로 진행되므로 쉽지 않다.

배근육 운동에서 ≪내장의 동시성≫은 가장 흔히 ≪골격 움직임의 동시성≫의 지배적인 도식을 따른다. ≪위로 올라가면서 수축≫시키는 것이 적합하다.

배근육 운동과
호흡의 협응 작용

배근육 운동과 호흡의 협응 작용에 대한 자세한 설명은 이 저서의 범위를 벗어나는 것이다. 그러므로 간단하게, **도식적으로 들이쉬기(흡기)와 내쉬기(호기)에 관한 두 가지 주요한 사항을 언급할 것이다.**

들이쉬기는 (배를 앞으로 튀어나오게 하는) **가로막의 움직임이나,** (배가 안으로 들어가는 경향이 있는) **갈비뼈들의 움직임에 의해 발생할 수 있다.**

만약 들이쉬기는 배근육 운동을 연속적으로 연습할 경우, *갈비뼈* 들이쉬기를 선택하는 것을 권장한다. 이 저서 마지막 장에 기술한 운동법을 제안한다. 그러기 위해서 *안전하게 탄탄한 복근 만들기* 방법에서 제시된, 갈비뼈 들이쉬기를 종종 실행한다.

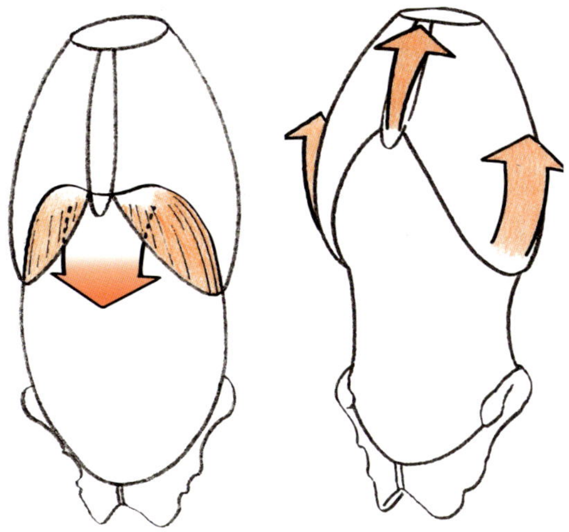

내쉬기는 배를 *앞으로 튀어나오게* 하는 갈비뼈(갈비뼈가 아래로 내려가는) 내쉬기이나, 배가 *안으로 들어가는* 배(배가 가슴우리로 올라가는) 내쉬기에 의해 발생할 수 있다.

만약 내쉬기로 배근육 운동을 연속적으로 연습할 경우, 복식 내쉬기를 선택하는 것을 권장한다. 이 저서 마지막 장에 기술한 운동법을 제안한다. 그러기 위해서 *안전하게 탄탄한 복근 만들기* 방법에서 제시된, 갈비뼈 내쉬기를 종종 실행한다.

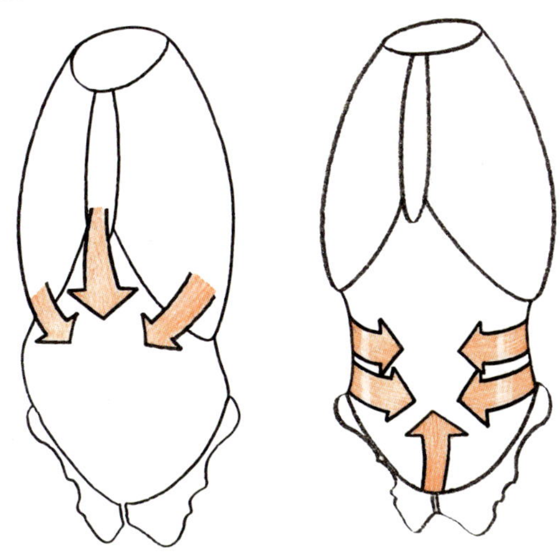

! 하지만, **배근육 운동에서 한 유형의 호흡법을 요구한다.** 즉, 배근육이 가슴뼈를 아래로 당기고, 배근육은 갈비뼈 내쉬기와 결합하는 경향이 있다. 여기서 반대되는 호흡법을 선택해야 하는데 이 호흡법은 자연스러운 행위가 아니기 때문에 연습이 필요하다.

R

내쉬기에서 배근육을 수축하는 경우, 내쉬기는 갈비뼈들이 아래로 내려가는 것에 의해서가 아니라 배근육이 위로 올라가는 것에 의해 행해지는 것이 중요하다.

탄탄한 배와 배근력

배근력과
개인적인 훈련 강도

오직 배근력 운동만으로 배를 탄탄하게 만들기에는 충분하지 않으며, 그뿐만 아니라 배근육을 강화시키는데만 초점을 맞추어 운동하는 것도 우리 신체에 위험을 유발시킬 수 있다. 그럼에도 불구하고 배근력이 약하다면, **배근육 운동을 하는 것이 유용하다.**

배근력은 신체의 다른 모든 근육처럼, 근육강화나 근육발달을 위한 운동에 의해서 근력이 증가된다. **이 운동에서 중요한 원칙은 항상 똑같다. 즉, 일상적인 근력보다 더 큰 부하를 가하여 근육을 수축시켜야 한다.**

!

이 운동은 스트레칭 운동이나 유연성 운동, 근육을 늘이는 운동과는 아무 관련이 없다. 또한 이완운동이나, 근육 움직임이 공동으로 작용하는 운동과는 더 더욱 관련되어 있지 않다. 이 운동은 근력을 강화시키는 것과 관계된다.

개인적인 훈련강도라는 개념이 있는데, **이것은 일반적인 근력보다 더 큰 강도로 근육을 수축시킬 때, 그 강도가 모든 사람에게 동일하게 적용되지 않는다는 말이다.** 강도가 높은 근력 운동은 운동선수, 직업무용가 등에게는 매우 중요하다. 그러나 강도 높은 근력 운동은 일주일에 한 두 시간 운동을 하는 일반인들에게는 덜 중요하다. 이 근력은 노인이나 회복기 환자 등 운동을 전혀 하지 않거나 몸이 약한 사람들에게는 더욱 더 중요하지 않다. 위의 3가지 유형의 예에서 보듯이, 여러 가지 단계로 근력을 향상시키는 방법이 있다. **각 개인의 운동 시 자신에 적합한 강도를 찾아야 한다.** 한 개인에게도 이 강도는 매일 다를 수 있다. 그렇기 때문에 단체운동에서 배근육을 강화하려고 할 때 자신에게 적합한 강도를 발견하는 데 주의를 기울어야 한다. 도구를 사용하거나 책이나 비디오를 통해 운동을 하는 경우에도 위에서 언급한 사항을 고려하여야 한다. 왜냐하면 본인의 근력에 맞는 운동 강도를 모든 사람에게 동일하게 적용되지 않기 때문이다.

R

그러면 어떻게 본인의 근력에 맞는 운동 강도를 알 수 있는가?
트레이너가 여러분께 몇 회를 반복할 수 있는지, 운동기구를 사용할 때 어떻게 기구의 저항강도를 조절해야 되는지를 말해줄 것이다. 이 운동은 근육을 일상적인 활동 시 보다 더 많이 사용하기 때문에 호흡 빈도수와 심박 수를 증가시킬 것이다. 이 변화에 대해 몸에 무리하지 않고, 단계적으로 횟수를 증가시켜야 하며, 결코 급격한 방법으로 힘을 쓰지 말아야 한다. 운동 중, 온몸이 쑤시는 것을 느끼게 되면 이는 운동의 강도가 너무 강하거나 또는 수축 시간, 이완 시간과 충분한 호흡시간을 지키지 않았기 때문이다.

4

배근육운동에 대한 5가지 주요한 원칙

배근육 운동을 위한:
해부학 기초지식의 ≪사용≫

기본원칙은 항상 동일하다.

배근육이 연결된 몸통 부위를 고정하거나 움직여야 한다.
– 골반,
– 갈비뼈,
– 허리뼈 또는 등–허리뼈

그리고 작용하고 있는 부위에 대한 저항력을 발생시키거나 증가시켜야 한다. 그러나 그리 쉬운 일은 아니다(73쪽 참조).

어떻게 저항력을 만들거나 증가시킬 수 있는가?

머리무게가 가슴우리를 움직이게 할 수 있기 때문일 것이다.
(가슴우리 위에 머리를 둥글게 구부리는 운동을 참조 70쪽)

머리와 가슴우리 무게에 의해서 가능하다.
(배 위에 가슴우리를 둥글게 구부리는 운동을 참조 80쪽)

머리, 가슴우리 그리고 배의 무게가 골반을 움직이게 할 수 있기 때문일 것이다.
(골반 위에 위치한 몸통 위 부위를 둥글게 구부리는 운동을 참조 80쪽)

위에서 언급한 모든 동작에 팔의 무게로 인해 좀 더 강도 높은 운동을 할 수 있기 때문일 것이다.

다리 무게가 골반을 움직이게 할 수 있기 때문일 것이다.
(다리 들기 운동을 참조 94쪽, 108쪽)

도구나 파트너를 밀기 때문일 것이다.

누르는 것에 대한 저항이나 버팀대의 저항 때문일 것이다.

배근육 운동에서 발생할 수 있는 **위험**은 무엇인가?

위험은 다음과 같다.

회음(84, 103, 115쪽)

배벽, 예를 들어, 탈장(82쪽)

허리뼈 척추사이원반과 등뼈 척추사이원반(86, 88, 98, 104, 110쪽)

목뼈 척추사이원반(90쪽)

몸통을 둥글게 구부리거나 또는 ≪crunchs≫

가장 널리 알려진 배근육 운동 중 하나인 crunch

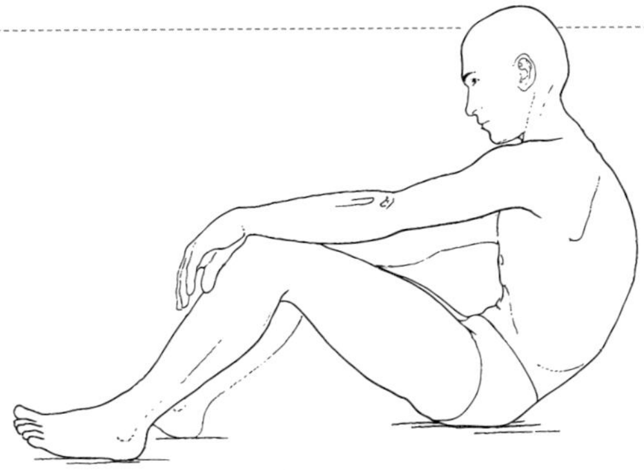

지시 사항

등을 지면에 대고 눕는다.

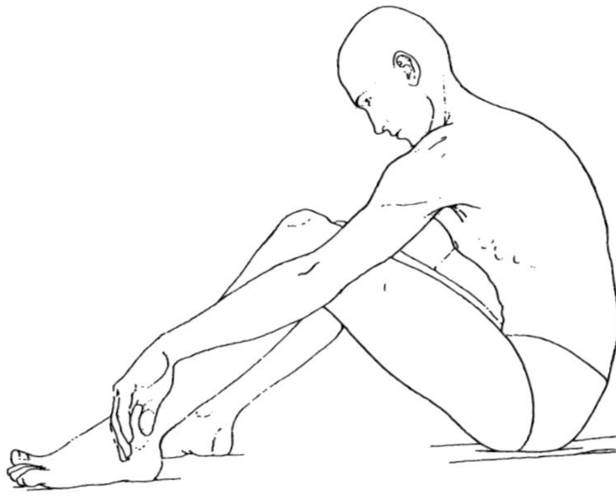

머리가 골반 방향으로 향하도록 둥글게 구부린다. 그 후 목과 어깨, 가슴우리를 둥글게 구부린다.
그리고 경우에 따라서는 몸통이 다리 방향으로 접근할 수 있도록 앉는 자세까지 둥글게 구부린다.

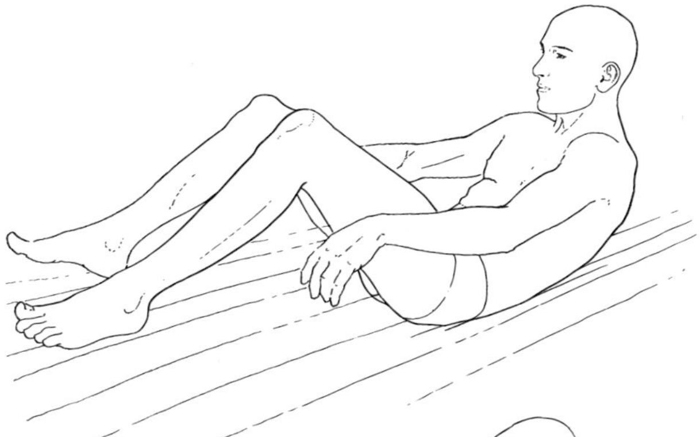

이 운동은 정면 또는 왼쪽/오른쪽 가쪽으로 방향을 약간 틀면서 행할 수 있다.

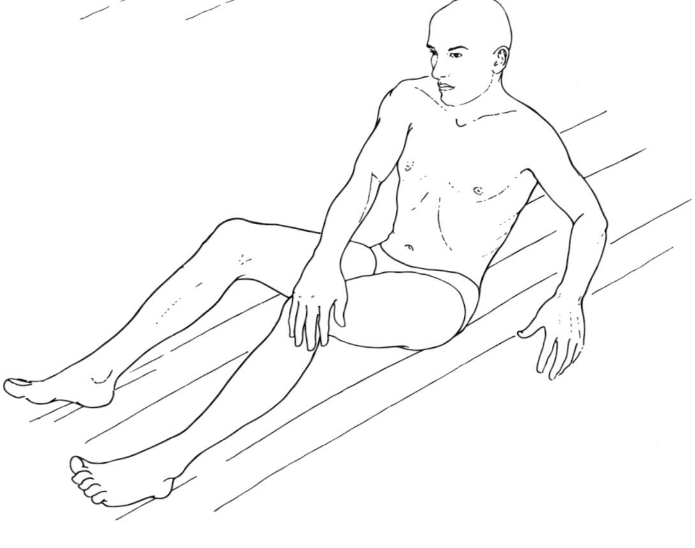

Crunchs가 어떻게 배근육에 작용하는가?

여러 가지 이유로 인해, crunchs가 배근육에 **4단계**로 작용한다.

1

오직 머리만 들 경우. 이 움직임은 가슴우리에 연결된 목굽힘근에 의해 이루어진다. 배근육은 가슴우리를 골반에 고정시키기 위해 수축한다. 바로 배근육이 고정 작용을 한다.

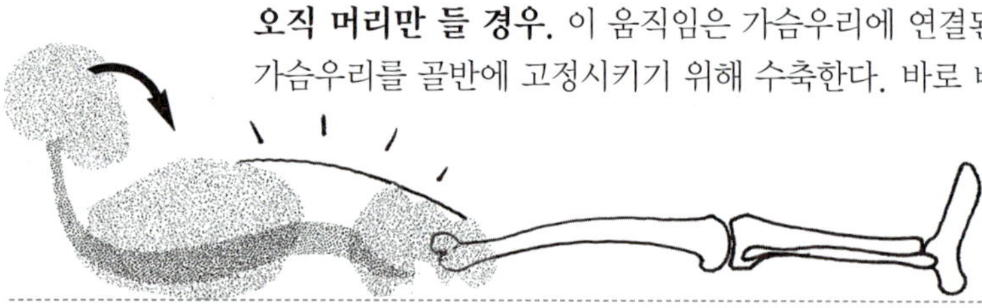

이 움직임을 정적 또는 등척성수축 (isometric contraction)이라 부른다.

2

머리와 어깨를 들 경우(팔을 들 수도/들지 않을 수도 있다). 배근육은 가슴우리를 골반에 고정시키기 위해 *더 강도 있게* 수축한다. 여기서도 또한 배근육이 고정 작용을 한다. 배근육은 골격을 움직이지 않는다.

이 움직임은 여전히 정적 수축상태이다.

3

어깨뼈와 갈비뼈가 지면에서 떨어질 때까지 **계속 몸통을 구부린다.** *배근육은 가슴우리를 배 쪽으로 굽히기 위해* 수축한다. 여기서 수축은 움직임을 유발하는데 근육을 당긴다.

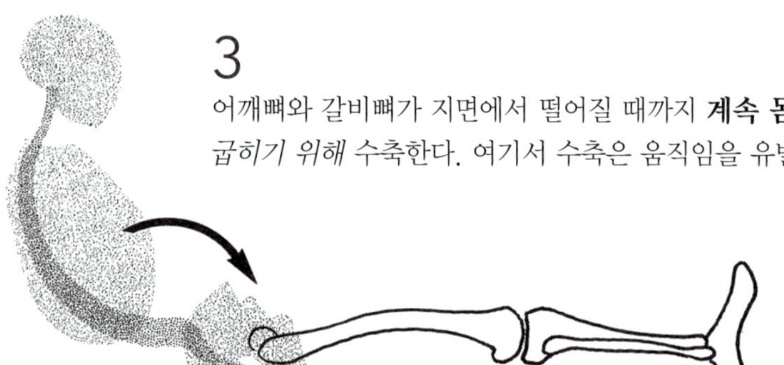

이 움직임을 단축성 또는 구심성 수축 (concentric contraction)이라 부른다.

4

구부리는 작용이 계속 진행되면 몸통+머리 전체가 허벅지 굽힘근의 수축으로 인해 **엉덩이 방향으로 향하게 된다.** 여기서 가슴우리와 골반사이의 몸통을 고정시키기 위해, 다시 한번 더 배근육이 수축된다. 몸통을 골반에 가깝게 하는 것은 배근육이 아니다.

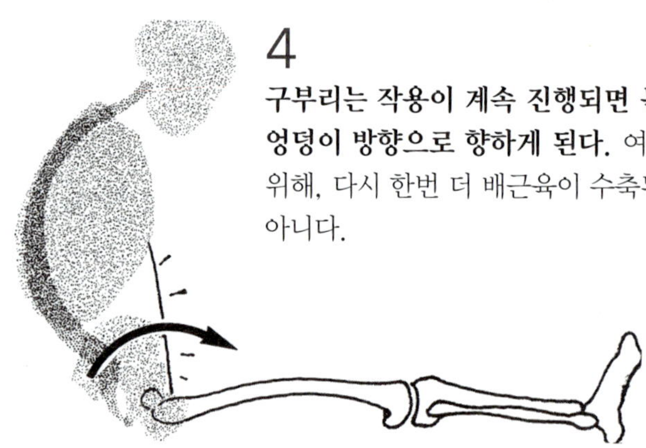

이 움직임은 배근육의 정적수축이다.

R

Crunch에서 몸통을 펼 때, 배근육은 몸통이 구부려질 때와 마찬가지로 몸통이 펴질 때도 작용한다. 각 단계에서 여러 가지 다른 이유에 의해서 배근육이 작용한다. 하지만 배근육은 대부분 등척성 수축으로 작용한다. **이는 혈액순환이 잘 이루어지게 하지 않는다.** 이 운동을 하는 동안 근육은 눌린 것처럼 된다. 다음날 몸이 쑤시는 것에 대해 놀라서는 안 된다(≪근육통과 경련≫ 48쪽 참조).

Crunchs가 배근육 운동의 강도에 어떻게 변화를 줄 수 있는가?

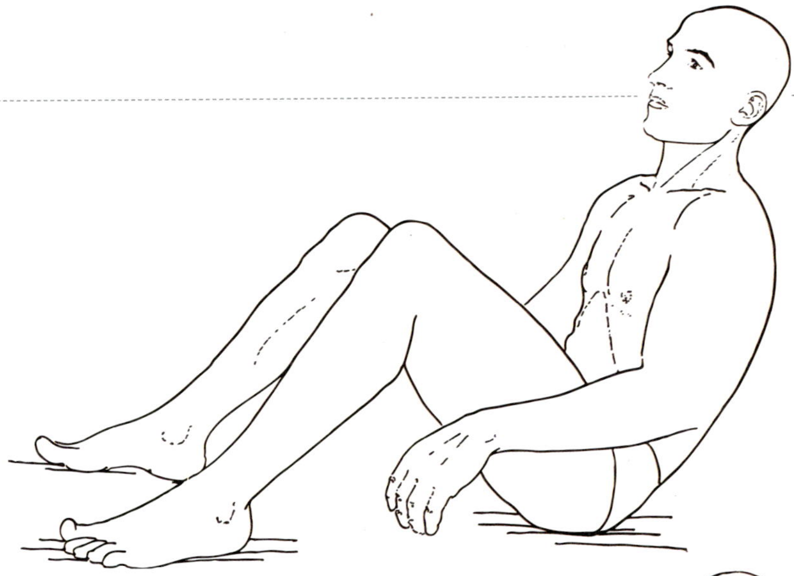

가슴우리와 머리는 신체에서 매우 무거운 부위이다.
그렇기 때문에 이 운동은
- 몸통 부위를 점점 더 둥글게 구부릴수록,
- 발의 위치가 몸통에서 멀어질수록,
- 팔을 몸통에서 멀리 뻗을수록,
- 배근육수축 시 팔을 흔들어 반동을 만들지 않을수록,

점점 더 강렬해지고 강도도 높아진다.

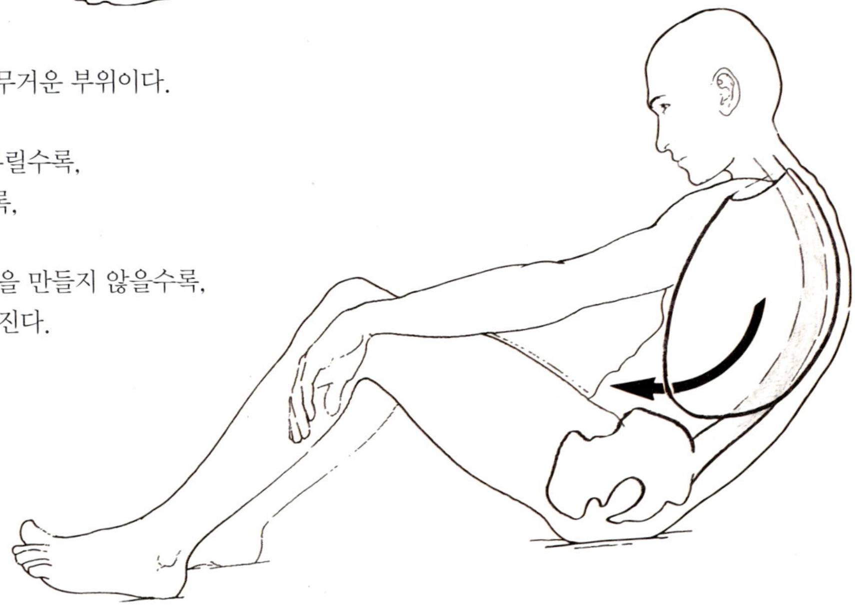

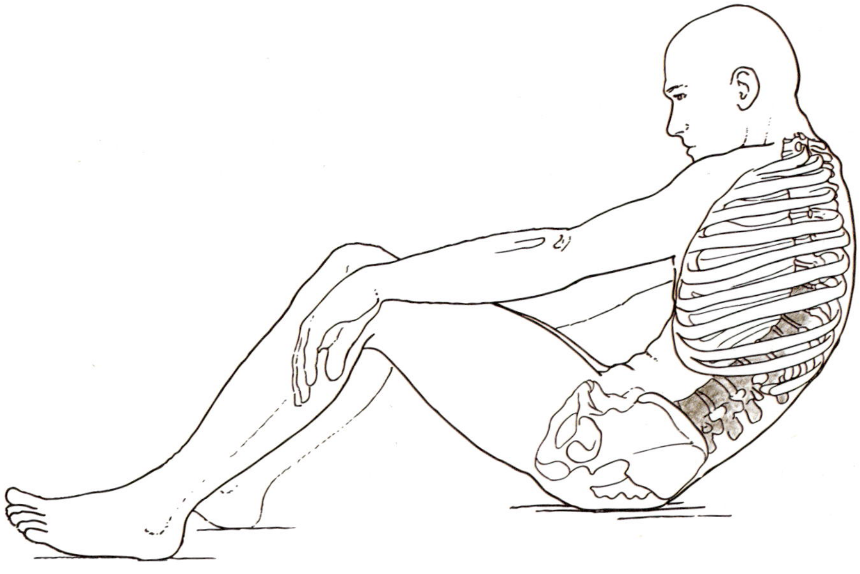

crunchs가 왜 배벽에 위험한가?

1

Crunch에서 몸통의 위를 아래로 향해 둥글게 구부린다. 가슴우리는 골반 쪽으로 향하게 한다. 이는 내장을 한 방향으로 민다.

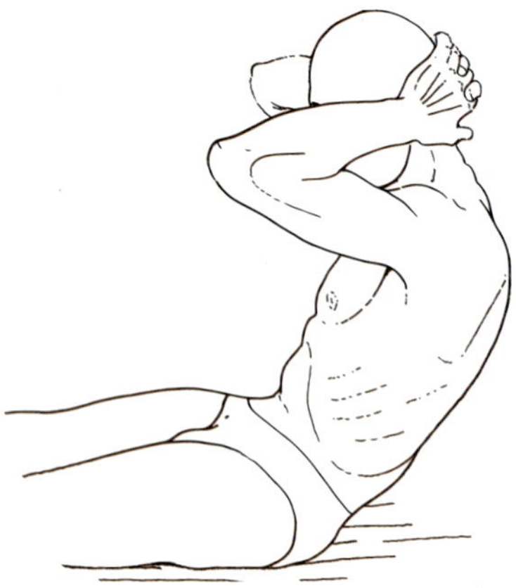

2

배근육은 가슴뼈를 아래로 내리는 경향이 있다. 가슴우리는 편평해진다. 이 현상은 가슴우리 안에 위치한 장기를 아래로 밀기 때문에 일어난다.

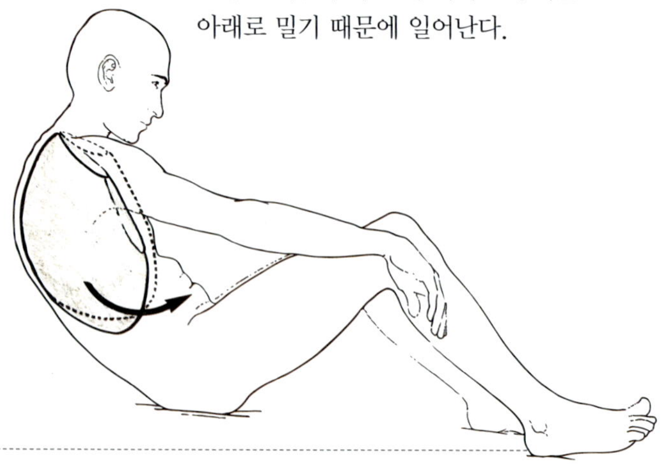

3

하지만, 가슴우리가 지나치게 납작해지는 것을 피하기 위해, 때로는 **성문을 닫으면서** 숨을 내쉬는 것을 멈춘다. 이 행위는 가슴우리가 닫히는 것을 방지하면서, 강한 압력을 배벽으로 다시 보내 배가 앞으로 ≪튀어나오게≫ 한다.

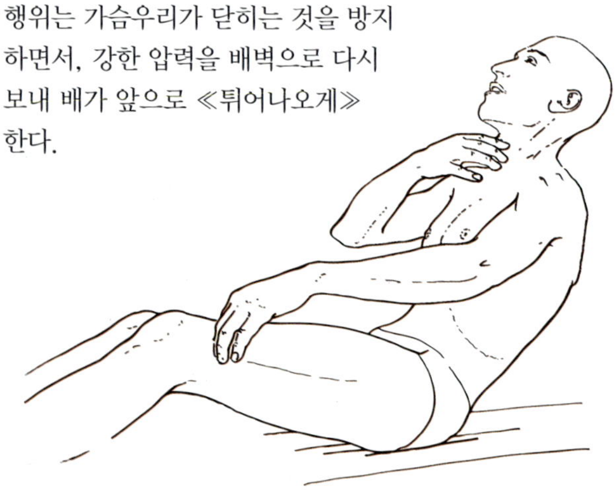

4

성문을 닫고, 심지어는 때로는 ≪배벽을 민다≫. 이 경우, 가로막의 수축이 일어나는데, 이는 배를 더 앞으로 튀어나오게 한다. 이러한 밀기는 이 움직임에 효과적이지 않지만, 성문을 닫자마자 미는 행위를 하는 경향이 있다.

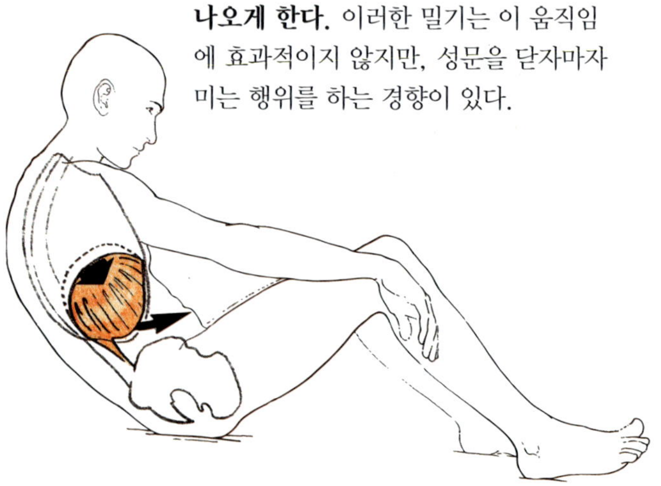

R

Crunch는 강도가 높은 운동이다. 왜냐하면 몸통 위 부위는 들기에도 무겁고, 구부리기에도 무겁기 때문이다. 이 동작을 실행하기 위해서, 위에 기술한 4단계 동작을 자주 동시에 하는데, 이 동작은 배가 약한 경우에는 위험하다(탈장이나 백색선이 늘어나는 경향이 있다). 막 출산을 한 여성은 이러한 유형의 배근육 운동을 해서는 안 된다.

crunchs를 어떻게 하면 위험을 감소시킬 수 있는가?

배벽에 가해질 수 있는 위험을 줄이기 위해

성문을 닫는 것을 피하고, ≪성문을 미는 행위를 지속한다.≫ 성문을 열고 운동을 해야 하는데, 성문이 열린 상태를 유지하는 최선의 방법은 호흡을 멈추지 않는 것이다.

갈비뼈가 닫히는(수축) 것을 피한다.
상체를 둥글게 구부리기 전에 갈비뼈를 확장한다.
상체를 둥글게 구부리고 심지어는 펴지는 동안 갈비뼈가 확장된 상태를 유지한다.

R

운동을 하는 동안 호흡이 들이쉬기가 되던 내쉬기가 되던 간에, 윗배가 움푹 들어가도록 한다.

백색선에 대한 위험을 줄이기 위해서

배가로근(복횡근, transverse abdominis)이 작용하는 것을 피하도록 해야 한다. 왜냐하면 배가로근은 백색선을 강하게 벌리기 때문이다(49쪽 참조).

운동 중에 숨을 내쉬는 것을 피하는데 특히 강하게 숨을 내쉬는 것을 피할 것*(이는 특히 배가로근을 작용하게 만든다, 113쪽 참조).

* 이 호흡은 때로는 강제적인 내쉬기라 부른다. 내쉬기예비량에서 최대한으로 공기를 배출한다(호흡작용의 해부학, 영문출판사, 2009, 28쪽, 97쪽, 202쪽/203쪽과 208쪽 참조).

!

때로는 이 운동이 이루어지는 동안 (갈비뼈가 편평해지기 때문에) 숨을 내쉬고 싶은 욕망이 생긴다. 따라서 몸을 둥글게 구부리기 전에 숨을 내쉬고, 몸을 둥글게 구부릴 때 숨을 들이쉬면서 시작한다.

R

갈비뼈 들이쉬기에서 운동을 시작한다. 운동을 시작하기 전에 최대한으로 숨을 내쉬고 운동하는 동안 가슴뼈를 확장하면서 숨을 들이쉰다. 앞 쪽에서 언급한 모든 주의사항을 고려하는 것이 좋다.

배를 안으로 집어넣고 crunchs를 어떻게 하면 회음에 위험한가?

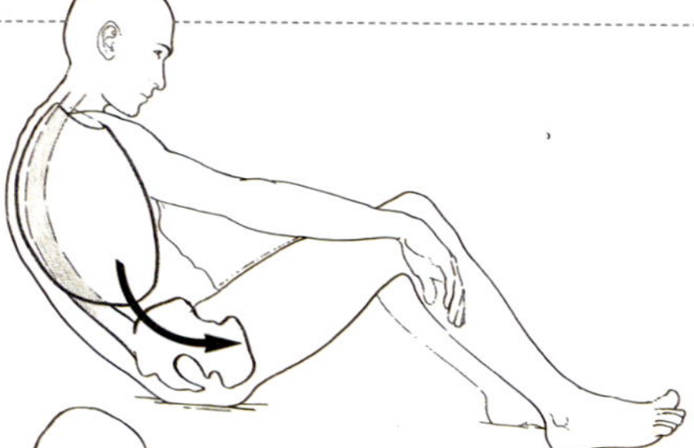

회음 부위에 위험을 가중시킬 수 있는 점을 고려해서 76쪽에서 언급한 모든 주의 사항을 숙지하는 것이 좋다.

1

Crunch를 하면서, 몸통 위 부위를 몸통아래 방향으로 둥글게 구부린다. 가슴우리를 골반 방향으로 접근시킨다. 이러한 동작은 내장을 몸통 아래 방향으로 민다.

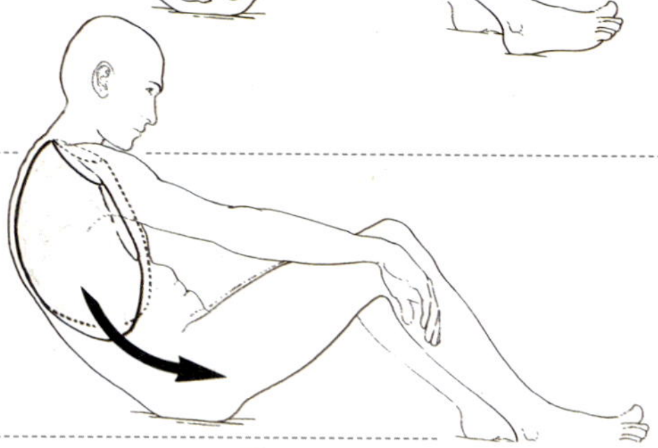

2

몸통을 둥글게 구부리는데 주된 작용을 하는 배근육은 갈비뼈를 수축시키는 경향이 있다. 즉, 가슴우리는 편평해지고 가슴우리 안에 위치한 장기를 회음 쪽으로 밀리게 한다.

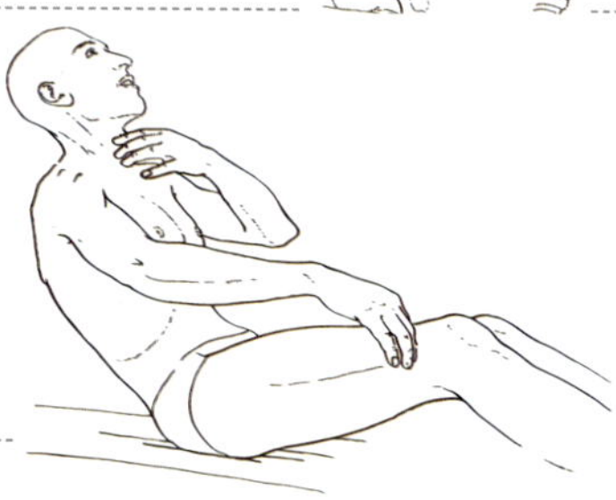

3

하지만, 게다가, 가슴우리가 지나치게 편평해지지 않게 하기 위해서는 성문을 닫는데 이는 호흡작용을 막는다. 이 동작은 가슴우리가 닫히는 것을 방지하지만, 강한 압력이 회음 방향으로 작용한다.

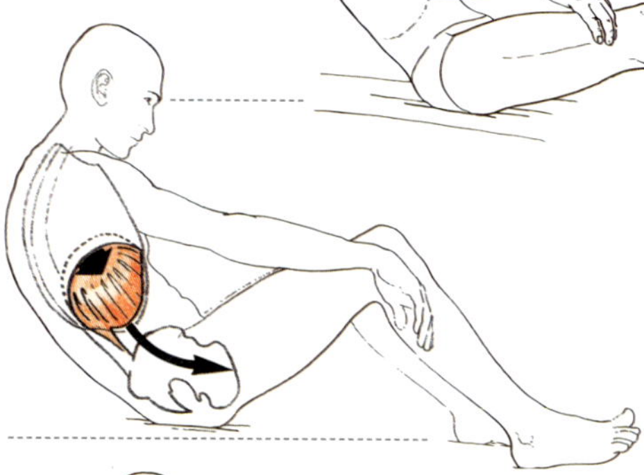

4

심지어 때로는 성문을 닫은 상태에서 ≪민다≫ 이 경우, 가로막이 수축되면서 회음 방향으로 압력이 증가된다. 이러한 ≪밀기≫는 이 움직임에 효과적이지 않지만, 습관적으로 성문을 닫자마자 미는 행위를 하는 경향이 있다.

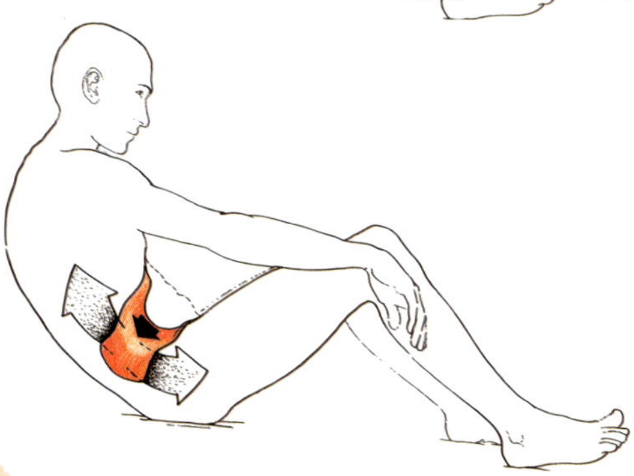

5

5번째로 다음과 같이 관찰 할 수 있다.

배근육을 수축하여 배를 안으로 들어가게 하려고 하면, **배의 내장은 더 이상 배 앞면으로 이동할 수 없다.** 배의 내장은 윗배 방향으로 그리고 소골반 방향으로 분산된다. 이는 회음에 압력을 증가 시킨다(이 모든 동작들은 회음 부위를 압박하므로 회음에 위험할 수 있다.).

R

배를 안으로 넣고 행하는 crunchs는 회음에 압력을 증가시킨다.
탈장이 발생하거나 전립선을 누를 수 있다.
이와 같은 운동은 회음이 약한 경우 반드시 피해야 한다.

crunchs를 어떻게 하면, 회음에 위험을 감소시킬 수 있을까?

여러 가지 동작을 결합해야 하기 때문에 쉽지 않다. 이 동작에 숙달되어 있지 않으면, 다른 운동을 선택하는 것이 좋을 것이다. 하지만 그럼에도 불구하고 crunchs 운동에 익숙해져 이 운동을 행하고자 하면, 신체운동에 숙련된 사람들만 할 수 있는 다음과 같은 유용하고 정확한 동작을 실행해야 한다.

갈비뼈를 닫는 것을 피할 것.
일련의 동작을 행하기 전에, 가슴뼈를 여러 번 움직이는 동작을 한다(129-130쪽 참조). 가능한 최대로 가슴뼈를 확장시키는데 특히 가슴우리 뒷면 부위를 확장시킨다.

가슴뼈를 확장시키면서 그리고 숨을 들이마시면서 몸을 둥글게 구부리는 동작을 시작한다.
몸을 둥글게 구부리는 동안, 갈비뼈들이 계속 확장된 상태를 유지하고 있어야 한다.

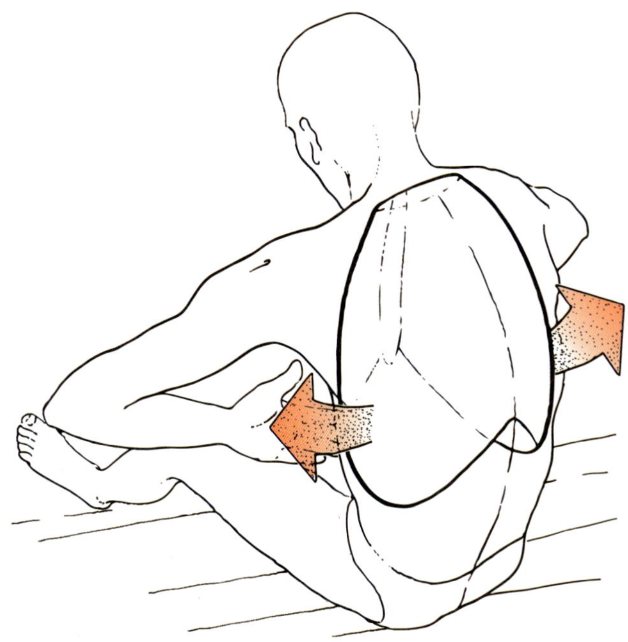

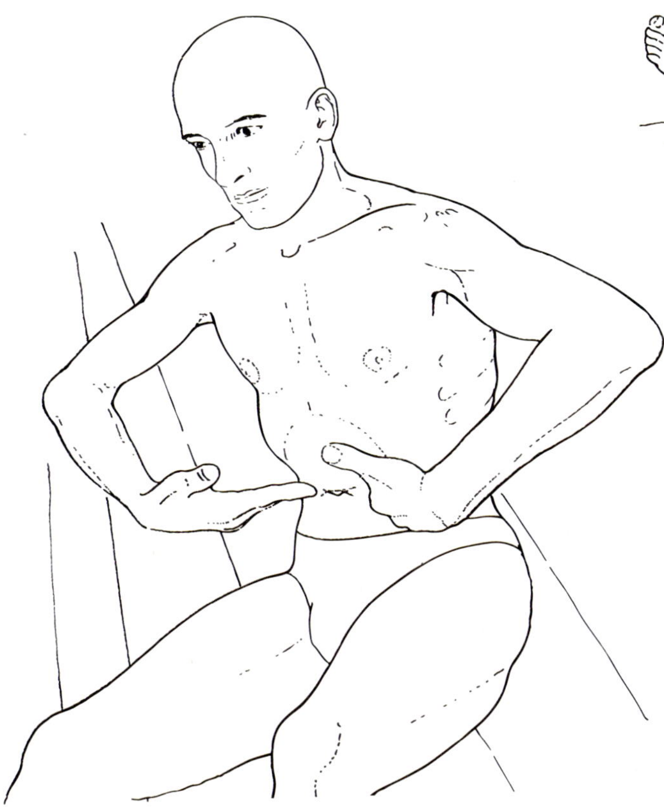

이 동작을 행하는 동안 윗배가 들어가도록 한다.
이 윗배가 ≪들어가는 것≫은 배근육 작용에 기인하지 않고, 갈비뼈들이 확장되면서 들어가게 된다.
배의 다른 부위들이 들어가게 해서는 안 된다.

R

회음을 보호하기 위해, 내쉬기에서 보다 들이쉬기에 동작을 시작하는 것이 좋다. 좀 더 정확하게 말해서, 갈비뼈 들이 쉴 때, 동작을 행하는데, 이 동작을 하는 동안 성문을 닫는 것을 피해야 한다. 가슴뼈를 확장하여 윗배가 들어가게 하고 배의 다른 부위를 들어가게 하지 않는다.

몸통을 **구부릴 때,** crunchs가 척추사이원반에 미치는 **위험**은 어떤 것인가?

몸통을 둥글게 구부리는 4번째 단계에서, 머리/몸통/골반 전체가 허벅지 쪽으로 구부러진다. 이 동작에서 엉덩관절 굽힘근이 강하게 수축된다. 하지만 또한 이 엉덩관절 굽힘근은 허벅지를 몸통 위로 당겨 굽히는 경향이 있다.

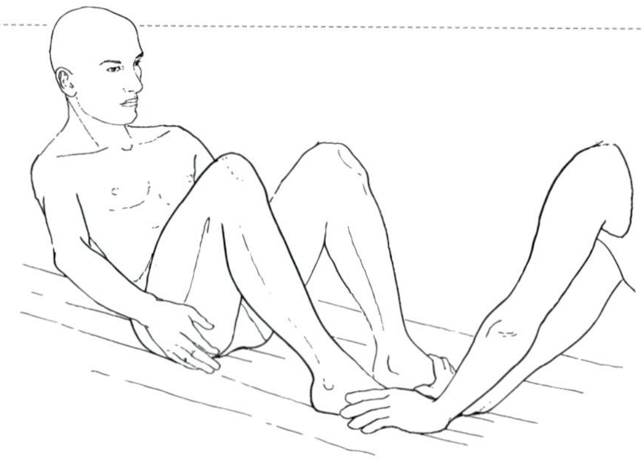

다리 무게, 몸통 무게의 균형

몸통을 둥글게 구부리는 이러한 단계에서, 어떤 사람들은 발이 고정되지 않으면 다리는 들려지고 몸통은 뒤로 넘어져 이 동작을 행할 수 없다*.
이때 배근력의 강도는 이 상황의 원인이 되지 않는다. 왜냐하면 발이 고정되는 경우, 이 동작을 유지할 수 있기 때문이다. 굽혀진 척추뼈의 유동성은 또한 반드시 이 상황의 원인이 되지 않는다(이러한 사례를 시험해 볼 수 있다).

신체비율

위 상황의 원인이 되는 것은 바로 *신체 비율* 때문이다. 즉, *다리 무게가 몸통 무게의 균형을 잡을 수 없기 때문이다.* 몸통이 길고 다리가 짧은 사람들은 이 동작을 행하는 데는 불리하다.

* 몸통이 길고 다리가 짧은 사람들은 이 동작을 행하는데 불리하다.

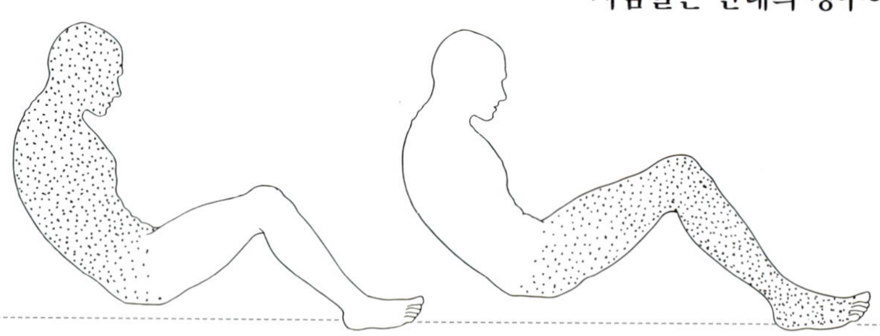

몸통이 짧고 긴 다리를 가진 사람들은 반대의 경우이다.

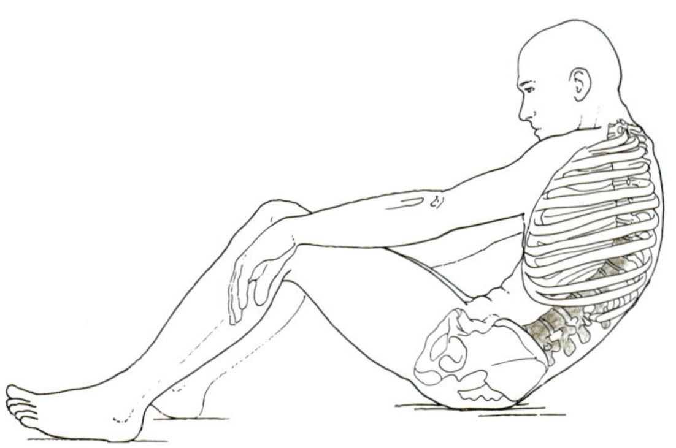

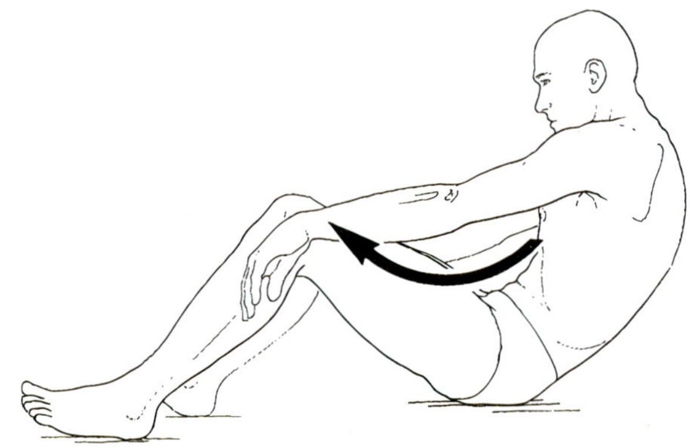

R

이 동작을 행하는데 불리한 사람들은 팔을 흔들면서 ≪있는 힘을 다하여≫ 이 동작을 행한다. 하지만 특히 몸통 아래 부위를 과도하게 숙이는데, 이는 몸통 위 부위가 앞으로 향하면서 골반이 같이 움직인다. 이때 허리뼈 척추사이원반을 혹사시킬 수 있는 위험이 있는데, 특히 이 동작을 반복하거나 또는 이 동작을 천천히 하는 경우에 더욱 위험하다.

허리뼈 척추사이원반을 어떻게 보호할 수 있는가?

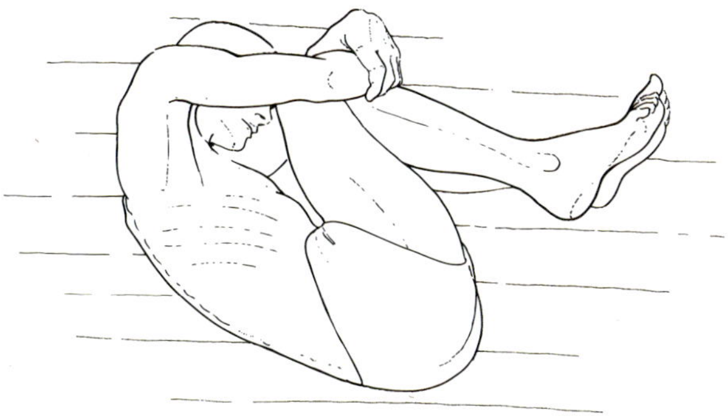

몸통을 다리 쪽으로 둥글게 구부릴 수 없을 때, 특히 4번째 단계에서, 우선 허리뼈의 굽힘(굴곡, flexion) 정도를 검사해야 한다.

– 가쪽으로 지면에 눕는다,
– 강하게 무릎을 배 쪽으로 그리고 가슴우리를 무릎 쪽으로 접근시킨다.

이 동작을 쉽게 할 수 없으면, 척주를 굽히는 유연성연습을 한다.

> ! 척주 굽힘의 유연성을 위해, 척추사이원반에 지나치게 과도한 긴장이 유발되는 동작을 피하는 것이 좋다 (움직임 해부학 II, 72–73쪽, 61–71쪽, 영문출판사 참조).

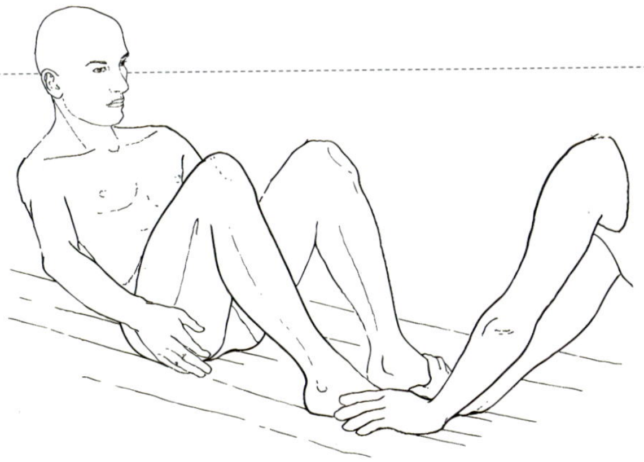

다음, 발을 고정시키고 몸통이 굽힘 되는 것을 검사한다.

– 파트너가 발을 잡거나,
– 무거운 물체 아래에 다리를 고정시키거나(장롱 아래, 낮은 평행봉 아래 등등).

몸통 굽힘이 문제가 되지 않은지 검사한다.

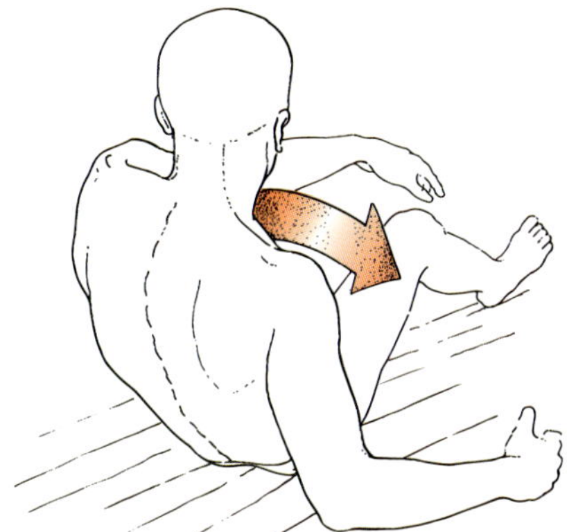

위의 두 검사에서 척주가 유연하고 어느 정도 배근력이 강하다는 것이 증명되면, 척추사이원반을 과도하게 굽히는 것을 피해야 한다. 어떻게?

– 발을 고정시킨 상태에서, 이 단계의 crunch를 연습한다.
– 몸통을 앞면으로 구부리지 않고, 약간 몸통의 오른쪽이나 왼쪽으로 구부린다.

몸통을 **펼 때**, crunchs가 허리뼈 척추사이원반에 미치는 **위험**은 어떤 것인가?

굽힘의 4번째 단계에서 머리/몸통/골반 전체를 넓적다리 위로 둥글게 구부린다.
이 동작은 엉덩이굽힘근의 강력한 수축을 요구한다. 엉덩이굽힘근 수축은 골반전경을 만들고 허리뼈를 휘게 할 수 있는 위험을 초래한다.

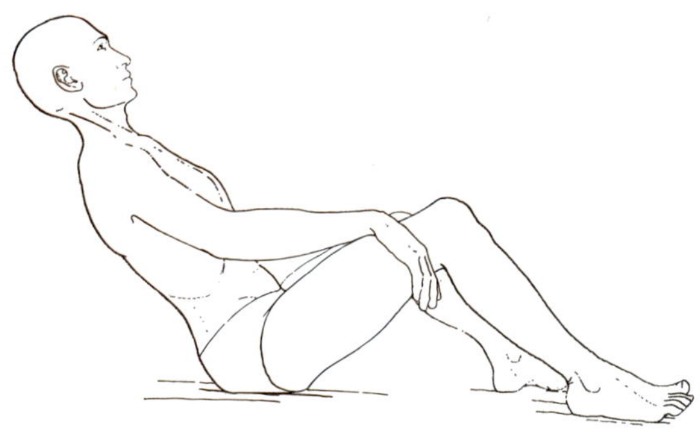

허리뼈가 휘게 되는 것 자체가 위험한 것은 아니다. 하지만 **허리뼈가 휨으로써 동시에 근육의 작용**(엉덩이굽힘근과 배근육)**으로 인해 허리뼈에 강한 압박이 발생하기 때문에 위험하게 된다.**

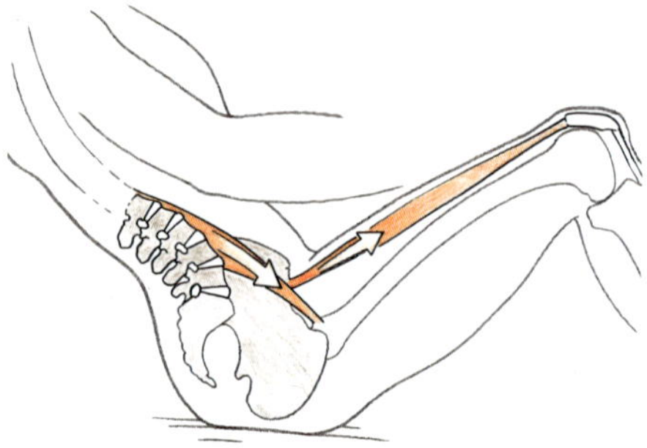

허리뼈 척추사이원반에 과도한 힘이 부과되는 위험이 있다. 특히 이 동작을 반복해서 행하는 경우나 허리뼈가 휘어진 상태에서 천천히 행하는 경우이다(crunch를 할 때, 가장 힘든 순간이 이 동작을 행할 때이다).

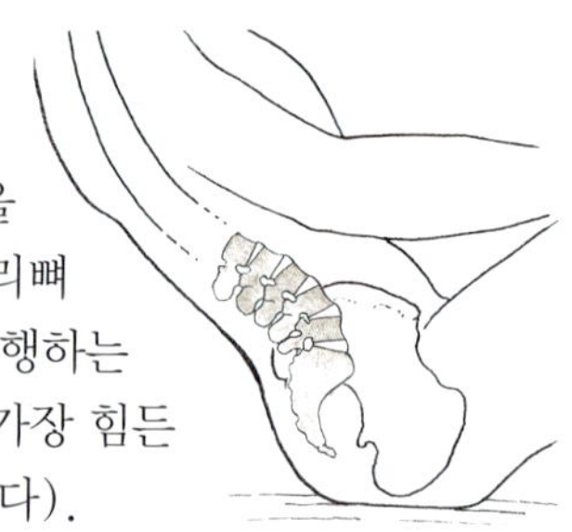

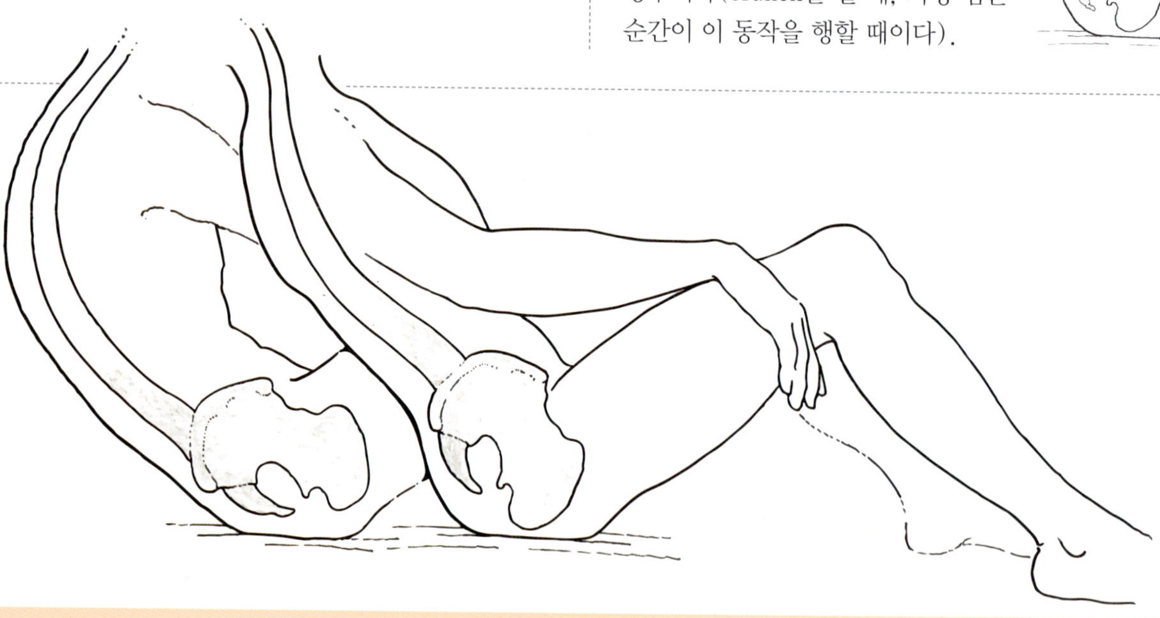

R

몸통이 과도하게 휘어짐으로써 생기는 위험은 앞에서 이미 보았던 동작으로 가중될 수 있다. 허리뼈는 강한 압력을 주는 위험한 두 자세 사이에 있게 되는데, 이는 허리뼈에 위험을 줄 수 있다. 특히 이 동작을 반복해서 행하는 경우나 이러한 위험한 자세에서 천천히 행하는 경우에 해당된다.

허리뼈 척추사이원반을 어떻게 보호할 수 있는가?

발을 고정할 필요가 없다(유효한 신체 비율, 80쪽 참조).
Crunch운동이 엉덩이의 굽힘근을 강화시키는 운동이 되지 않도록, 발을 고정시키지 않도록 한다.

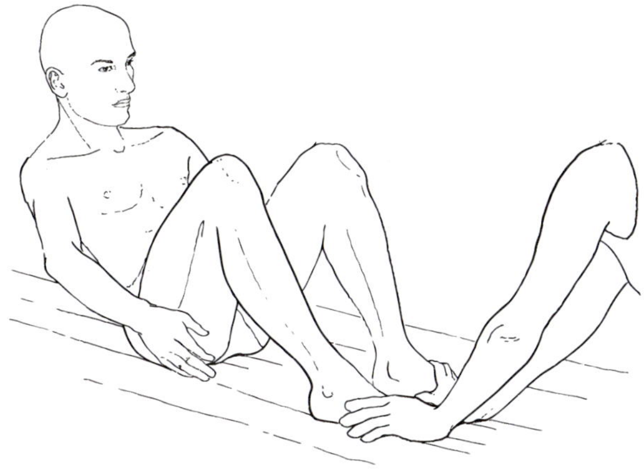

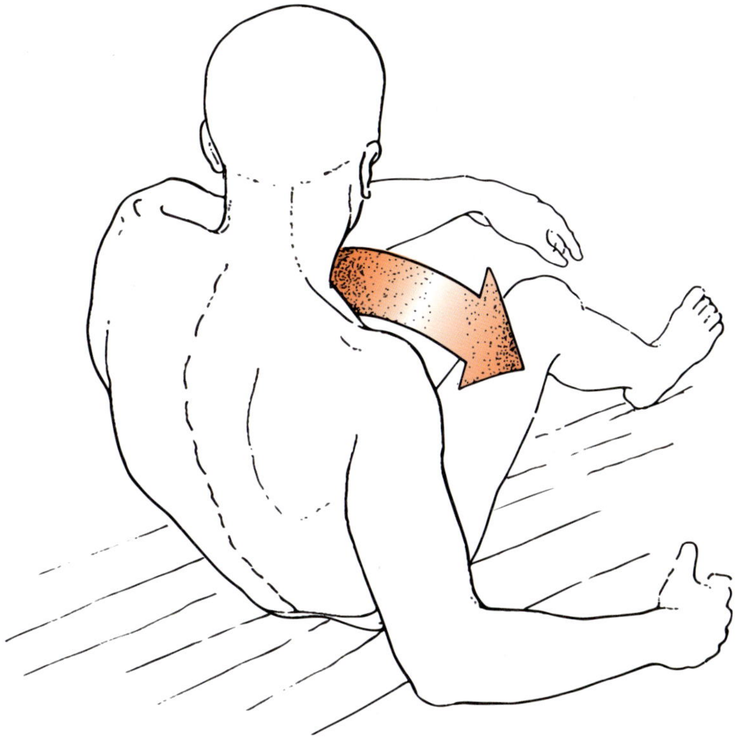

R

만약 이 동작을 행하기 위해 발을 고정시켜야 한다면, 그리고 운동 중 척추가 휘어진다면, 바로 앞으로 몸통(척주)을 들지 말고 가쪽으로 몸통을 들면서 척주를 드는 것이 좋다. 이 동작은 배빗근을 좀 더 작용시키고 허리뼈가 휘는 것을 방지할 수 있다.

Crunchs가 왜
목뼈에 압력을 가할까?

몸통을 둥글게 구부리기 위해, 때로는 머리 뒤를 양손으로 감싼다.

이 동작은 완전히 다른 두 가지 목적에 기인한다;

- **팔을 앞으로 뻗지 않고,** 또는 팔을 앞으로 던지듯이 뻗는 것을 **피하면서, 좀 더 강도 있는 운동을 할 때;**

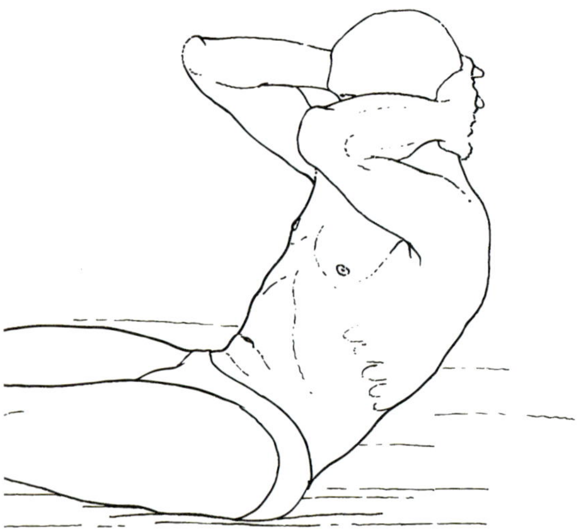

- **반대로** (가장 빈번하게 발생하는 경우이다), 팔 무게와 팔 근육을 이용하여 **손으로 머리를 당기면서 앞으로 밀 때이다.** 이런 경우, 팔꿈치를 강하게 앞으로 향하게 한다. 그리고 이러한 당김에 의해 아래목뼈는 매우 지나치게 굽힘 되는 경향이 있다.

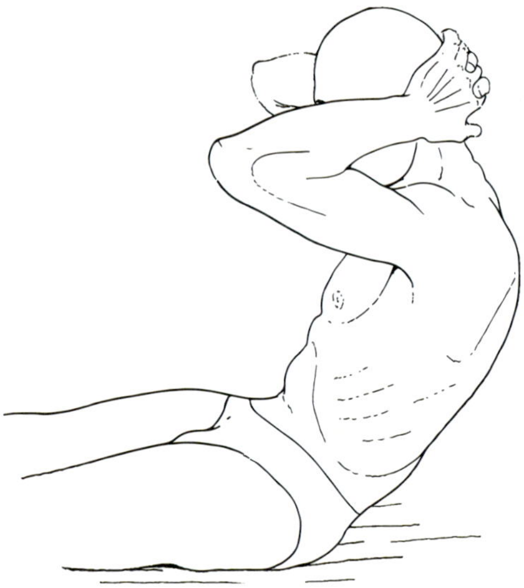

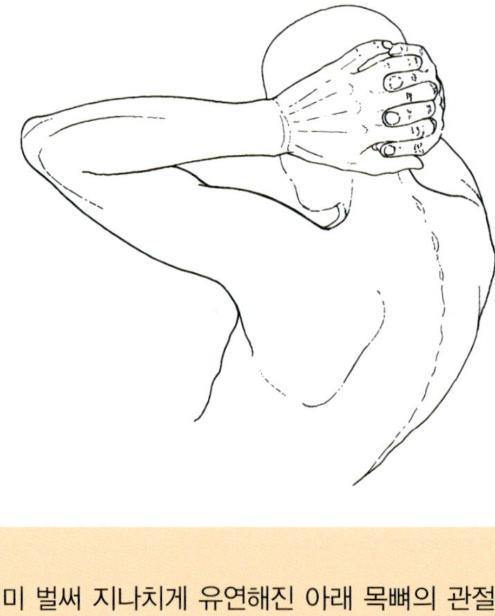

R

손을 목 뒤에 두고 목을 당기게 되면, 이미 벌써 지나치게 유연해진 아래 목뼈의 관절에 강한 압력을 가하게 된다.

목뼈를 어떻게 보호할 수 있는가?

만약 배근력이 아주 강하지 않고 또한 신체 비율이 이 운동에 효과적이지 않는다면, 손을 머리 뒤에 놓고 crunchs 운동의 횟수를 증가시키는 것은 바람직하지 않다.

4단계(80쪽 참조) 과정에서 효과적인 신체 비율을 지니고 있지 않으면, 반드시 발을 고정시켜야 한다. 이렇게 함으로써, 아주 힘든 단계에서 머리를 당겨서 목뼈가 굽힘이 되는 것을 피할 수 있다.

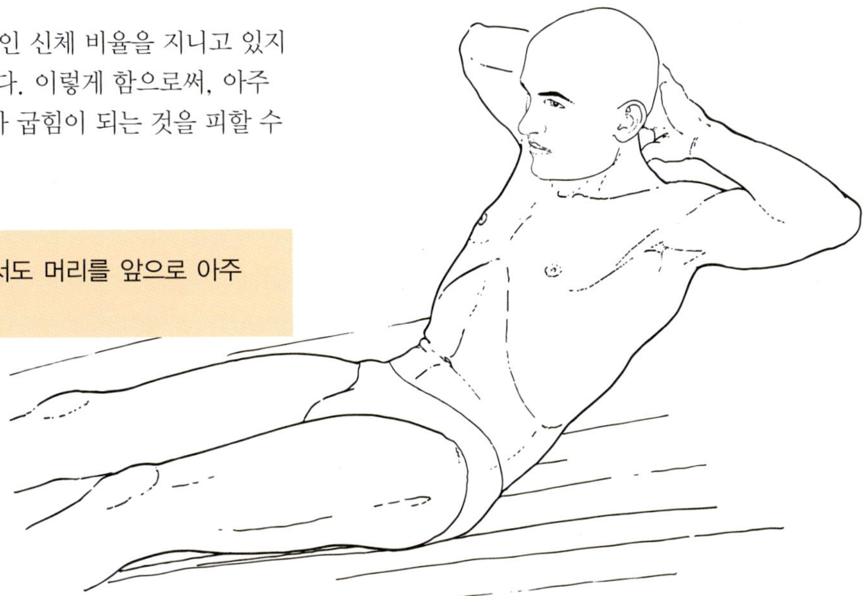

! 주의할 것! 팔꿈치를 벌린 상태에서도 머리를 앞으로 아주 잘 밀 수 있다.

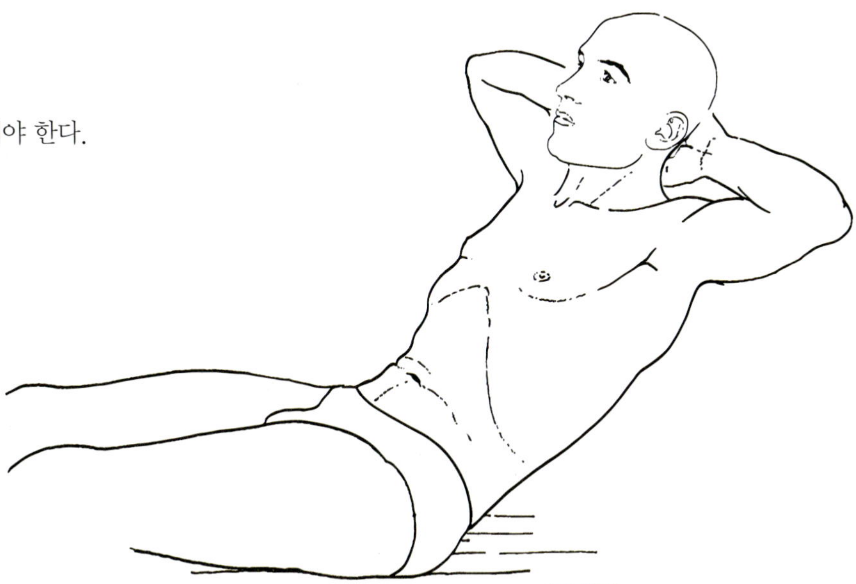

팔꿈치를 벌린 상태에서 crunch를 해야 한다.

따라서 손 위에 머리를 두는 것이 아니라, 머리가 손 위에 살짝 얹혀 있는지를 확인해야 한다. 필요한 경우에는 손을 머리에 대지 않는다.

누운 자세에서 다리 들기

배근육 강화를 위해 매우 잘 알려진 운동

지시 사항

등을 대고 누워서 다리를 든다.

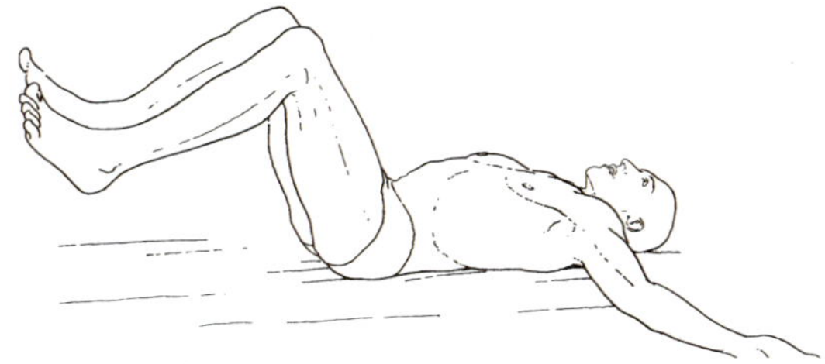

변형 동작

- 어느 정도 수직으로 다리를 든다.
- 어느 정도 무릎을 굽히거나 편다.
- 운동을 한쪽 다리로 또는 양다리로 할 수 있다.
- 다리를 몸통 앞면이나 가쪽으로 들 수 있다.
- 다리를 들어서 자전거 페달을 밟는 것처럼, 가위동작처럼, 그림을 그리는 것처럼(이름을 쓰거나 알파벳을 쓰는 등등.) 움직일 수 있다.

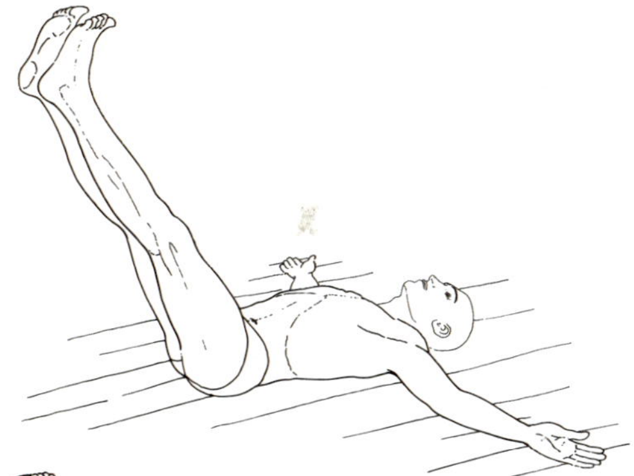

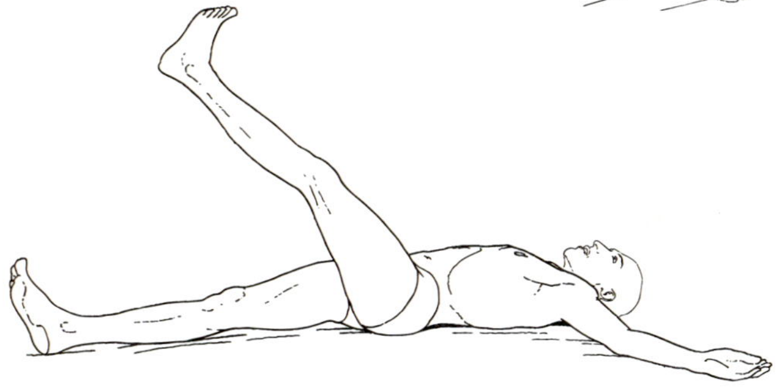

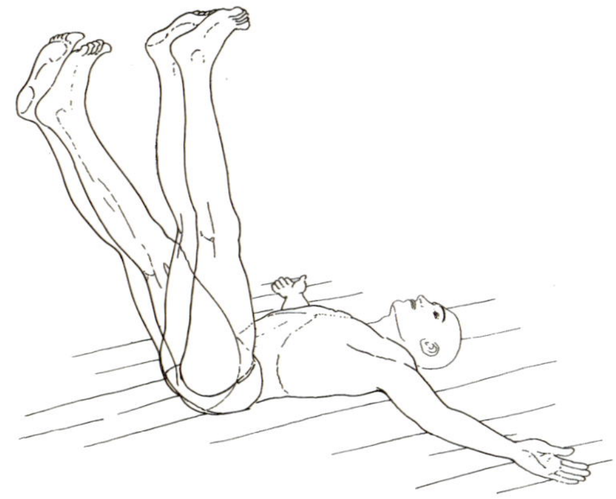

- 운동 강도의 변화나,
- 배근육들 중 원하는 부위의 배근육만을 선택하여 운동하는 것과 같이 매우 많은 형태로 변형시킨 동작으로 운동할 수 있다.

다리를 드는 것이 **왜** 배근육을 강화시키는가?

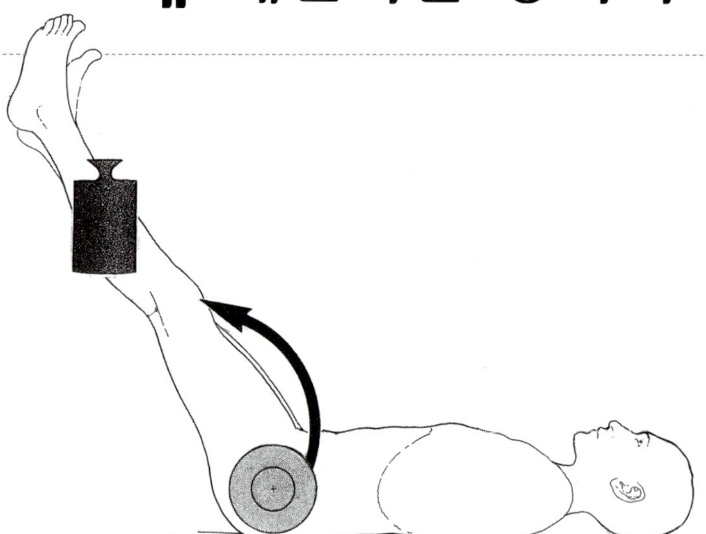

1

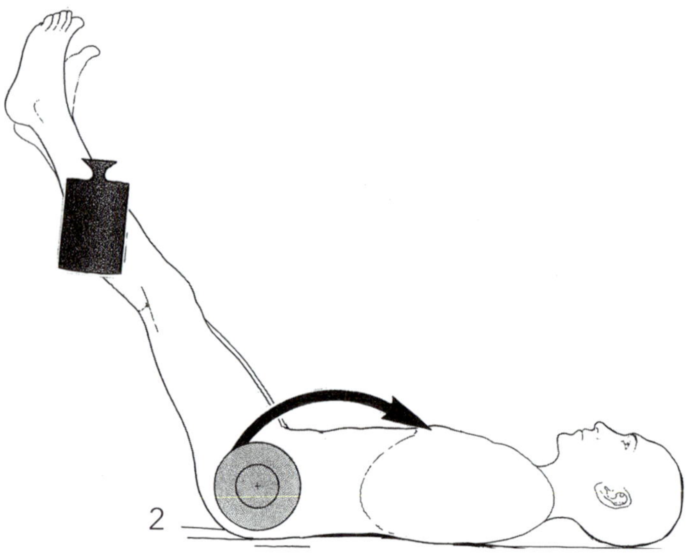

2

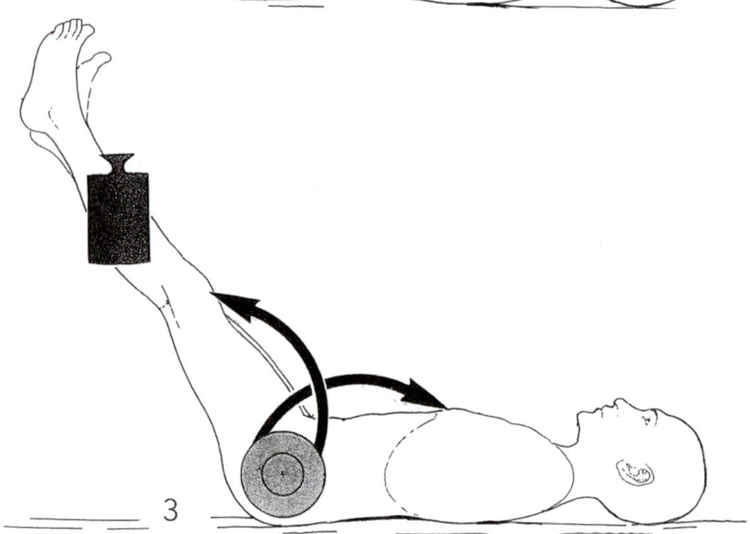

3

이 운동에서, **다리를 들어 올리는 근육은 배근육이 아니라 엉덩관절 굽힘근(굴곡근)이라는 점**을 기억해야 한다*.

1

엉덩관절 굽힘근은 단지 다리를 들어 올리기 위해서만 수축하지 않는다. 하지만 엉덩관절 굽힘근은 골반에 연결되어 있기 때문에 골반 전방경사가 일어나는 순간에 수축하게 되는 것이다.

2

이 움직임에서 배근육이 수축하여 골반이 전방경사되는 것을 억제한다.

3

따라서 배근육의 기능은 골반을 안정시키고 고정시키는데 있다.

! 배근육은 정적수축(등척성수축)을 한다.

하지만 만약 엉덩이 굽힘의 각이 증가하면, 골반은 후방경사로 변하게 된다. 이 움직임이 진행되는 과정에서 엉덩관절 굽힘근은 골반과는 반대로 작용하게 된다(96쪽 참조).

* 주로 허리근(요근, psoas), 엉덩근(장골근, iliac), 넙다리빗근(봉공근, sartorius), 배곧은근(복직근, rectus abdominis), 넙다리근막긴장근(대퇴근막긴장근, tensor fasciae latae)이 작용한다.

다리를 드는 동작이 어떻게 배근육에 **어느 정도** 작용하는가?

1

한 다리로만 드는 것이 두 다리로 드는 것보다 운동 강도가 약하다. 이 강도의 차이점은 매우 쉽게 느낄 수 있다.

한 다리로만 드는 것은 이 운동이 진행되는 과정을 알아볼 수 있는 유용한 방법이며 골반을 고정시킬 수 있는지 또는 고정시킬 수 없는지를 느낄 수 있는 좋은 방법이다.

들지 않는 다른 다리가 지면에 닿아 있으면 운동의 강도는 더 약하다. 왜냐하면 이 지면을 누르고 있는 다리는 골반을 안정시키는 역할을 하기 때문이다.

심지어 배근육 전체가 수축하지 않을 수 있다. 따라서 한 다리를 들 때, 다른 다리가 지면을 누르거나 또는 누르지 않는지를 명확하게 해야 한다.

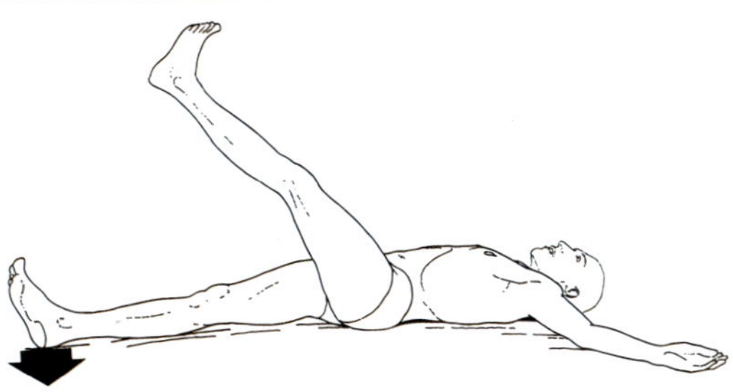

2

무릎을 펼 때 보다 무릎을 구부렸을 때 운동 강도가 훨씬 더 약하다. 구부린 다리는 움직이기에 용이한 짧은 지렛대 손잡이 역할을 하기 때문에 많은 힘이 필요하지 않다. 만약 무릎을 펴게 되면, 지렛대 손잡이를 움직이기 위한 힘이 거의 두 배로 증가하기 때문에, 다리를 드는 데 더 많은 힘이 필요하다. 하지만 여기에 다른 요인이 작용하게 되는데, 다시 말해서 다리를 펴게 되면 다리뒷면근육 중 일부가 긴장하게 된다. 다리가 펴질수록 그리고 이 다리가 배에 가까이 접근할수록, 뒤넙다리근(hamstrings)은 다리가 움직이는 반대 방향으로 저항하기 때문에 이 운동을 실행하기가 더 힘들어지게 되는 것이다.

엉덩이 뒷면에 위치한 근육은 점진적으로 긴장되고 엉덩관절이 굽힘 되는 것을 방해한다. 따라서 엉덩관절굽힘근을 좀 더 수축시켜야 한다*... 그리고 골반을 고정시키기 위해 배근육을 더 수축시켜야 한다.

*주로 허리근, 엉덩근, 넙다리빗근, 배곧은근, 넙다리근막긴장근이 작용한다.

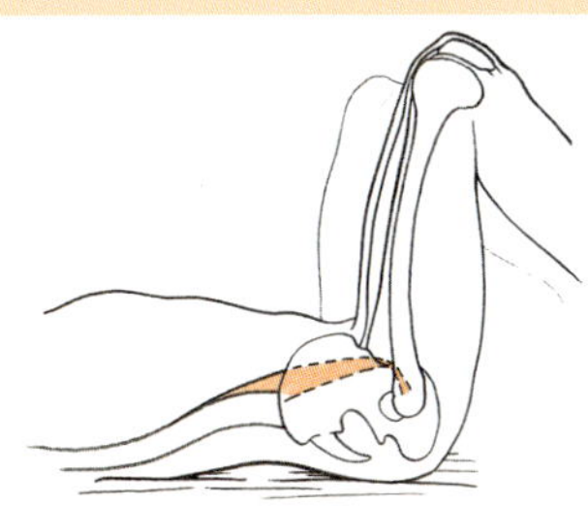

3

엉덩이굽힘의 각에 따라 운동의 강도가 변한다. 다리가 지면으로 내려갈수록 이 동작을 실행하기가 더 힘들어진다. 왜냐하면 지면에 가까워질수록 다리가 점점 더 불안전해지기 때문이다.

여러분은 한 다리를 편 상태에서, 다리를 지면으로부터 (거의) 수직으로 들 때보다 지면에 닿지 않을 만큼 살짝 들거나 또는 그 상태를 유지시키는데 더 힘(엉덩이굽힘근*)이 든다는 것을 분명히 느낄 수 있을 것이다. 다리가 지면에 가까이 있을 때 골반은 더 전경이 되고 배근육은 골반자세를 유지시키기 위해 더 많이 수축하게 된다.

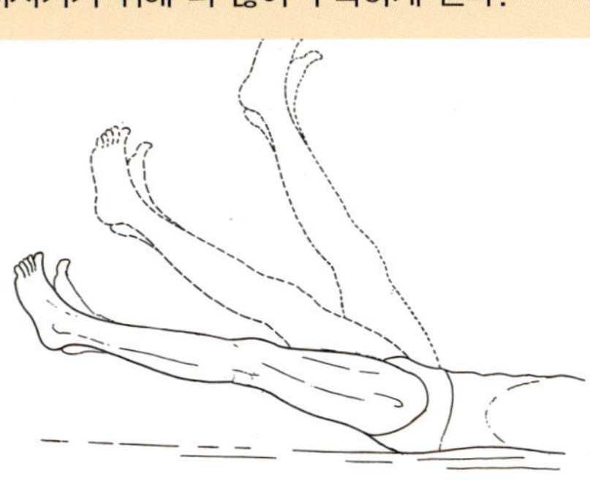

R

이러한 움직임을 통해, 다리를 드는 정도에 따라 배근육 운동을 할 때, 가장 쉬운 단계에서 점진적으로 가장 어려운 단계로 진행시킬 수 있다.

가장 쉬운 단계는 무릎을 굽히고 엉덩이를 굽히면서 한 다리만 90°(다리는 어느 정도 수직으로 된다)로 드는 것인데, 이때 지면에 접한 다리는 지면을 지지대로 삼아 약간 지면을 누른다.

가장 어려운 단계는 양다리를 동시에 드는 것인데, 무릎을 펴고 양발은 지면에 가까이 둔다.

다리를 들면서 **골반의 움직임**과 골반의 ≪움직임이 변하는 지점≫을 찾아낸다.

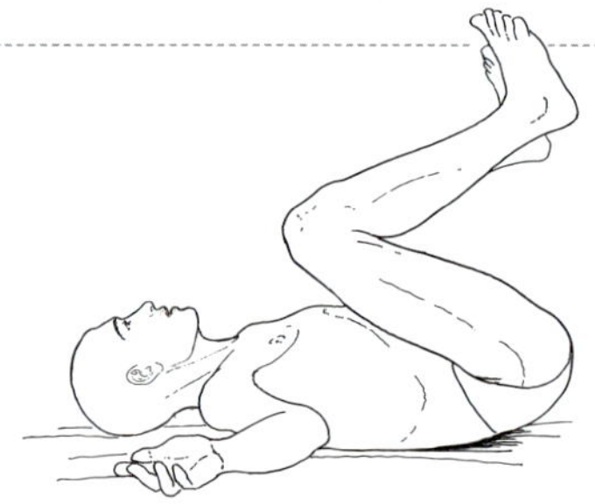

1

등을 대고 누워서 무릎을 최대로 굽히고 배 부위로 오게 한다.

이때 꼬리뼈는 지면으로부터 떨어지고 *골반후반경사가 일어나는 것*을 느낀다.

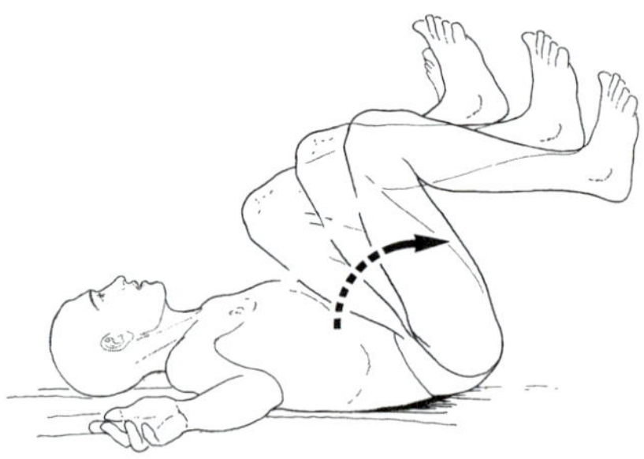

2

한쪽 엉덩이로, 매우 천천히 그 엉덩이 쪽의 발이 지면으로 향하는 움직임을 행한다.

한쪽 엉덩이가 움직이는 동안, 지면으로 접근하는 골반이 갑자기 어느 순간에 골반후반경사에서 *골반전방경사로 변하는지* 느낀다.

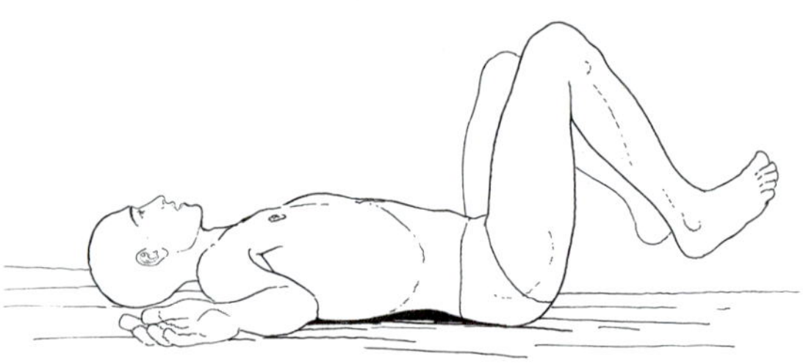

3

그리고 양다리로 같은 동작을 행한다.

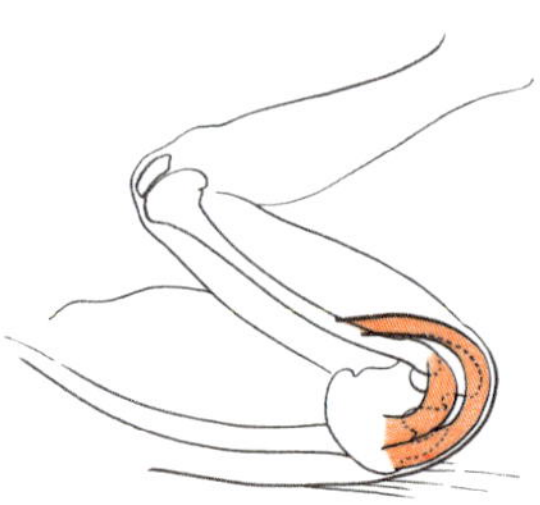

어느 순간에 갑자기 골반전체가 *골반후반경사에서 골반전방경사로 바뀌는지를* 느낀다. 즉, 바로 골반의 **≪움직임이 변하는 지점≫**이다. 이는 엉덩관절의 어떤 굽힘 각과 일치한다. 이 변화로 인하여 생기는 정확한 각을 느끼기 위해 여러 번 반복해야 한다.

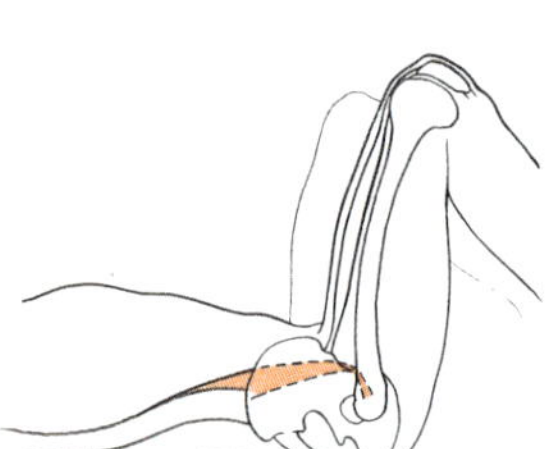

골반을 관찰하게 되면, 골반후반경사가 일어나는 모든 동작은 그 변화하는 단계가 골반의 움직임이 변하는 지점 안쪽에서 이루어지고, 골반전방경사로 생기는 모든 움직임의 변화하는 단계는 골반의 움직임이 변하는 지점 바깥쪽에서 이루어진다.

R

무릎을 배 위쪽으로 가져올 때 왜 골반후반경사가 일어나는가? 엉덩관절을 강하게 굽히면 엉덩관절 뒷면에 있는 근육과 인대를 당긴다. 이 근육과 인대가 긴장하게 되면서 골반후반경사가 일어나게 된다.

무릎을 지면 가까이로 두려고 할 때 왜 골반전방경사가 일어나는가? 엉덩관절을 펼 때, 엉덩관절 앞쪽에 위치한 근육들이 다리 무게를 유지하게 된다. 이 근육들이 수축하면서 골반전방경사가 일어나게 되는 것이다.

다리를 드는 동작이 어떻게
특별히 몇몇 **배근육**에 더 작용하는가?

만약 양다리를 동시에 들어 올리면 오른쪽과 왼쪽 골반은 똑같은 힘으로 골반후방경사를 유지하게 된다. 이때, 배곧은근은 골반후방경사가 이루어지도록 하는데 중요한 역할을 하는데, 이 배곧은근이 수축하면서 작용한다.

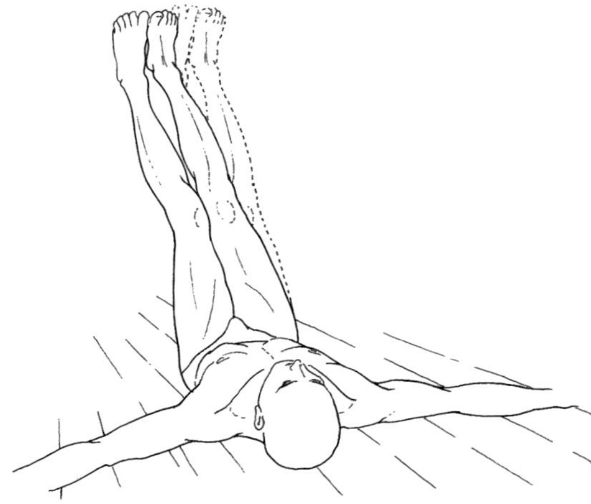

이 움직임을 **한 다리만으로** 할 수 있다. 예를 들어,
- 한 다리만 들어 올린다든지,
- 들어 올린 두 다리 중 한 다리나 양다리를 옆으로 기울게 한다든지,
- 들어 올린 두발로 가위의 움직임을 따라 하거나, 알파벳을 쓸 수 있다.

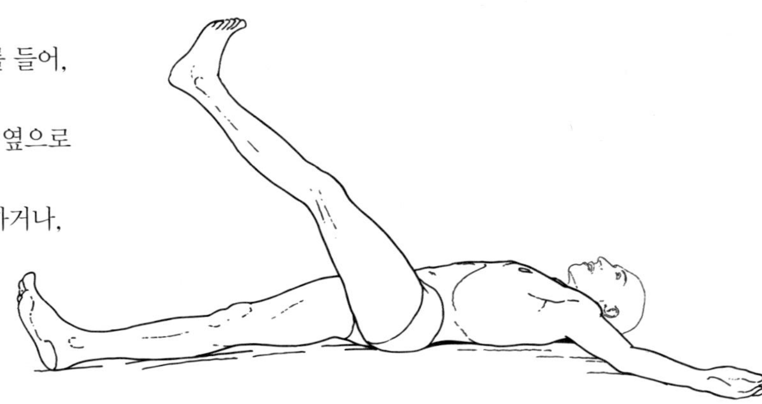

따라서 위에서 언급한 동작을 살펴보면, 골반전방경사가 양쪽 골반 중 어느 한쪽 골반에서 더 강하게 발생한다는 것을 알 수 있다. 모든 경우에서, 골반은 다리가 움직이는 방향으로 돌림한다. **그러므로 골반을 고정시키기 위해 골반전방경사(배곧은근 작용)와 돌림(배빗근 작용)을 동시에 억제해야 한다.**

배빗근이 다소 강하게 수축할 수 있다(93–95쪽 참조).

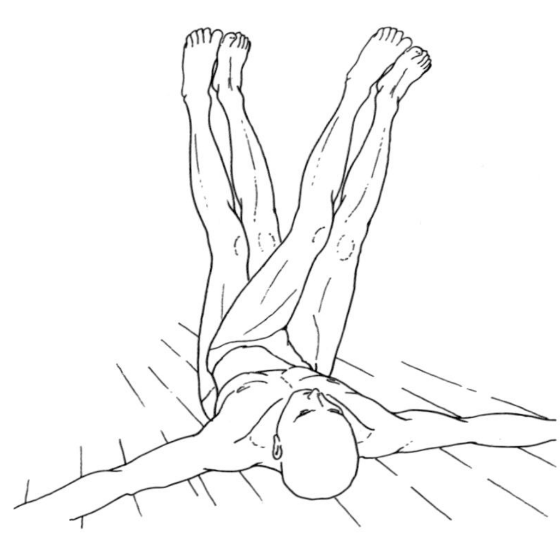

다리를 드는 동작이 왜 **허리뼈**에 위험한 운동인가?

1

다리를 두 무릎 쪽으로 구부리면 (골반의 움직임이 변하는 지점 내에서, 96쪽 참조), **골반에서 허리뼈굽힘이 일어난다.**

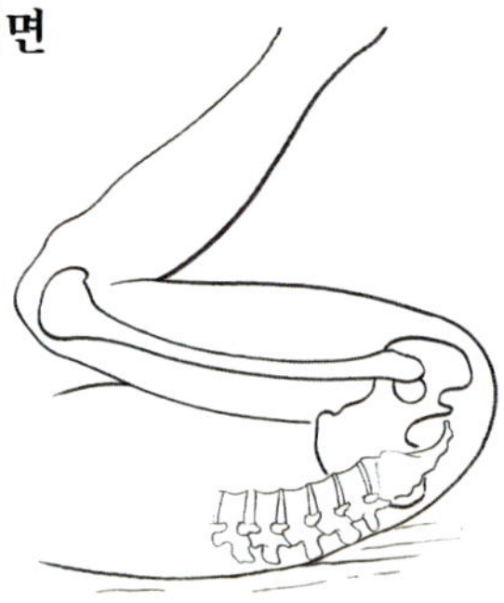

이 동작을 하면 허리뼈 뒤 근육과 인대가 당겨진다. (이 부위가 긴장되면) 효과가 있을 것이다. 하지만 또한 (이 부위가 약할 경우) 문제가 생길 수 있다. 척추사이원반을 앞쪽에서 눌리면서 뒤로 밀어내기 때문에 강도가 약한 경우에는 효과가 있지만, 척추사이원반이 벌써 약해진 경우에는 문제가 생길 수 있다.

2

다리를 지면 쪽으로 내리면 (골반의 움직임이 변하는 지점을 지나서), **다리 자세를 유지하기 위해 수축한 근육들이* 골반을 당겨서 골반전방경사가 생기게 된다. 이때 수축한 근육은 배근육 수축력과 똑같은 강도로 수축하여 골반의 균형을 유지하려고 한다.**

골반이 전방경사되는 것을 막지 못하면, ≪허리가 휘어진다≫. 즉, 허리뼈는 펴진다.

*주로 허리근, 엉덩근, 넙다리빗근, 배곧은근, 넙다리근막긴장근이 작용한다.

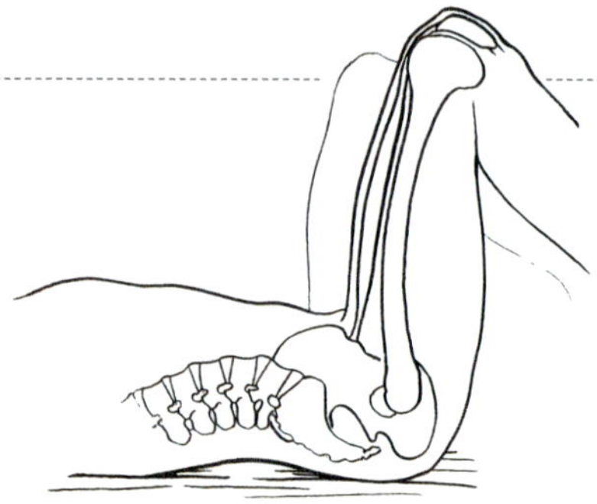

이러한 근육 수축은 허리 자체를 죄게 하고 척추뼈(척추사이원반) 사이에 강한 압력이 생기게 된다.

3

다리를 들면서 골반을 고정시키지 않으면, 골반이 전방경사 또는 후방경사로 지점이 변화하면서 **골반 중심이 앞쪽에서 뒤쪽 또는 뒤쪽에서 앞쪽으로 교대로 바뀌게 된다.**

그러므로 골반을 고정시키고 골반을 안전하게 유지시키는 게 중요하다. 즉, 다리를 아래위로 교대로 움직일 때 항상 골반이 고정되어야 하고 양쪽 골반의 움직임이 변하는 한계점을 넘어서는 안 된다.

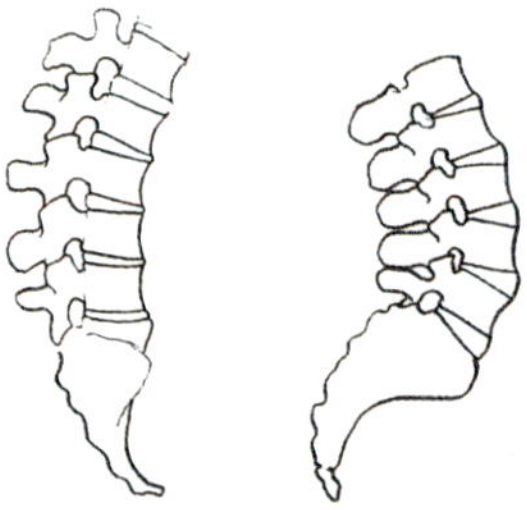

척추사이원반은 압축된 상태에서 앞면에서 눌려지고 난 후 뒷면에서 눌려지는데, 이 동작은 척추사이원반을 혹사시키게 된다.

R

다리를 드는 동작을 할 때 위에서 언급한 **움직임이 축척**되고 척추사이원반에 **압력**이 반복적으로 추가되면 척추사이원반을 손상시키게 된다.

허리뼈를
어떻게 보호할 수 있을까?

주의 사항

반드시 골반을 안정시켜야 한다. 무릎을 굽혔을 때 골반후방경사가 생겨서는 안 된다. 골반후방경사가 생기지 않기 위해서, 등근육(41쪽 참조) 운동이 필요하다. 다리를 지면으로 가까이 접근할 때 골반전방경사가 발생해서는 안 된다. 골반전방경사가 생기지 않기 위해서는 배근육 운동(특히, 배곧은근)이 필요하다. 그런데, 배근력이 아주 강하지 않는 사람이 골반을 고정시키는 것은 불가능하다. 심지어 이러한 사람들은 때로는 골반이 움직이는 것을 감지하는 것도 어렵다.

골반의 움직임을 어떻게 통제하는가?
손을 펴서 손바닥을 지면에 대고 허리뼈 아래에 놓는다. 이 손은 **등이 둥글게 되는 것을 막는다.**

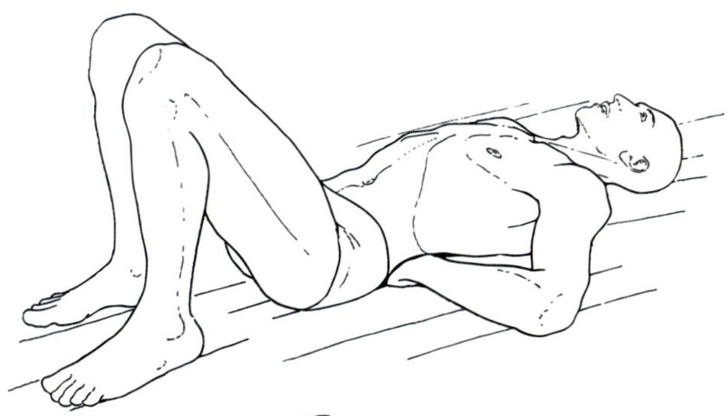

한 다리를 들고 (무릎을 굽히거나 또는 펴거나) 운동한다.

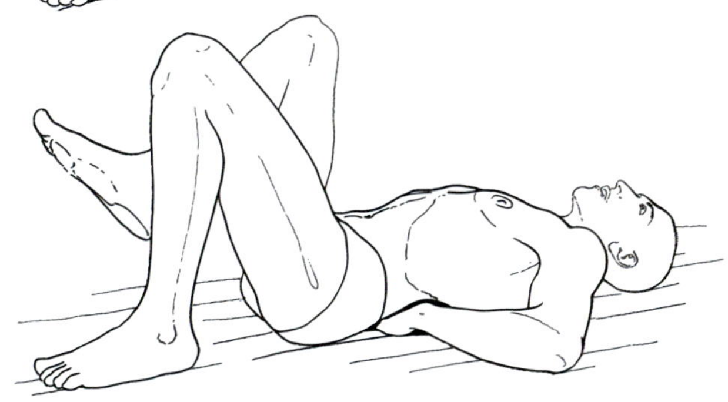

한 다리는 무릎을 구부려 발바닥이 지면에 닿도록 한다. 지면에 고정된 발은 **골반이 휘는 것을 막는다.**
다른 다리는 점차 단계적으로 운동의 강도를 높인다.

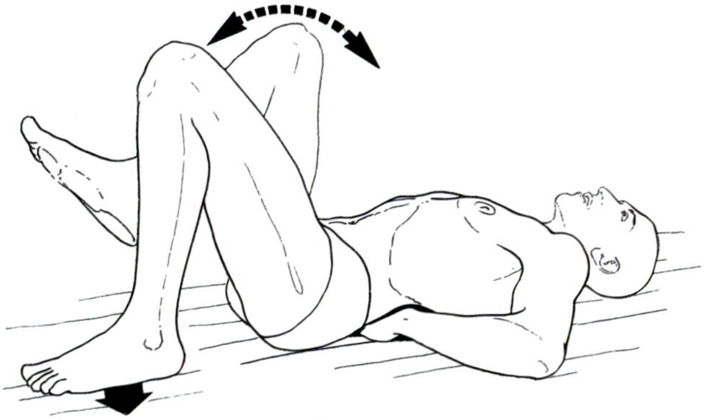

운동이 단계적으로 진행됨에 따라 아래와 같이 하도록 해야 한다:
- 배근육이 발의 역할을 대신하기 위해, 지면에 대고 있는 발이 더 이상 지면을 누르지 않도록 하며,
- 등의 근육이 손의 역할을 대신하기 위해, 지면에 있는 손이 허리뼈에 닿지 않도록 한다.

팔굽혀펴기

101 팔굽혀펴기는 어떻게 진행되는가?

102 팔굽혀펴기를 할 때 왜 배근육이 작용하는가?

103 팔굽혀펴기를 할 때 회음에 위험이 생길 수 있을까?

104 팔굽혀펴기를 할 때 허리뼈에 발생하는 위험은 무엇인가?

105 팔굽혀펴기를 할 때 어떻게 허리뼈를 보호할 수 있을까?

팔굽혀펴기는 어떻게 진행되는가?

설명

≪팔굽혀펴기≫를 할 때 발가락과 손바닥 외에는 어떠한 신체 부위도 지면과 접촉하지 않는다.

척주가 굽혀지지 않도록 한다. 또한 엉덩관절이 굽혀지지 않도록 한다(≪엉덩관절이 튀어 나오지≫ 않게 한다).

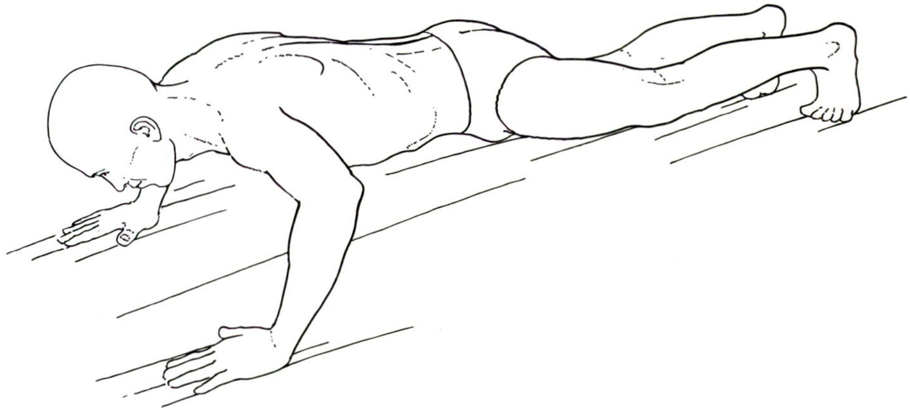

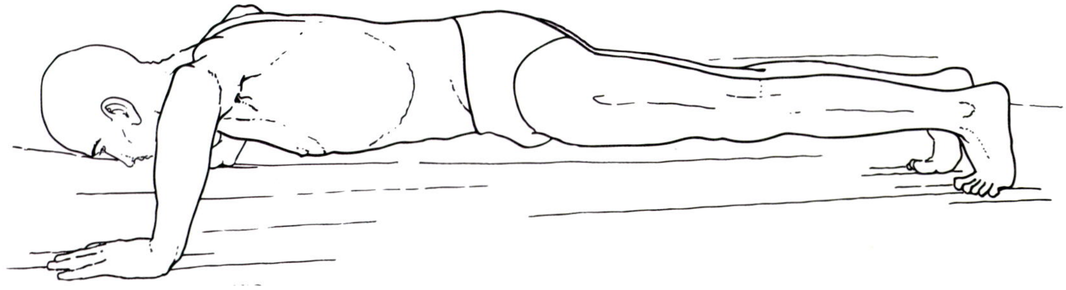

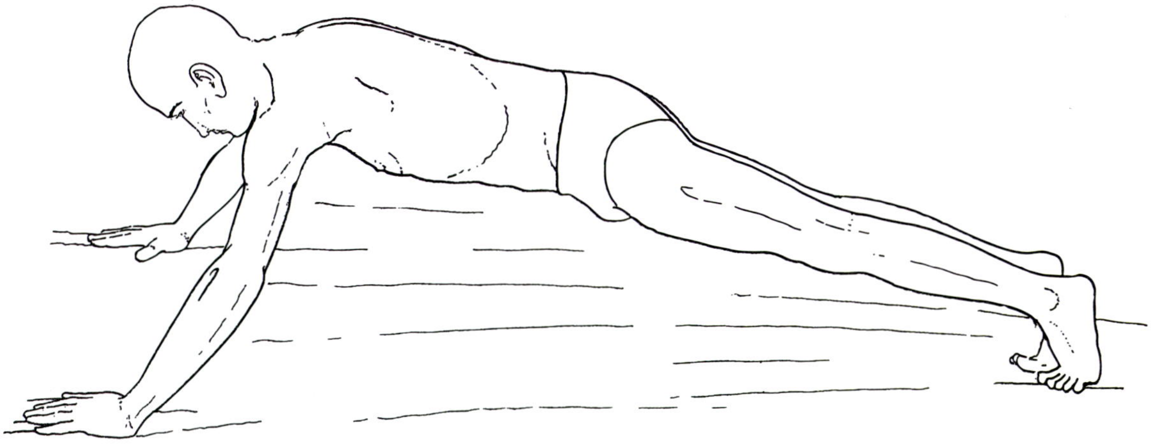

이 운동은 머리에서 발목까지 일직선을 이루면서 팔을 굽혔다 펴기를 한다.

팔굽혀펴기를 할 때 **왜** 배근육이 작용하는가?

몸통과 다리가 지면을 누르지 않고 ≪손과 발≫이 몸의 균형을 유지하면서 팔굽혀펴기를 시작한다.

1

척주는 크게 펴(휘어지고)지고 골반은 전방경사가 되는 경향이 있다. 위의 두 움직임이 일어나지 않도록 배근육을 수축시켜야 한다. 배근육은 척주가 일직선이 되도록 하면서 동시에 골반도 전방경사가 일어나지 않게 몸을 일자로 유지시켜준다. 이때 배근육은 정적수축을 하게 된다.

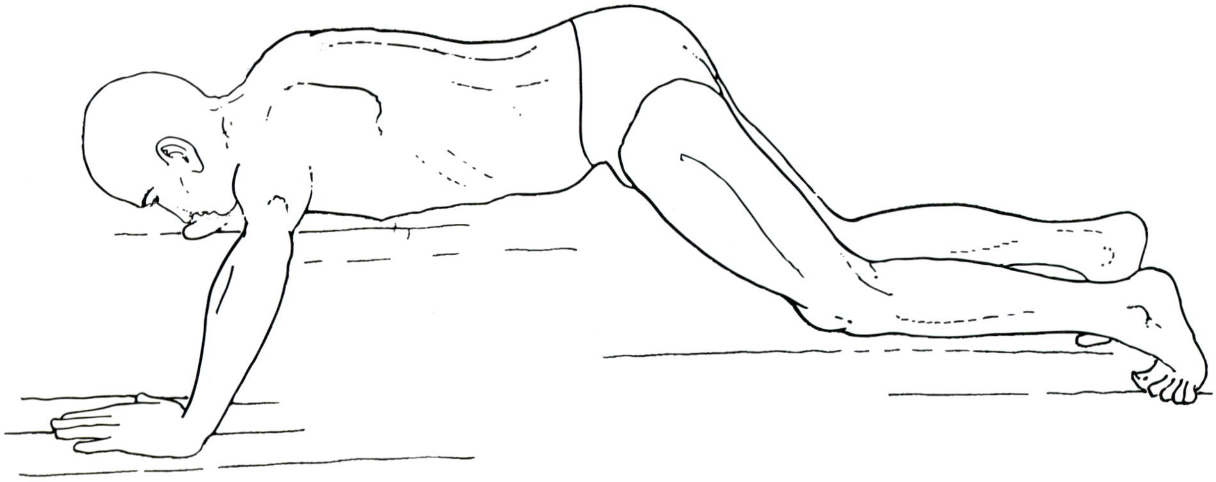

2

엉덩관절과 무릎, 발목관절이 굽혀지는 경향이 있다. 따라서 이렇게 몸이 굽혀지는 것을 방지하기 위해서 엉덩관절, 무릎, 발목 등의 폄근(신전)들이 동시에 수축해야 한다.

3

아래로 향해 있는 배는 아래로 튀어나오는 경향이 있다. 배 내장이 아래로 처지지 않도록 배를 안으로 당기면서 배근육을 수축시켜야 한다.

그리고 난 후, 팔꿈치 폄근(팔꿈치를 펼 때, 팔꿈치를 뻗게 하고, 팔꿈치를 굽힐 때 팔꿈치가 접혀지는 것을 막고)이 수축되면서 **팔꿈치는 펴진다.**

R

팔굽혀펴기를 할 때 배근육은 ≪정적≫수축을 한다. 다시 말해, 몸통의 움직임 없이 작용한다. 만약 골반의 안정을 유지할 수 있다면, crunch와는 다르게 이 운동의 강도는 높고 골격에 위험하지 않다. 하지만 손목관절을 오래 누르고 있으면 손목관절에 무리가 갈 수 있다. 어쨌든, 이렇게 팔굽혀펴기로 하는 배근육 운동은 종류가 다양하지 않고 혈관확장과 혈액흐름에 변화를 주지 않을 뿐만 아니라 배근육에 도움도 되지 않는다.

팔굽혀펴기를 할 때
회음에 위험이 생길 수 있을까?

1

보기에는 위험하지 않다.

2

하지만, 이 운동은 몸통 부위를 강하게 자극한다. 이 운동을 수행하기 위해서 가슴우리를 확장시켜야 하는데, 가슴우리를 확장하기 위해 성문을 닫는 경향이 있다.

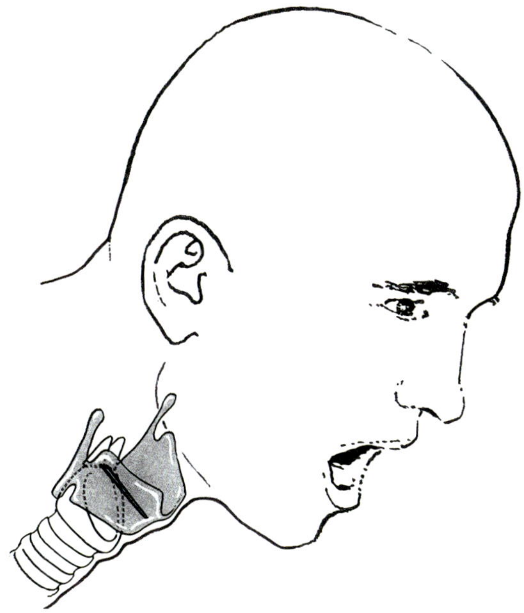

그런데 미는 힘*을 동반한 상태에서 성문을 닫으면 회음 방향으로 강한 압력이 가해진다 (44쪽 참조).

* 미는 압력은 다음과 같은 상황에서 생길 수 있다.
- 직접적으로는 가로막에 의해 미는 힘이 회음 쪽으로 향하거나,
- 간접적으로 성문 쪽으로 다시 올라오는 압력이, 성문을 닫으면 이 압력이 회음 쪽으로 다시 내려간다.

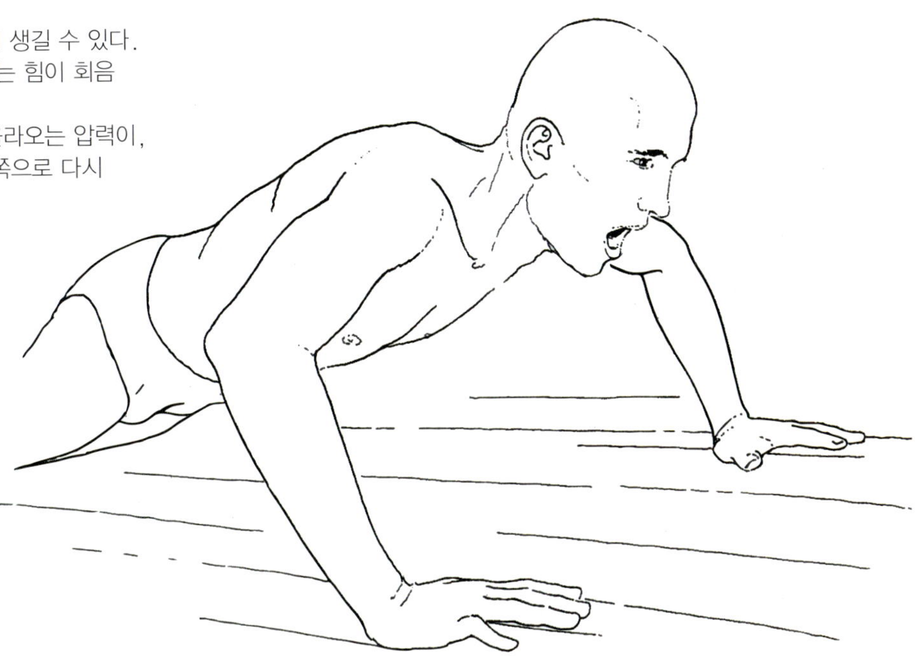

팔굽혀펴기를 할 때, 호흡을 멈추지 않는 것이 중요하다. 그리고 특히 성문을 닫고 몸통 아래로 압력을 ≪가해서는≫ 안 된다.

팔굽혀펴기를 할 때 **허리뼈에** 발생하는 위험은 무엇인가?

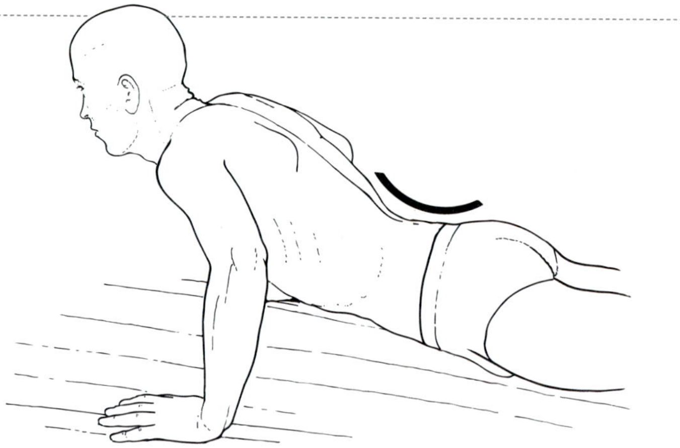

허리뼈가 휘어지고 척추사이원반이 압력을 받아 눌려진다.

배근육이 팔굽혀펴기를 수행하기에 충분히 강하지 않으면, 이 운동 중에 몸통을 일직선 자세로 잘 유지시킬 수 없다. 따라서 **허리뼈 앞굽음증이 생기게 된다.**

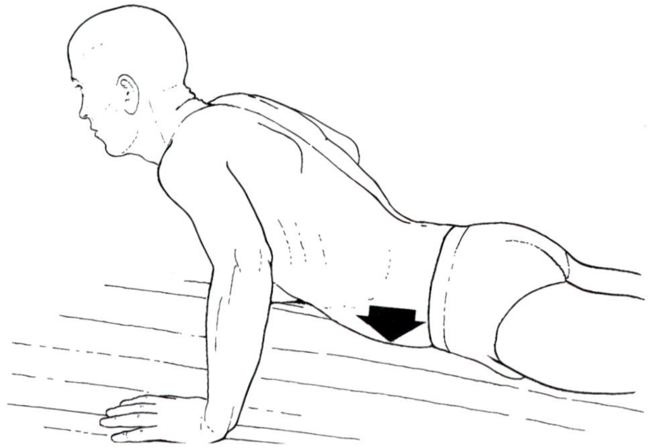

이 현상은 자주 배가 이완되어 발생하는데 배는 아래로 불룩하게 나오게 된다.

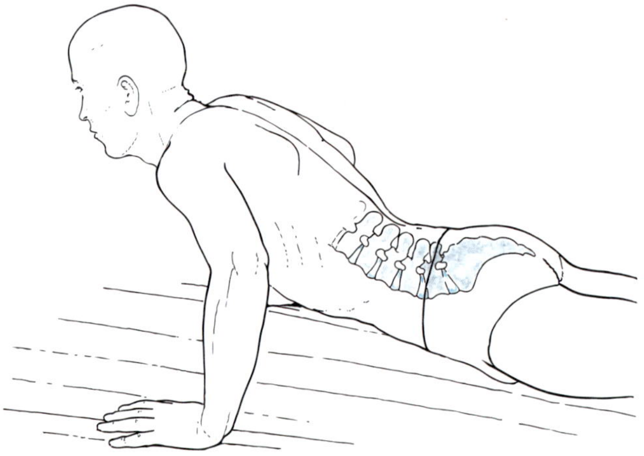

허리뼈 앞굽음증 자체는 척추사이원반을 손상시키지는 않지만, 몸통자세를 유지하려고 하는 근육의 정상적인 수축으로 인하여 **척추사이원반에 강한 압력**이 가해지는데, 이러한 상황에서 위험이 생기게 된다.

R

허리뼈 압굽음증과 척추사이원반에 압력이 동시에 생기게 되면 허리뼈 척추사이원반에 과도한 부하가 걸릴 수 있다.

팔굽혀펴기를 할 때 어떻게 **허리뼈를 보호할** 수 있을까?

주의점

몸을 구부리지 않고 바르게 유지할 수 있지만, 몸통과 다리를 일직선으로 만들지 못하면, (≪엉덩관절이 약간 위로 튀어나와도≫ 좋으니까) **엉덩관절을 약간 올리는 게 좋다.**

위에서 언급한 자세는 팔굽혀펴기에서 권장할 만한 자세는 아니다. 하지만 이 자세는 초보자에게 적합할 수 있다. 배근육 수축은 특히 배를 들어가게 하고 골반을 고정시키는 데 힘이 덜 들어가게 한다.

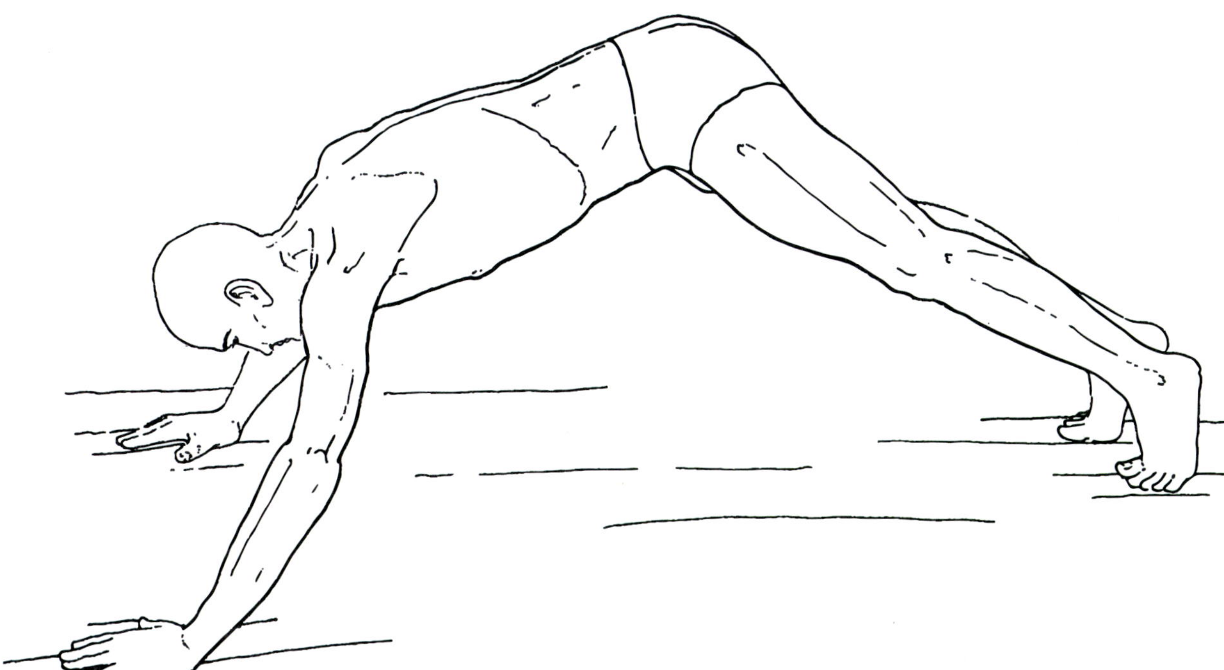

R

팔굽혀펴기를 행할 때, 호흡을 멈추지 않고, 특히 성문을 닫은 상태에서 압력이 몸통 아래로 가해지도록 ≪밀면≫ 안 된다.

누운 자세에서 몸통 틀기

107 몸통 틀기 동작은 어떻게 진행되는가?
108 몸통 틀기는 왜 배근육을 강화시키는가?
109 몸통 틀기는 왜 납작 근육의 수축형태를 교대로 변화시키는가?
110 몸통 틀기는 척추사이원반에 왜 손상을 유발시킬 수 있는가?
111 몸통 틀기를 할 때 어떻게 척추사이원반을 보호할 수 있는가?

몸통 틀기 동작은 어떻게 진행되는가?

지시 사항

등을 지면에 대고 누워서 팔은 몸통을 따라 약간 벌린 채 둔다. 무릎을 굽혀 다리를 몸통 쪽으로 세운다.

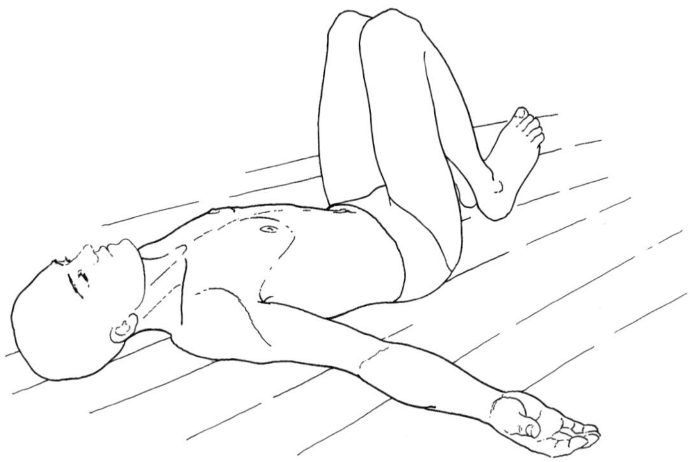

그리고 난 후 양다리를 왼쪽이나 오른쪽 옆으로 눕히기 위하여 지면으로 기울인다. 척주가 돌림하면서 몸통은 다리가 기울어지는 방향을 따라 움직인다.

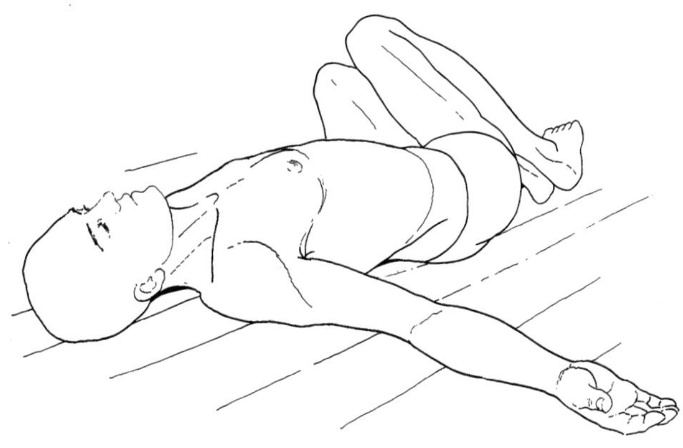

위 동작의 변형

이 운동을 무릎을 펴거나 굽혀서 할 수 있다. 그리고 다리가 지면에 닿거나 또는 닿지 않게 할 수 있다.

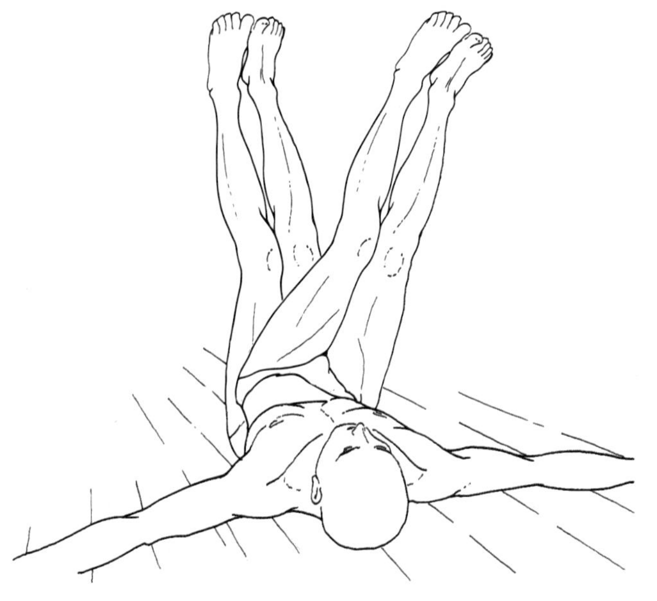

몸통 틀기는
왜 배근육을 강화시키는가?

양다리를 몸통의 어느 한쪽 방향으로 내리면, 골반은 같은 방향으로 돌림하게 된다. 이때 **바로** (다리) **무게로 인해 다리와 골반이 움직이게 된다.**

이 동작을 다소 느리게 움직이려면, 다리를 내리는 속도를 늦추어야 한다. 특히 **반대쪽 근육을 수축시키면서** 몸통 돌림속도를 늦추어야 한다.

특히 다리가 내려가는 반대 방향 쪽의 배빗근(복사근)이 작용하게 된다.

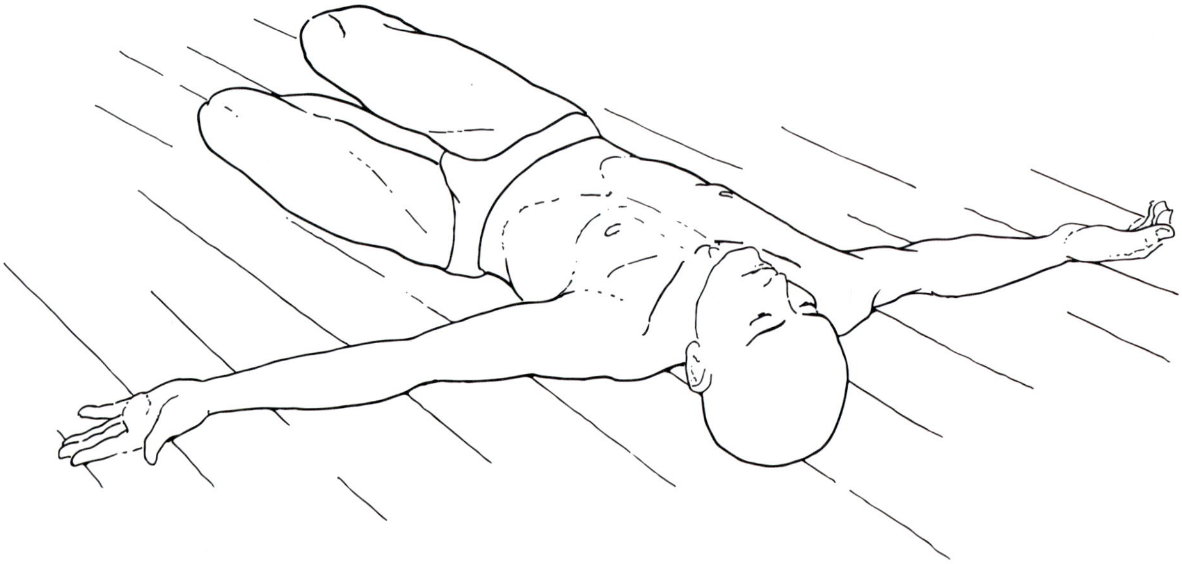

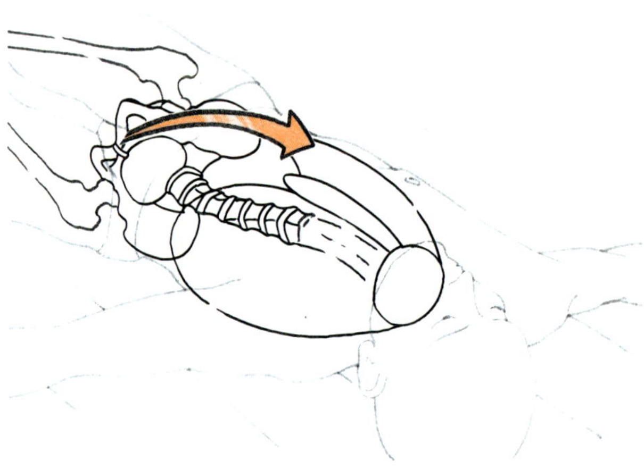

R

몸통이 틀어질 때, 배근육이 다리를 움직이게 하지 않고, 몸통이 다리를 움직이게 한다.
다리는 엉덩이 근육에 의해 골반과 연결된다.

몸통 틀기는 왜 납작 근육의 수축형태를 교대로 변화시키는가?

배근육은 다리를 아래로 내리거나 위로 올릴 때에도 수축한다.

다리를 내릴 때, 배근육은 골반과 다리가 아래로 떨어지는 것을 제어하기 위해 수축한다. 이를 *신장성 수축* 또는 *원심성 수축(eccentric contraction)이라 한다.* 원심성 수축에서 근육은 수축되지만 동시에 근육의 기시점과 부착점이 멀어지기 때문에 **늘어난다.**

다리가 수직으로 다시 **올라올 때,** 반대로, 같은 근육은 몸통이 반대 방향으로 돌림 **할 수 있도록** 수축한다. 이를 *구심성 수축이라 한다.* 구심성 수축에서, 근육은 수축하고 기시점과 부착점은 다시 가까워진다.

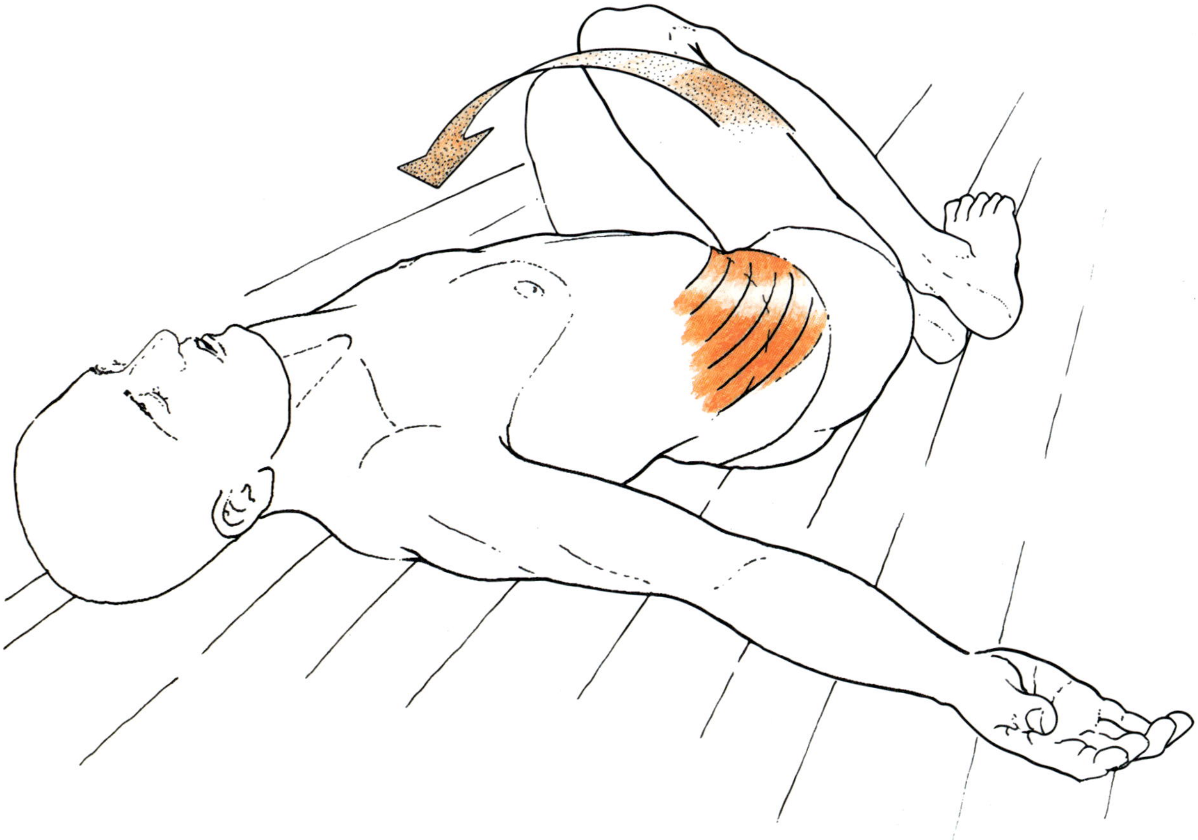

배빗근은 여기서 다리가 **올라가고 내려갈 때 다르게 작용한다.**
배근육이 수축하는 동안에 혈관확장과 혈액흐름을 용이하게 하는 근섬유길이의 변화(67쪽 참조)를 살펴보는 것은 유익하다.

몸통 틀기는 척추사이원반에 **왜** 손상을 유발시킬 수 있는가?

몸통을 틀 때 척추사이원반들은 심하게 틀어진다.

같은 순간에, 배근육이 강하게 수축하게 되는데, 이와 같이 두 가지 움직임이 발생하는 이유는 몸통 스스로가 자세를 유지하면서 동시에 몸통이 돌림 할 수 있도록* 또는 이 돌림을 조절하기** 위해서이다. 배근육이 수축하게 되면 몸통을 강하게 조이고 척추사이원반을 강하게 압박한다.

* 위로 올라갈 때
** 아래로 내려갈 때

R

심하게 몸통이 틀어지거나 강도 높은 압력이 동시에 일어나면 척추사이원반이 혹사당하게 된다. 특히 척추사이원반 손상이 있거나 척추사이원반이 약한 경우에는 더욱 더 척추사이원반이 혹사당한다.

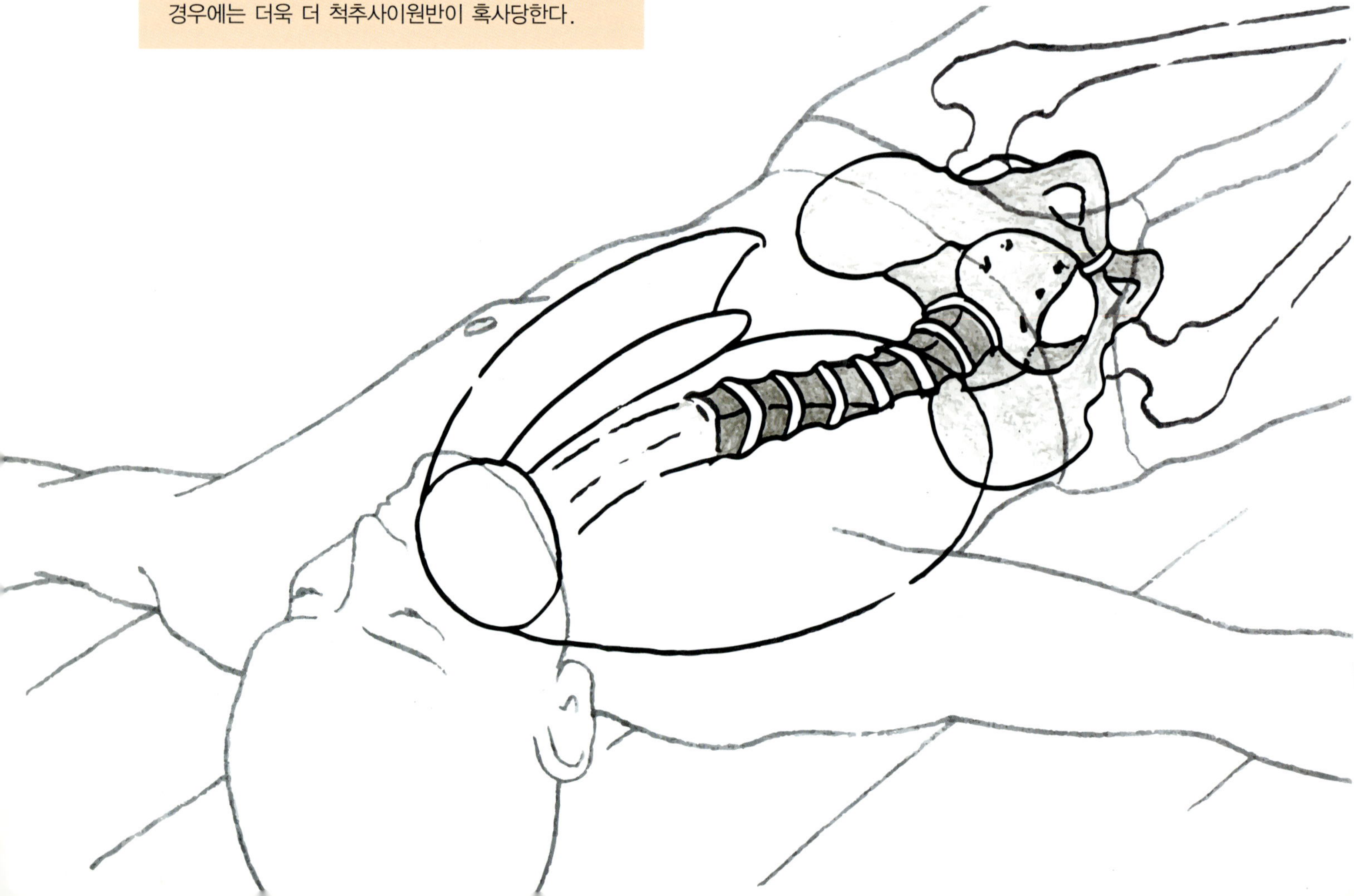

몸통 틀기를 할 때 어떻게 척추사이원반을 **보호할** 수 있는가?

1

몸통 틀기를 할 때 운동 강도를 줄일 수 있다.

- 무릎을 굽히고 발을 어느 정도 골반 쪽으로 향하게 한 상태에서 운동을 한다. 이 자세는 다리가 지렛대의 손잡이 역할을 함으로서 척추사이원반에 줄 수 있는 부담을 줄일 수 있다(95쪽 참조) ;
- 또는 몸통 틀기에서 무릎이 지면에 닿지 않도록 한다. 따라서 무릎이 움직이는 폭을 줄이면서 운동을 하면 운동 강도가 줄여들게 된다.

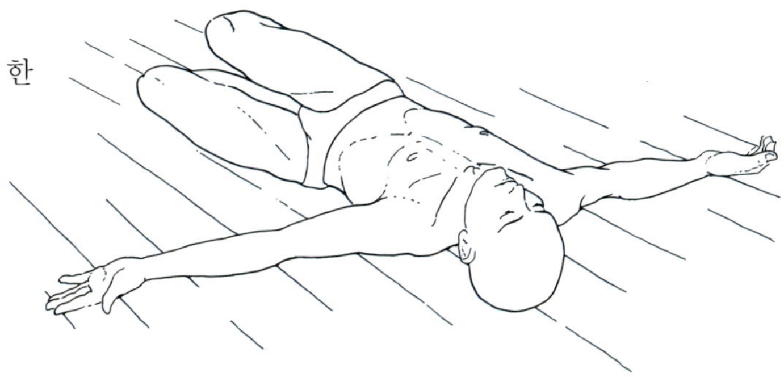

2

운동 중 다리가 몸통 중앙을 지나갈 때 근육이 쉴 수 있도록 정지할 수 있다.

> 사람들은 이 동작을 반대로 행하는 경향이 있다. 즉, 다리가 지면에 접촉했을 때 휴식을 취하기 위해 동작을 정지하는 경향이 있다. 하지만 이럴 때 동작의 폭-뒤틀림/압박은 최대가 되므로 좋지 않다.

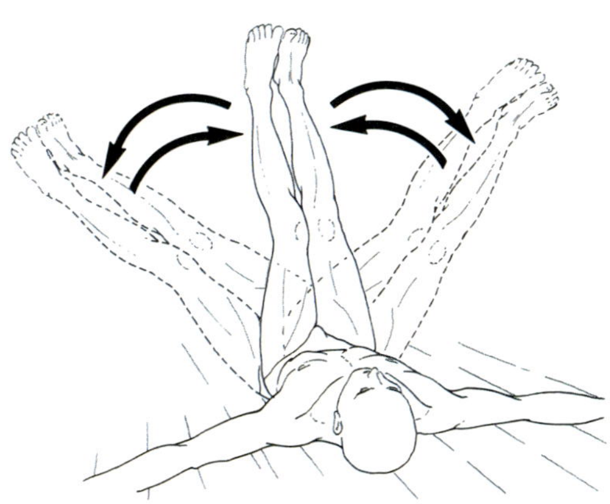

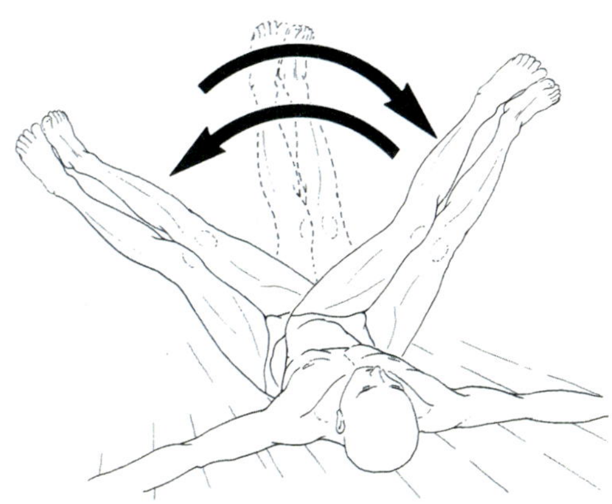

3

손바닥을 지면에 댈 수 있다. 지면에 댄 손이 몸통의 움직임을 조절할 수 있다. 이때 등근육과 배근육이 같이 수축한다. 즉, 몸통이 움직이는 동안 등근육은 척추뼈, 그러니까 척추사이원반이 가장 잘 유지되도록 도와준다.

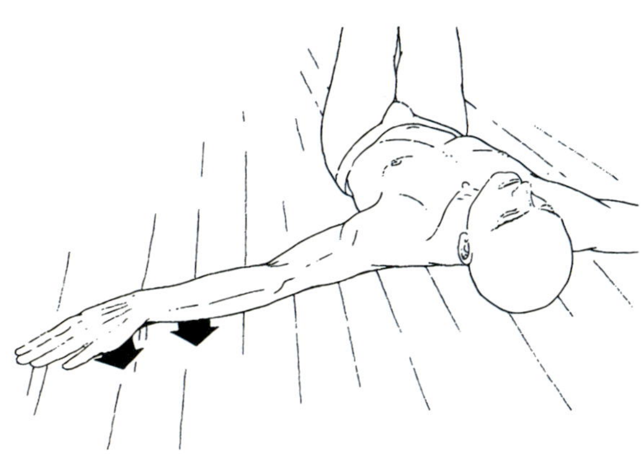

강제적인 내쉬기에서 배를 안으로 넣기

배가로근을 움직이려면
내쉴 때 배를 안으로 들어가게 한다

종종 **크게 내쉴 때,** 배를 안으로 들어가게 하면서 배근육 운동을 한다. 때로는 입을 벌리고 심지어는 성문을 열어서 행하는 이 내쉬기는 배를 안으로 들어가게 하는 **배근육 운동의 주요한 위치**를 차지한다.

좀 더 정확하게 말해서 ≪입을 벌려서≫ 공기를 배출하는 내쉬기는 배근육 중에서 배가로근을 수축시킨다.
왜냐하면 이렇게 입을 벌리면 공기를 매우 빠르게 배출할 수 있기 때문이다. 내쉬기 동작이 끝날 때,
내쉬기 예비량*의 상태가 된다.
따라서 이렇게 가장 효과적으로 최대한으로 폐의 공기를 배출하도록 하는 배근육이 바로 배가로근이다.

* 호흡작용의 해부학, 28쪽 참조.

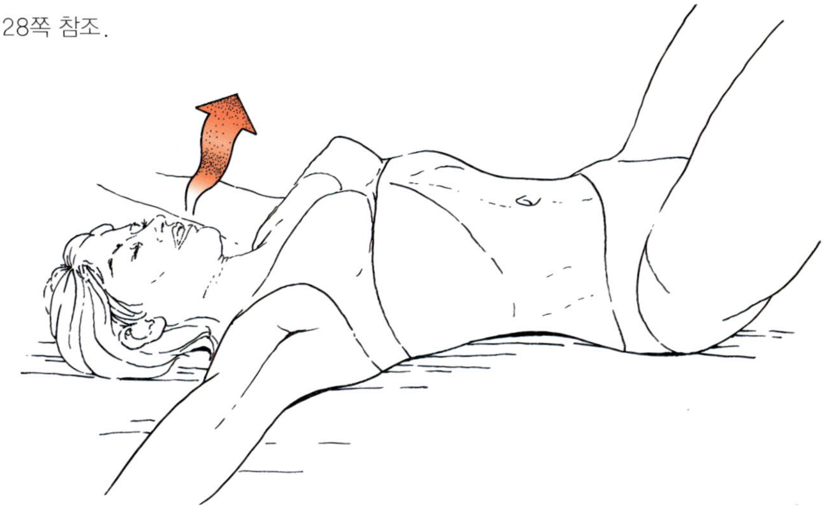

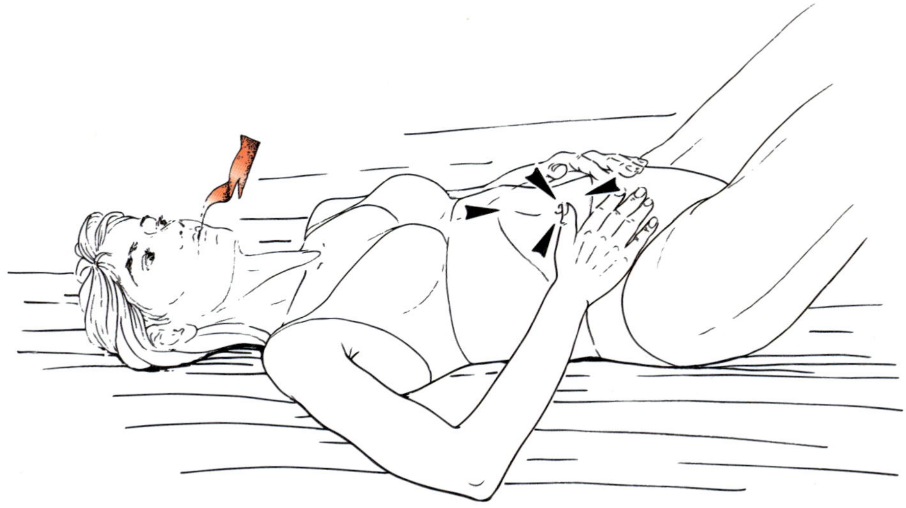

배근육 중에서 **정확하게 배가로근만** 움직이게 하려면, 배근육 운동에서 배를 안으로 들어가게 하면서 최대로 **공기를 배출해야 한다.**

배가로근은 허리를 날씬하게 하지만 장점만 있는 것은 아니다

배가로근(복횡근)만 따로 수축하게 되면 배의 직경이 줄어든다.

하지만 배가로근의 수축은 갈비뼈들과 골반 사이에서 주로 일어나는데, 이곳에는 근섬유가 가장 길고 가장 많이 있다. **혁대를 조일 때 허리가** 강하게 조이는 느낌을 받는 것처럼 배가 안으로 들어간다.

이러한 배가로근의 수축은 실제로 배 전체를 위로 올리거나 아래로 내릴 수는 없다. 이 부위의 내장은 **조여진 부위의 아래와 위로** 분리되어 이동한다. **이 배가로근의 수축은 배의 일부를 아래로, 즉 회음 부위 쪽으로 민다**(다음 쪽을 참조).

배근육 중에서 배가로근의 수축만으로 **백색선이 벌어진다(49쪽 참조).**

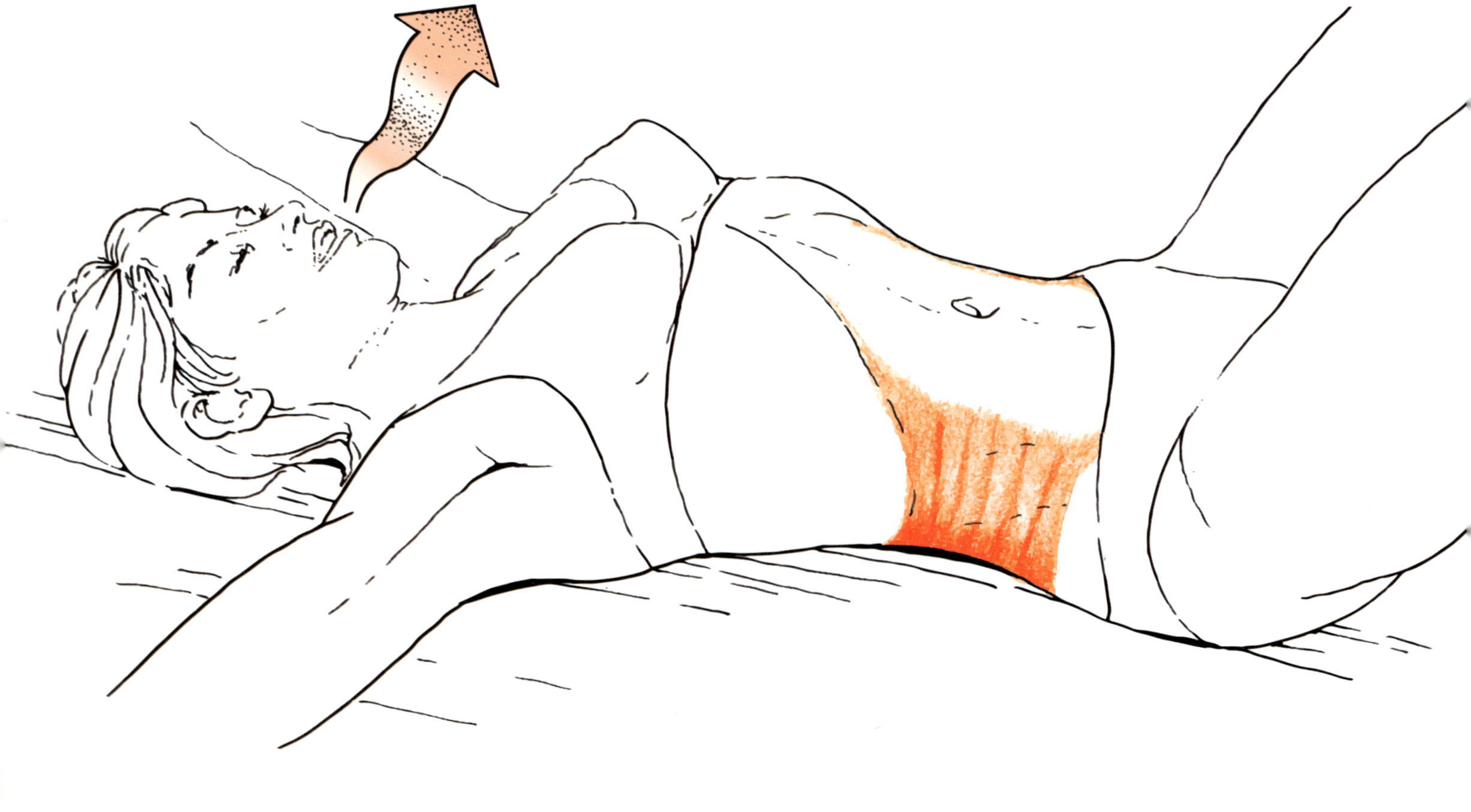

회음에
배가로근의 악영향

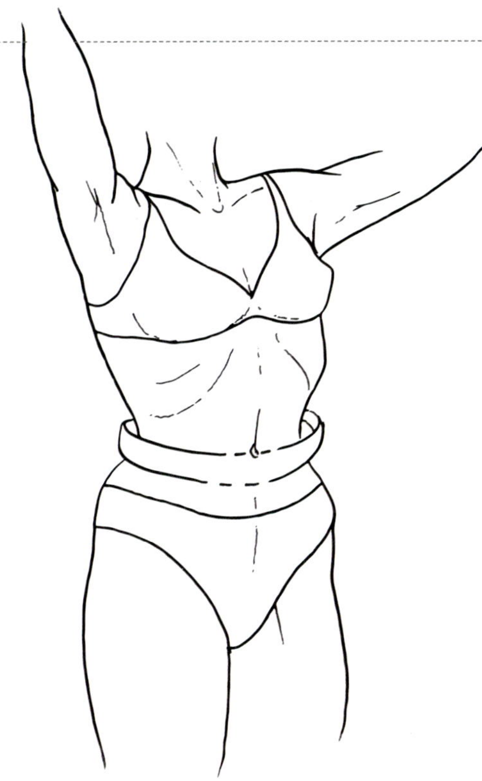

허리나 또는 허리 위 부위에서 오직 **배가로근만 선별적으로 수축하면 부정적인 결과를 유발할 수 있다.**

특히 ≪허리가 들어가면서 숨을 내쉬게≫ 될 때, 허리가 모래시계처럼 들어간다. 치약통의 중앙을 누르는 것처럼 허리는 날씬해진다. 즉, 내장은 허리 아래와 위로 밀린다.

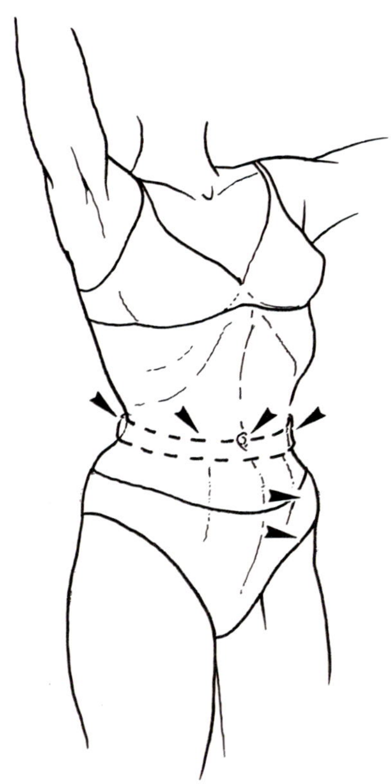

허리 위 부위에서는, 이러한 조임이 회음에는 영향을 미치지 않는다.
허리 아래 부위에서는, 반대로, 허리가 안으로 들어가면서 눌린 내장이 회음 방향으로 압력을 발생시킨다. 이 압력은 항상 좋은 것은 아니다(회음의 강도에 달려있다).

배근육 운동은 (crunch에서 몸통을 앞으로 둥글게 마는 것처럼) 회음에 이미 압력을 주게 되므로, 이때 ≪숨을 내쉬는≫ 행위는, 배근육 운동*으로 생긴 압력에 배가로근의 수축에 의한 압력을 더 가하게 된다.

* ≪배를 안으로 집어넣고 crunchs를 어떻게 하면 회음에 위험한가? 84쪽 참조≫

R

배근육 운동을 할 때 습관적으로 숨을 내쉬라고 말한다 (왜냐하면 ≪전반적으로 운동과 호흡이 잘 조화를 이루기 때문이다≫). 때로는 회음을 보호하기 위해 ≪숨을 들이쉬면서 그리고 가슴뼈를 확장하면서≫ 배근육 운동을 하는 것이 바람직하다. 왜냐하면 이 동작은 배가로근이 수축할 때 생긴 압력을 없앨 수 있기 때문이다.

백색선에
배가로근의 악영향

1

배가로근은 배 앞면에서 수축하지 않고 가쪽에서 수축한다. 즉, 배가로근은 몸통의 양쪽 가쪽에서만 수축한다. 물론 배가로근 근섬유는 앞면에도 있지만 수축성이 없다. 즉, 이 앞면 부위의 근육은 자체적으로 수축되지 않는다. 앞면에 있는 널힘줄(건막)은 배가로근이 수축할 때 당겨지고 팽팽해지게 된다.

배가로근은 오른쪽과 왼쪽 양쪽에 있다. **수축 시, 각 널힘줄은 수축되는 부위로 당겨진다. 즉 오른쪽으로 수축하면 오른쪽 널힘줄이, 왼쪽으로 수축하면 왼쪽 널힘줄이 당겨진다.** 배가로근이 수축할 때, 백색선이 벌어지는 경향이 있다. 하지만 백색선근섬유의 조직은 교차되어 있기 때문은 백색선이 벌어질 때 어느 정도는 견딜 수 있다.

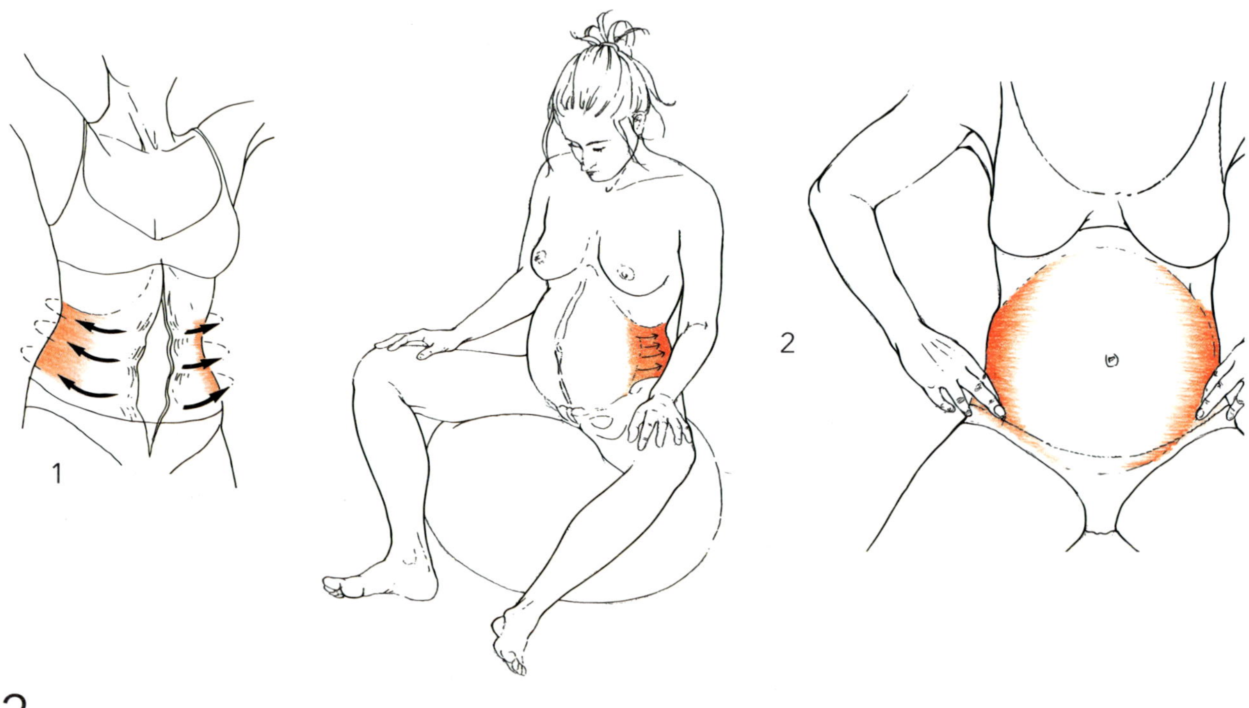

2

하지만 백색선이 매우 심하게 벌어지는 경우가 있는데, 예를 들어, 임신 말기 때이다(특히 임신이 짧은 기간에서 연속적으로 이루어질 때나 쌍둥이를 임신한 경우). 마찬가지로, 출산 후 심하게 당겨진 백색선 섬유는 천천히 원상태로 회복되지만, 매우 강하게 당겨지는 경우는 백색선이 끊어질 수 있다.

R

특별히 임신한 여성이나 출산 후 산모에게 또는 백색선이나 배꼽 헤르니아가 있는 경우 배가로근을 수축시키는 운동을 피해야 한다. 이를 위해 **운동 중에 내쉴 때, 배를 안으로 넣는 것을 피해야 한다.** 갈비뼈들이쉬기를 하면서 운동하는 것이 좋다.

배근육의 협응작용에
배가로근의 악영향

1

아랫배에서 윗배로 배근육을 수축시킨다. 이때 아랫배는 수축된 상태를 유지한다.

수축 부위를 아랫배에서 윗배로 올리는* 공동작용을 통해 회음과 배근육을 수축하는 것은 쉽다. 수축을 시작할 때 회음수축을 유지하면서 아랫배근육을 수축하는 것은 꽤 쉬운 편이다.

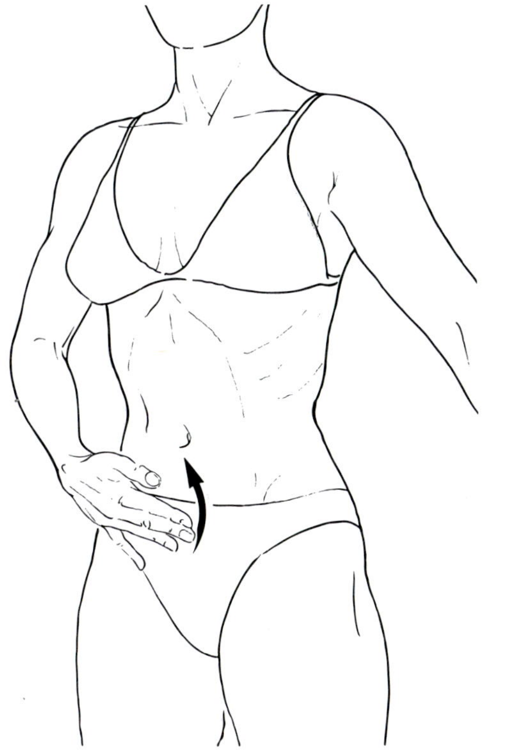

하지만 배근육의 수축이 윗배로 진행되면서, 회음은 ≪이완되는≫ 경향이 있다.

* 저자의 저서인 *여성회음*, DésIris, 2009, 120–122쪽 참조

2

배가로근은 배근육이 올라가는 공동작용을 ≪흐트러지게 한다≫.

배근육의 수축 부위를 올려 허리 높이에 도달하면, 배가로근의 수평근섬유가 가장 강하게 작용한다. 그런데 25, 57, 115쪽에서 보았듯이, 배가로근은 ≪몸통을 두 부위로 나누면서≫허리를 조이는 경향이 있다.

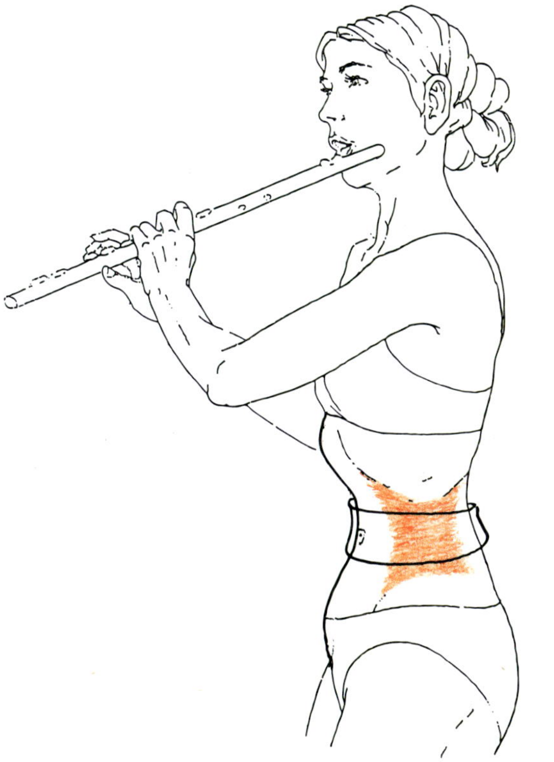

따라서 배안에서 회음 방향으로 압력이 가해지면서 내장은 아래로 그리고 위로 나누어진다. 이 압력은 **회음근육을 이완시킨다.**

R

이러한 경우, ≪**회음제어의 반전**≫이 발생하는데, 즉, 회음 + 배근육이 다시 올라가는 공동작용은 회음을 (수축시키는 대신)이완시키면서 배근육을 수축시키게 된다.

다음 쪽 부터는 *안전하게 탄탄한 복근 만들기* 방법에서 선별한 운동들을 제시할 것이다: 흔히 발생하는 3가지 위험을 피하면서, 이 책에서 관찰된 것들 의거한 배근육 운동을 실행하는 방법 :

• 회음에서 발생하는 위험
• 척추사이원반에서 발생하는 위험
• 배벽 자체에서 발생하는 위험

*안전하게 탄탄한 복근 만들기*는 위험하지 않게 배근육 운동을 실행하는 것 이상이다. 수업 후 ≪키가 커진≫ 느낌, 배 앞 부위의 혈액순환이 증가한 느낌과 더불어, 또한 몸통을 두르는 등에 위치한 등근육을 포함하여, 몸통의 근육사슬을 재구성하는 일련의 움직임들이다.

2004년부터 지도한 *안전하게 탄탄한 복근 만들기* 방법은 풍부한 현장 경험을 토대로 한다. 앞으로 보여줄 일련의 움직임들의 정확성이 이를 설명한다.

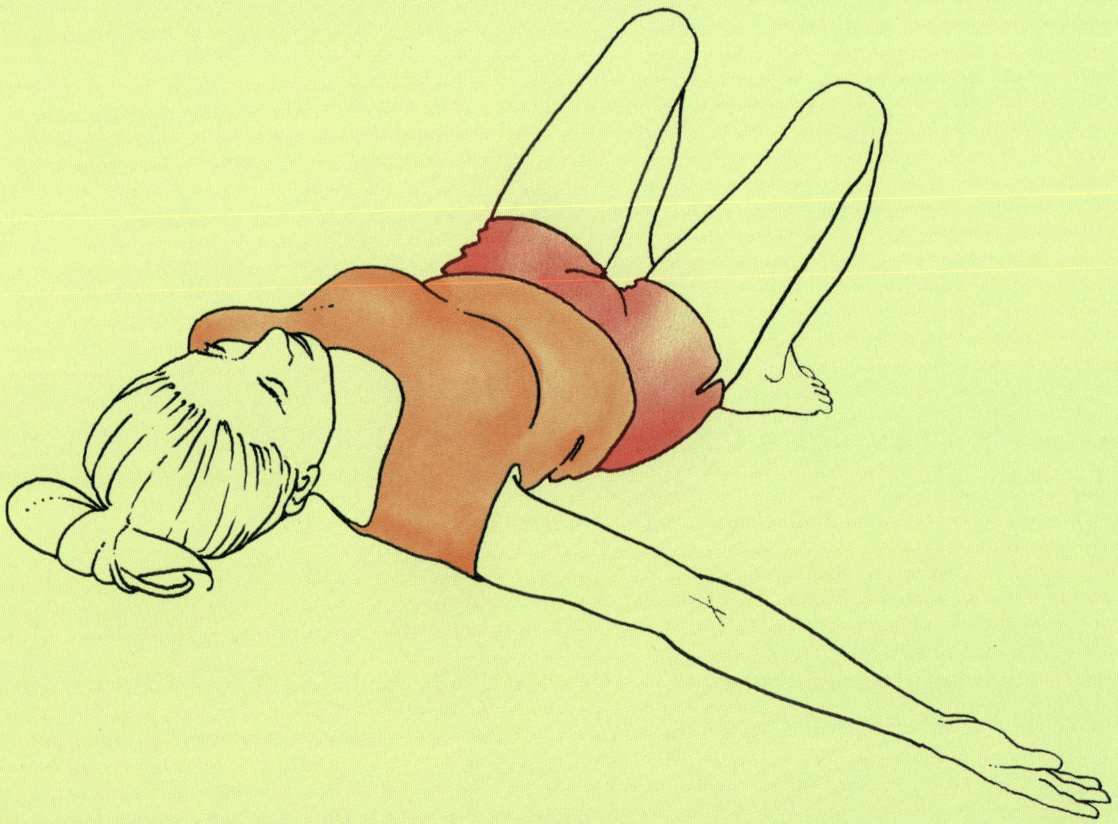

5

안전하고 효과적인 배근육 운동

안전하고 효과적인 배근육 운동을 위한

6원칙

주의 사항

다음의 실기 부분은 좀 더 완벽하게 구성된 일련의 배근육 운동인 *안전하게 탄탄한 복근 만들기*를 소개한다. 이 운동은 이 저서 전반부에서 이루어진 고찰들을 고려하였으며 특히 53-72쪽에 설명되어 있는 고찰을 더욱 더 고려하였다.

이 저서에서 제시하고 있는 배근육 운동은 일종의 치료법으로는 소개되고 있지 않지만, 신체에 대한 의식화와 수련을 위한 운동으로 제시되어 있다. 경우에 따른 병적인 상황들은 고려하지 않았다. 그러나 이 배근육 운동들은 치료프로그램에 이용될 수도 있다. 다시 말해서, 이는 자격증을 가진 치료사들이 다양한 병적인 증상에 따라서 이 운동을 적용시키고 실행할 수 있다는 것을 전제로 하고 있다는 것이다.

독자들은 이 장에서 소개되는 운동들이 의학적인 견지에서 보면 체조운동으로 적합하다고 생각할 것이다. 하지만 **이 운동들 중 어떤 운동들은 모든 사람들에게 적합하지 않다. 그러므로 척추질환에 의한 신경통, 류머티즘, 소화기질환, 심혈관계 질환, 신경질환 또는 정신질환, 암 등을 앓고 있거나 치료하는 환자들은 운동을 잘 선택해야 하고, 반대지침서, 운동법 또는 주의점들을 잘 관찰하여야 한다.**

여기에 소개되는 이 기술들은 배근육 운동에서 유일하게 행하는 운동은 아니다. **이 기술들은 습관화되지 않은 호흡법과 배근육 운동을 결합시킨다.** 여기서 권장하고 있는 (특히, 갈비뼈 호흡) 호흡은 **배근육 운동의 범주 내에서 호흡과 배근육 운동을 결합시킨다. 그러므로 독자들은 지속적으로 이런 방식으로 호흡해야 한다고 결론 내려서는 안 된다.** 다시 말해서, 운동할 때처럼 일상생활에서도 다양한 호흡법으로 호흡을 하여야 한다(호흡작용의 해부학 참조).

만약 독자들이 몸을 움직이는 운동에 익숙하지 않고, 그리고 독자들이 운동치료사나 운동지도자가 아니면, *안전하게 탄탄한 복근만들기* 방법의 과정을 이수한 지도자들에게 배우는 게 바람직하다.

어떤 호흡을 하더라도 **갈비뼈들이 확장된** 상태를 유지

1

호흡하는데 상당히 다양한 호흡법(호흡작용의 해부학 참조)이 있고,
숨을 들이쉬고 내쉬는데 많은 방법이 있다는 사실을 기억하자.

배근육 운동을 실행할 때, 배근육은 갈비뼈를 반복적으로 아래로 내리는 경향이 있다.

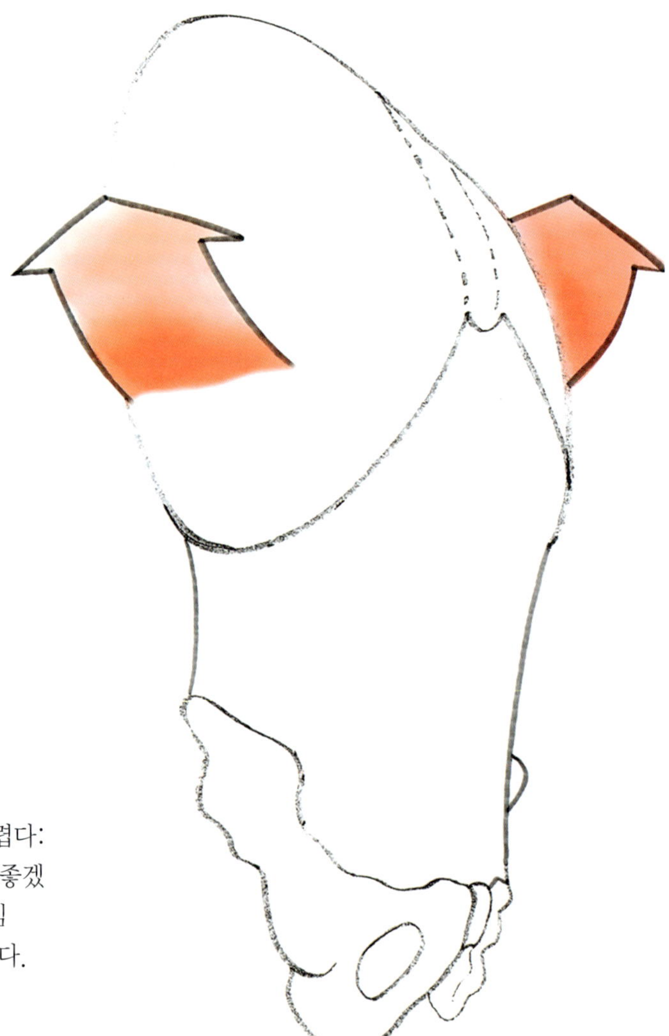

그 결과: 배근육을 이용하여 숨을 들이쉬거나 내쉬는 것이 아니라 가슴우리를 아래로 내리는 움직임으로 숨을 쉬는 경향이 있다.

- 들이 쉴 때, *가로막*들이쉬기를 하는 경향이 있다. 즉, 가로막이 아래로 내려가는데 이때 배를 앞으로 밀면서 숨을 들이마신다.
- 내쉴 때, *갈비뼈*내쉬기를 하는 경향이 있다.

이러한 유형의 들이쉬기와 내쉬기는 동일한 결과를 가져온다 : 즉, 배는 앞으로 튀어나오고 회음은 압력을 받게 된다. 따라서 이러한 호흡을 피하는 것이 좋다.

이런 연유에서, 다음에 보게 될 많은 운동에서는 배근육 운동을 할 때 골격을 (닫는) 순간에 갈비뼈를 확장하면서 숨을 들이쉬는 호흡을 권장하고 있다(*골격움직임* 형태가 작용하는 순간).

숨을 들이쉬는 동안 갈비뼈를 확장할 수 있다. 하지만 숨을 내쉴 때 갈비뼈가 확장된 상태를 유지하는 것은 어렵다: 따라서 이 기술은 숙련된 사람의 몫으로 남겨 두는 것이 좋겠다. 이 운동에서 내쉴 때, 배근육 작용에 의해 *내장*움직임 형태가 일어나는 동안 갈비뼈를 확장시키는 것을 권장한다. 즉, *배를 안으로 넣는 동안 확장한 갈비뼈를 그대로 유지시키기*를 권하고 있다.

R

배근육 운동을 할 때, 계속 갈비뼈를 아래로 내리는 경향이 있다.
운동을 시작하기 전에 갈비뼈들이 아래로 내려가는 것을 예상하고 갈비뼈를 확장시키는 것이 좋다.
가장 강도가 높은 배근육 운동을 하는 동안 들이쉬기(더 쉬움)이든 내쉬기(더 어려움)이든 간에 갈비뼈를 확장시켜서 호흡하는 것이 좋다. **실행 연습: 준비 운동 n°1과 2**

배근육과 회음의 협응 작용 2

배근육은 회음의 상태에 영향을 준다.

잘못된 방법으로 운동을 하면 배근육은 회음에 나쁜 영향을 줄 수 있다.
반대로, 배근육 운동과 회음을 올바르게 협응시키면 회음에 매우 좋을 수 있다.

+

어떻게 배근육이 회음에 나쁜 영향을 줄 수 있는가?
이유는 다음과 같다.

- 갈비뼈가 아래로 내려가면서, 배근육은 배안에 위치한 내장을 골반 방향으로 밀어내고 배안 아래에 더 많은 압력을 발생시킨다.
- 척주를 몸통 위 부위에서 몸통 아래로 굽히면, 배근육은 배의 내장을 골반 쪽으로 민다. 비록 매우 심하지는 않더라도 압력이 발생하게 된다.
- ≪배의 내장≫의 자체적인 수축으로 내장이 위에서 아래로 이동하면, 배근육은 회음에 압력을 가하는 직접적인 원인이 된다. 때로는 아래로 배출하는 행위에 의해 이러한 압력이 만들어진다(배뇨, 배변, 출산). 하지만 이러한 상황을 제외하면 배 아래로 미는 행위는 유쾌하지 않는 경우가 많다.

어떻게 배근육 운동 중에 회음을 보호할 수 있을까?

운동들의 동일한 구성에 의해:

- 배 내장을 아래로, 골반 쪽으로 밀어낼 때마다, **갈비뼈를 확장시키면서 그리고 가슴우리/골반을 멀어지게 하면서 회음으로 가해지는 압력을 줄인다*;**
- 회음을 강화시키는 모든 배근육 운동을 먼저 한다. 이 운동은 회음 부위를 ≪감각적으로 상기≫시켜주는 것처럼 작용한다.
- 배근육 운동이 배의 내장을 아래로, 골반 쪽으로 밀어 낼 때마다 회음을 수축시킨다. 즉, 이 운동으로 배근육이 골격에 작용하여 배근육을 단단하게 수축시킬 때 가장 흔히 나타난다.

* 이 현상은 거의 끝임 없이 *안전하게 탄탄한 복근 만들기*에서 거의 발견되며, 운동에 따라 회음이 저압이 되거나, 회음에 압력이 없다.

R

회음은 반드시 모든 배근육 운동 시 보호되어야 한다.
실행 연습: 준비 운동 n°3

배가로근과 배곧은근의 협응 작용

3

이미 앞에서 보았듯이, 배가로근의 수축만으로 허리 부위에 주요한 영향을 주고 말벌 허리처럼 ≪배를 두 영역으로 분리≫시킨다. 완전히 배를 안으로 들어가게 하기 위해 이 배가로근을 수축시켜야 하고 다른 배근육의 수축이 협응으로 작용해야 한다. 여기서 배곧은근의 작용을 살펴보자.

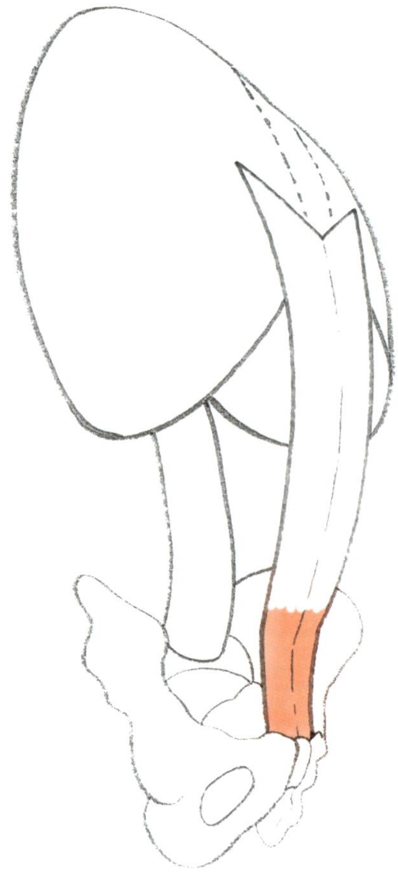

여기서 우선 배곧은근을 관찰한다.

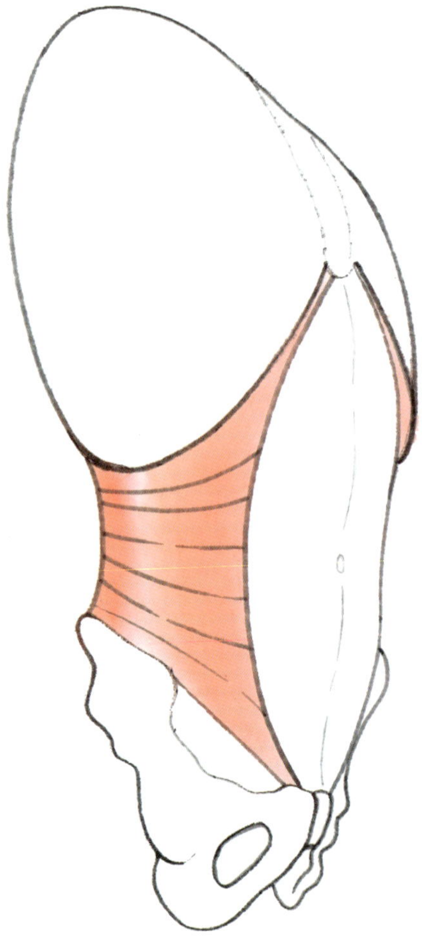

만약 배의 내장을 아랫배 **부위로** 보내기를 원하지 않으면 배곧은근 아래 부위로 **아랫배**를 수축해야 한다. 다음에 살펴볼 배근육 운동은, ≪내장움직임 형태≫로 배근육을 수축시킬 때마다 아랫배가 수축될 것이다.

R

왜 배가로근 수축과 배곧은근 아래 부위수축을 협응시켜야 하는가?
왜냐하면 회음을 보호하기 위해 배곧은근 아래 근섬유는 배의 앞면에서 배의 내장을 위로 올리는 유일한 근육이고, 배곧은근은 배근육 중에서 백색선이 벌어지지 않는 유일한 섬유이기 때문이다(49쪽 참조).
실행 연습: 준비 운동 n°4

4 배가로근과 배빗근의 협응 작용

배가로근의 수축만으로 허리 부위에 주요한 영향을 주고 말벌 허리처럼 ≪배를 두 영역으로 분리≫시킨다는 사실을 앞에서 보았다. 완전히 배를 안으로 들어가기 위해 이 배가로근 수축과 함께 다른 배근육의 수축이 협응으로 작용해야 한다. 여기서 배빗근의 작용을 살펴보자.

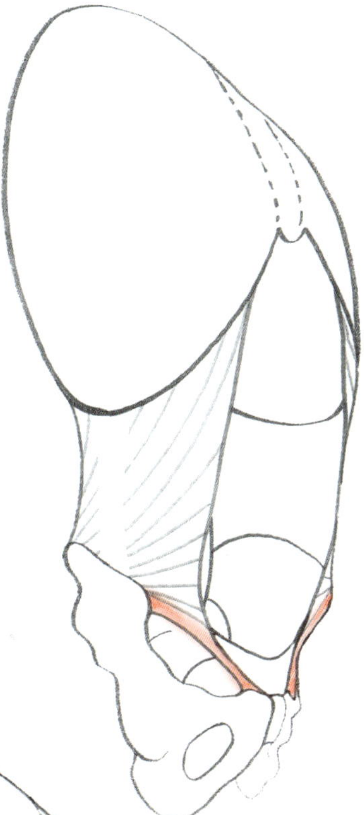

여기서 배빗근을 관찰한다.

만약 배의 내장을 아랫배 부위로 보내기를 원하지 않으면서 배가로근을 수축하려고 하면, 배빗근 중 가장 아래에 있는 근육을 사용하여 아랫배를 수축시켜야 한다. 다음에 살펴볼 배근육 운동은, ≪내장움직임 형태≫로 배근육을 수축시킬 것이다.

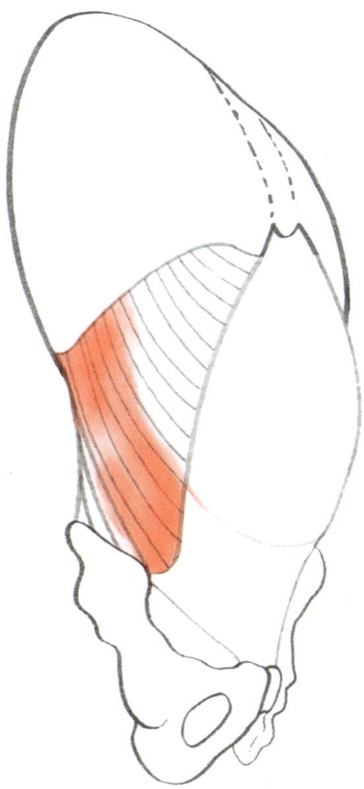

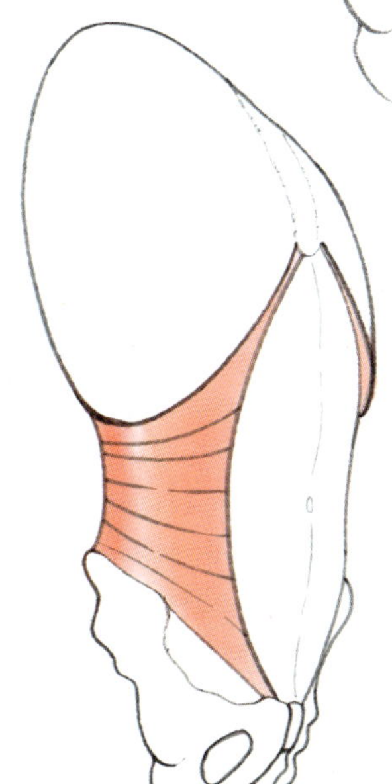

R

왜 배가로근 수축과 배빗근 수축을 협응으로 작용시켜야 하는가?
회음을 보호하려면 배가로근과 배빗근의 근섬유를 작용시켜야 한다. 왜냐하면 이 근섬유는 배곧은근보다 배의 내장을 약간 더 가쪽으로 올려주기 때문이다.
실행 연습: 준비 운동 n°5

≪배근육/엉덩이≫운동에서 우선 엉덩이를 벌림 5

다음에 보여 줄 몇몇 운동은 골반후방경사를 유발하는 배근육과 엉덩이근육을 동시에 움직이게 한다. 따라서 이 운동은 골반후방경사가 진행되는 방향으로 강한 힘이 작용한다.

1 엉덩관절은 이 운동을 위해 항상 준비되어 있지 않다…

… **엉덩관절은** 지나치게 짧은 근육과 인대로 인해 약간 굽힘을 이룬 상태이며 **지나치게 앞면으로 ≪막혀있다≫.** 그 이유는 우리는 지나칠 정도로 앉아서 생활하기 때문이다. 이러한 경우, 엉덩이근육을 강화시키는 것은 엉덩관절에 강한 압박을 주게 되고 심지어는 연골에 무리한 부담을 준다.

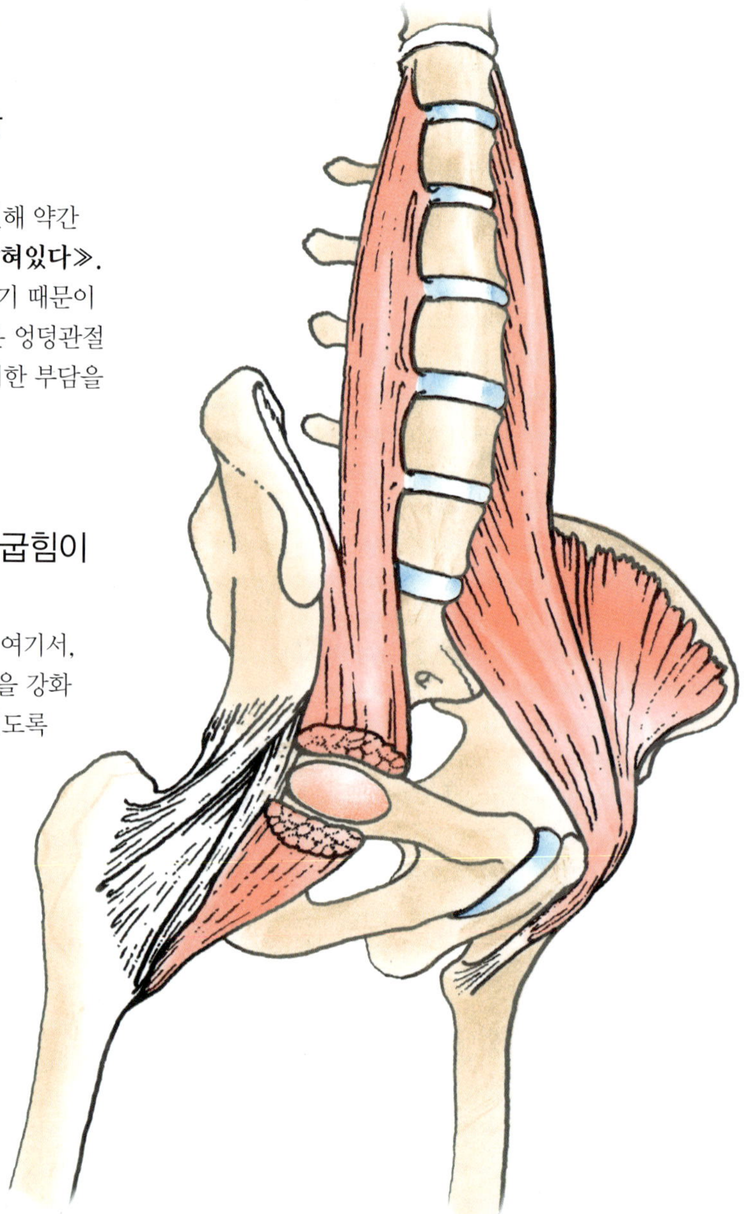

2 이와 같이, 엉덩이 앞면이 약간 굽힘이 되면…

… **서있는 자세에서 골반은 전방경사가 된다.** 여기서, **골반**후방경사를 유발하는 배근육과 엉덩이근육을 강화하기 전에 엉덩이 앞면을 좀 더 원활하게 움직이도록 해야 한다.

R

배근육과 엉덩이근육을 강화하기 전에, 앞면 인대를 펴고 엉덩이 앞면에 위치한 근육을 늘이는 운동을 하는 것이 중요하다.
실행 연습: 준비 운동 n°6

6 배근육과 등근육을 함께 수축

배근육은 골반을 후방경사시키고 허리뼈를 뒤굽음증(후만)이 되게 한다.

등의 뒷면을 늘이기 위해 이 자세를 *정확하게* 행하려고 하면, **생리적인 허리뼈** 굽이의 자세를 하고 있는 일반적인 자세를 해서는 안 된다.

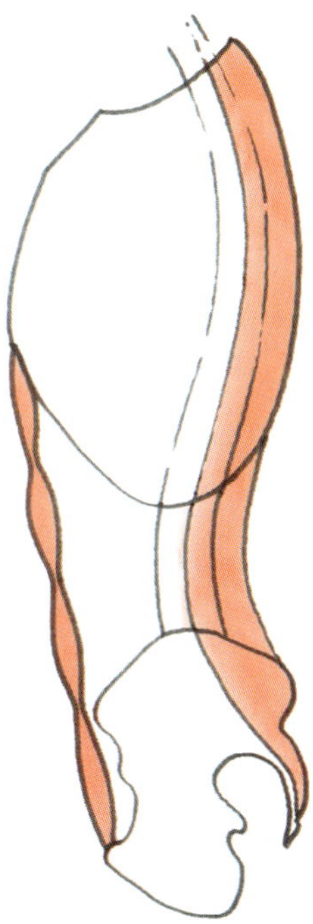

그렇기 때문에 척주가 정렬될 때마다, 배근육이 수축되는 동안 약간의 굽힘을 유지하도록 권유한다. 이를 위해 등근육(등근육, 척수, 41쪽 참조)을 동시에 수축시켜야 한다.

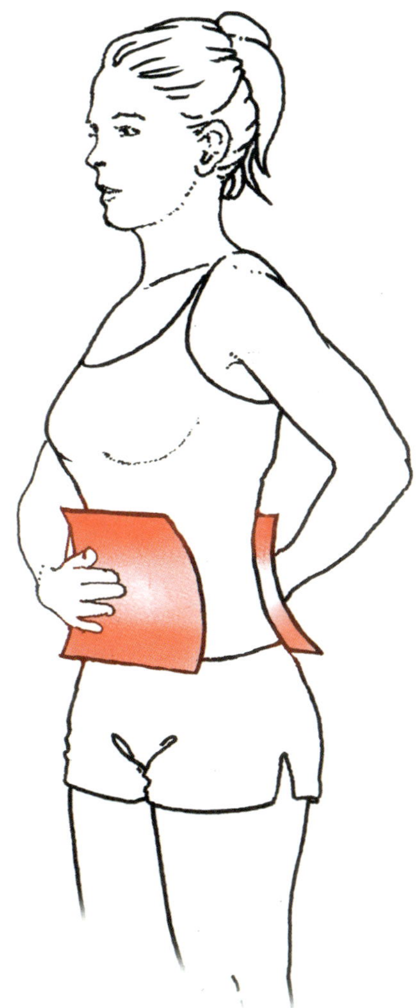

이 두 부류의 근육은 허리뼈에서 서로 반대 방향으로 수축함으로써 지나치게 폄이나 굽힘이 되지 않는 균형 잡힌 상태를 유지시켜 준다.

배근육 운동에서 오직 배근육 수축뿐만 아니라 다른 근육들, 특히 골반과 척주뒷면 근육에 의해 골반과 등의 균형을 유지하는 것이 중요하다.
실행 연습: 준비 운동 n°7

안전하고 효과적인 배근육 운동을 위한

7종류의 준비 운동

안전하게 탄탄한 복근 만들기 방법에서, 몇몇 운동들은 몸이 배근육 운동에서 요구되는 수축을 정확하게 적응하도록 준비시킨다.
엄밀하게 말해, 방법이라 불려지는, 기본적인 운동들을 올바르게 실행하기 위해, 미리 알아야할 사항들…

- **129**와 **130** … **가슴뼈를 움직인다**, 역동적인 확장 이전에 유연한 가슴우리가 되도록, 미리 가슴을 확장시키고 닫는다 ;
- **131**과 **132** … **가슴우리를 역동적으로 확장시킨다**, 숨을 멈추고 숨을 내쉬는 동안 가슴우리 확장을 유지하는데, 이는 갈비뼈흡기근력의 힘을 점진적으로 강화시킨다 ;
- **133** … **회음을 수축한다**, 비록 간단하게라도, 그리고 배근육을 수축시킬 때 회음의 수축을 유지한다 ;
- **134** … 앞면에서 **배곧은근**과 가쪽에서 깊은 근육인 **배가로근**을 협응하여 수축한다 ;
- **135** … **배빗근과 배가로근을 협응하여 수축한다** ;
- **136** … **엉덩이근육** 앞면 부위를 **유연하게 한다** ;
- **137** … **배근육**과 몸통 뒤에 위치한 **등근육을 협응하여 수축한다.**

안전하게 탄탄한 복근 만들기 수업에서, 참가자의 수준이나 몸 습관에 따라 이 준비운동을 하는데 시간이 걸릴 수 있다. 이는 방법의 프로토콜 전체 기간에 따라 나타날 수 있다는 전제조건이다. 그 후, 때로는 감각을 상기시키는 형태로 이 운동들을 수행할 것이다.

1 갈비뼈를 움직인다

안전하게 탄탄한 복근 만들기 방법에서, 모든 갈비뼈활(늑골궁, costal arch)이 유연하도록 하는 것이 중요한 위치를 차지한다. 그 이유는 무엇인가? 엄밀하게 말해, 차후 배근육 운동에서 가슴우리의 확장을 요구하기 때문이다. 하지만, 갈비뼈흡기근에 의해 형성된, 이러한 확장은 근육긴장과 가슴우리의 경직성으로 이어질 수 있다. 그렇기 때문에 초기에 실행하는 수업에서는, 갈비뼈의 수동적인 움직임에 시간을 할애할 것이다.

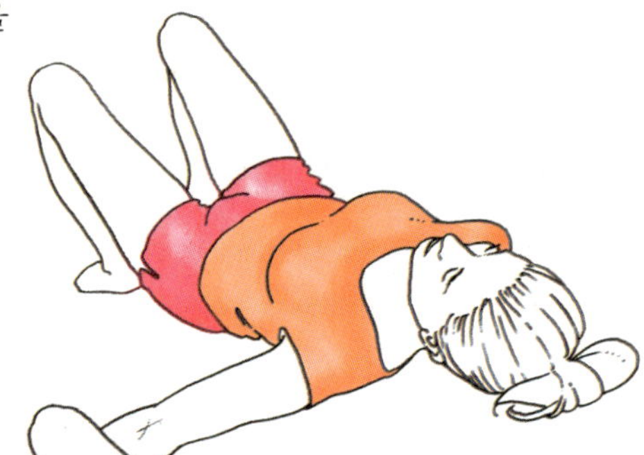

여기서 제시된 경우, 이 유연성은 두 팔의 움직임을 사용한다. *주의할 것: 어깨에 문제가 있는 사람들에게는 이러한 움직임이 적합하지 않으므로 안전하게 탄탄한 복근 만들기에서 제안한 다른 운동으로 대처한다.*

1a 팔을 지면에…

… 엉덩이, 무릎과 발목을 구부리고, 등을 지면에 대고 눕고, **오른팔이 몸통 가쪽 부위에서 반원을 그리면서, 지면에 미끄러지면서 움직인다.** 오른팔이 몸통 위로 올라감에 따라, 가슴우리가 오른팔을 따라 올라가도록 내버려둔다.

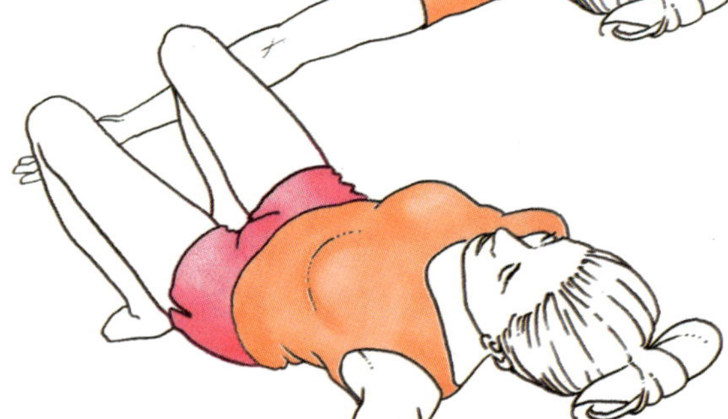

오른손으로, 위로 올라가는 왼쪽 갈비뼈의 움직임을 느낀다.
왼손이 몸통 옆으로 내려오고 갈비뼈가 다시 아래로 내려간다.

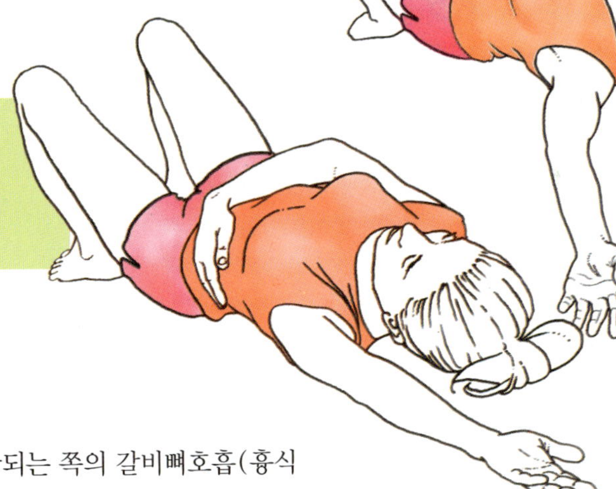

1b 이 움직임을 반복한다…

… 같은 쪽에서, **숨을 크게 들이쉬면서,** 확장되는 쪽의 갈비뼈호흡(흉식 호흡)을 한다. 팔이 원래 위치로 돌아오면서, 갈비뼈가 다시 아래로 내려간다. 확장과 닫힘 사이에서 다른 점을 찾으면서, 이 움직임을 여러 번 반복한다.

같은 동작을 다른 쪽에서 행한다.

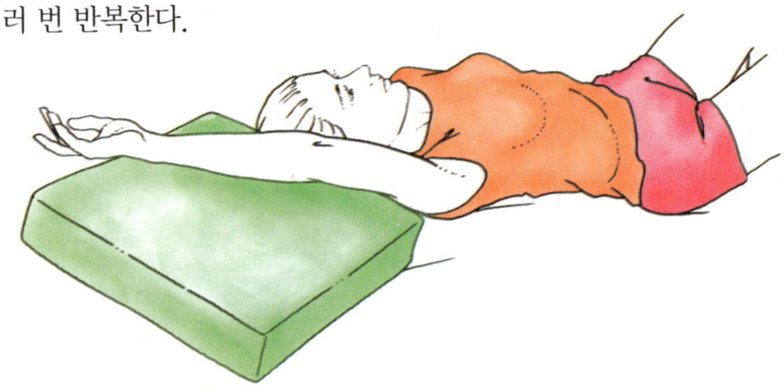

만약 지면에 누워 이 움직임을 실행하는 것이 불편하면, 팔을 좀 높게 위치할 수 있도록 팔 아래 방석을 댄다.

독자들이 몸을 움직이는 운동에 익숙하지 않고, 그리고 독자들이 운동치료사나 운동지도자가 아니면, *안전하게 탄탄한 복근 만들기* 방법의 과정을 이수한 지도자들에게 배우는 게 바람직하다.

갈비뼈를 움직인다

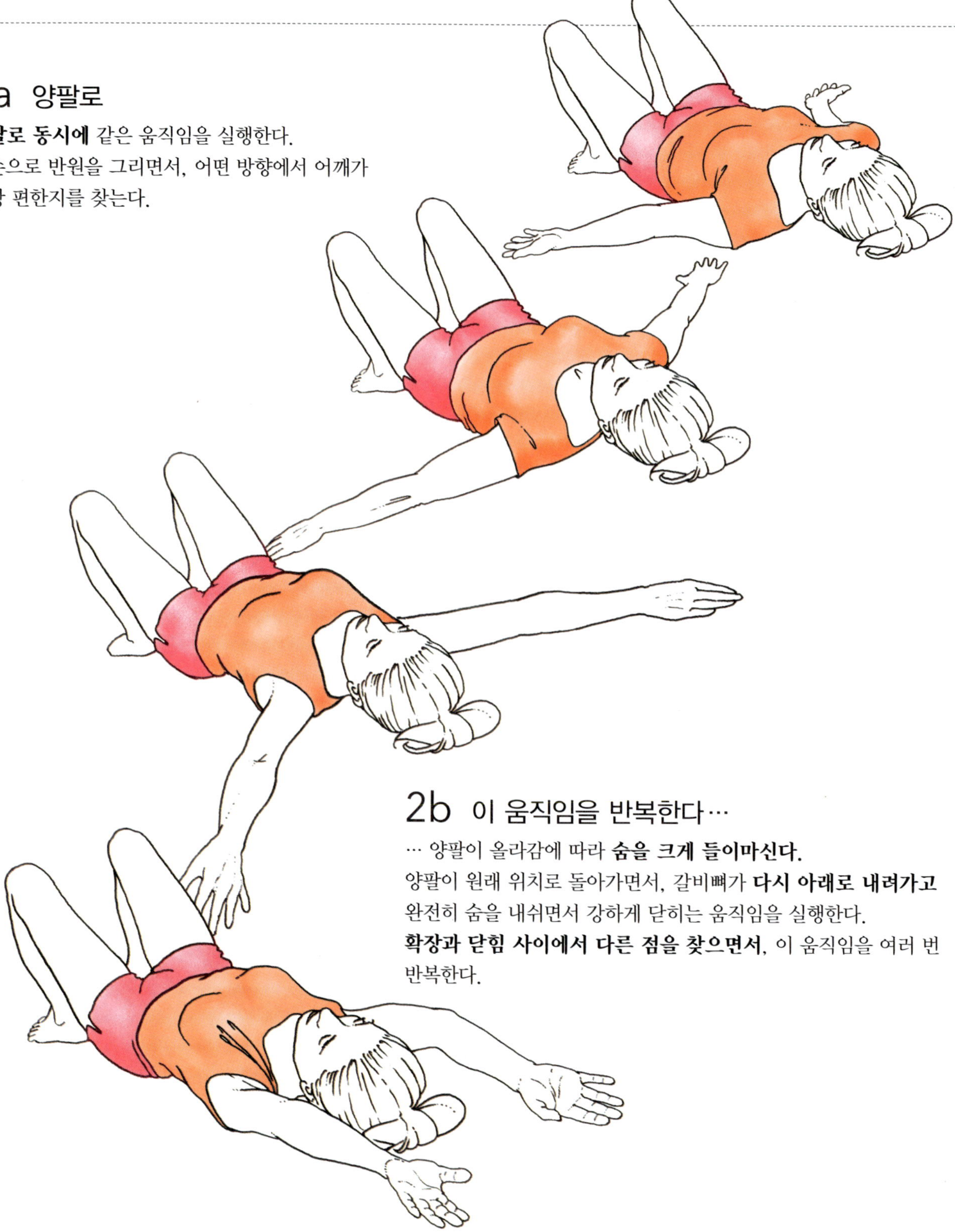

2a 양팔로

양팔로 동시에 같은 움직임을 실행한다.
양손으로 반원을 그리면서, 어떤 방향에서 어깨가 가장 편한지를 찾는다.

2b 이 움직임을 반복한다…

… 양팔이 올라감에 따라 **숨을 크게 들이마신다.**
양팔이 원래 위치로 돌아가면서, 갈비뼈가 **다시 아래로 내려가고** 완전히 숨을 내쉬면서 강하게 닫히는 움직임을 실행한다.
확장과 닫힘 사이에서 다른 점을 찾으면서, 이 움직임을 여러 번 반복한다.

독자들이 몸을 움직이는 운동에 익숙하지 않고, 그리고 독자들이 운동치료사나 운동지도자가 아니면, *안전하게 탄탄한 복근 만들기* 방법의 과정을 이수한 지도자들에게 배우는 게 바람직하다.

갈비뼈를 확장시키는 근육을 강화한다

2

1a 누운 자세에서…

… 마치 가슴우리를 ≪넓히는≫것처럼 **오른쪽 왼쪽으로 양쪽 갈비뼈를 확장시키면서 최대한으로 숨을 들이쉰다.**
그리고 가슴우리가 다시 제자리로 돌아오도록 숨을 *내쉰다.* 여러 번 일상적인 호흡을 반복한다.

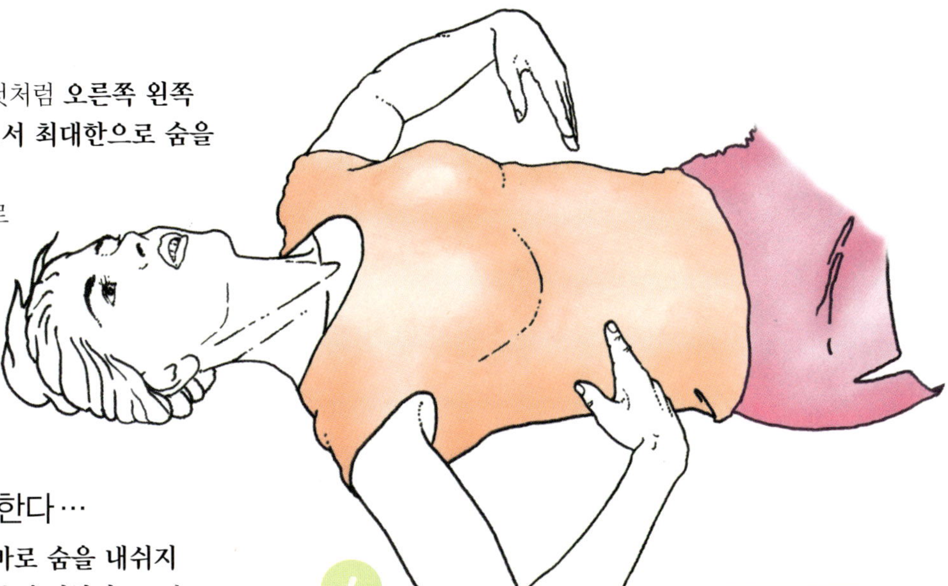

1b 1a 움직임을 반복한다…

… **숨을 크게 들이쉬고 난 후, 바로 숨을 내쉬지 않고 잠시 동안 호흡정지 상태를 유지한다.** 그리고 난 후 더 많은 공기를 들이마신다. 다시 잠시 동안 호흡 정지 상태를 유지하고 난 후 숨을 내쉰다. 여러 번 일상적인 호흡을 반복한다.

\+ 이 동작은 갈비뼈들이쉬기근을 수축시키는데, 특히 앞톱니근(전거근, serratus anterior)이 주된 수축근이다.

1c 1b 움직임을 반복한다…

… **그리고** 자연스럽게 숨을 내쉬기 전에, **숨을 크게 들이쉰 자세를 몇 초간 유지한다.** 숨을 멈추는 시간을 조금씩 늘리면서 (여러 번의 수업을 통해 약 5초에서 15초) 이 움직임을 여러 번 반복한다. 여러 번 일상적인 호흡을 반복한다.

\+ 이 호흡법은 갈비뼈들이쉬기근을 더 많이 작용시켜 이 근육들이 점진적으로 강화된다.

1d 누운 자세에서 서있는 자세로 바꾸어 1c 운동을 반복한다.

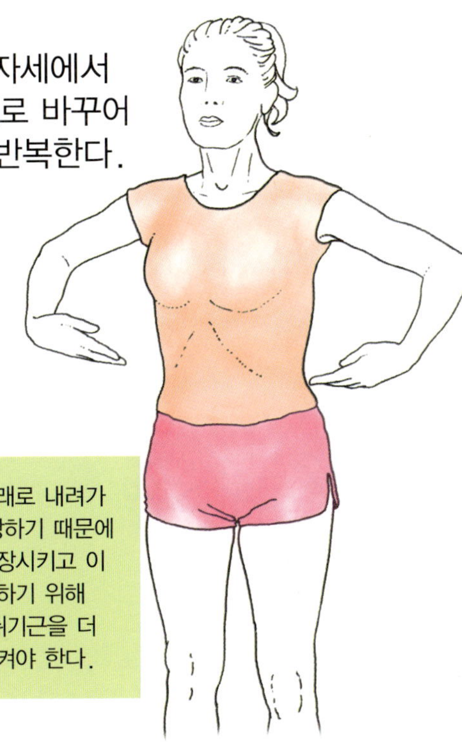

\+ 갈비뼈는 아래로 내려가는 경향이 강하기 때문에 갈비뼈를 확장시키고 이 상태를 유지하기 위해 갈비뼈들이쉬기근을 더 많이 작용시켜야 한다.

독자들이 몸을 움직이는 운동에 익숙하지 않고, 그리고 독자들이 운동치료사나 운동지도자가 아니면, *안전하게 탄탄한 복근 만들기* 방법의 과정을 이수한 지도자들에게 배우는 게 바람직하다.

2 갈비뼈를 확장시키는 근육을 강화한다

2a 누운 자세에서…

… **누운 자세**에서 마치 가슴우리가 ≪깊은≫것처럼, **복장뼈를 들어 올리면서 최대한으로 숨을 들이마신다. 그 후 복장뼈가 다시 제자리로 돌아오도록 숨을 내쉰다.**
여러 번 일상적인 호흡을 반복한다.

\+ 이 움직임을 하는 동안 양쪽 어깨뼈(견갑골, scapula) 사이를 움푹 들어가게 해서는 안 된다.

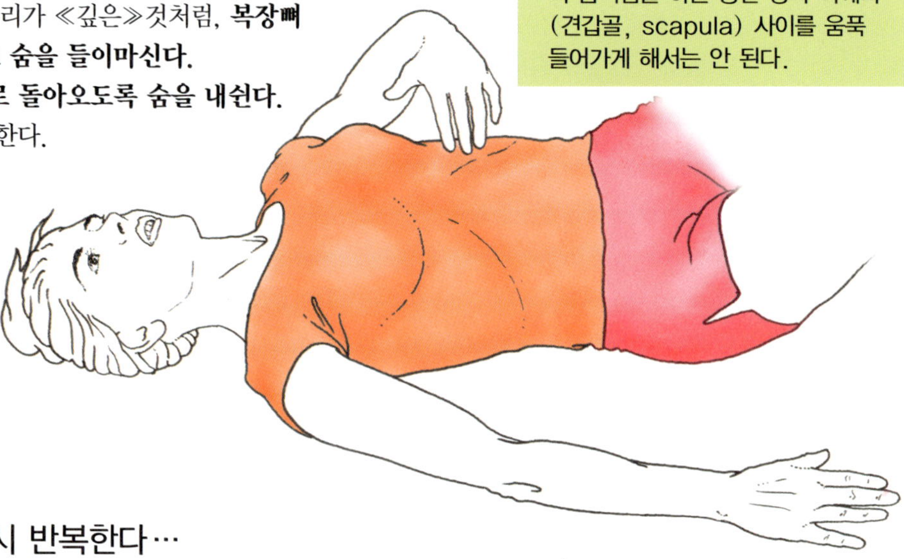

2b 2a 움직임을 다시 반복한다…

… **그리고, 숨을 들이쉬고 난 후, 바로 숨을 내쉬지 않고 잠시 동안 호흡정지 상태를 유지한다. 그리고 난 후 더 많은 공기를 들이마신다.**
여러 번 일상적인 호흡을 반복한다.

\+ 이 동작은 갈비뼈들이쉬기근을 운동시키는데 특히 가슴근육이 주된 작용을 한다.

2c 2b 움직임을 다시 반복한다…

… 이완하면서 숨을 내쉬기 전에, **복장뼈가 올라간 상태에서 잠시 동안 호흡정지를 유지한다.**
숨을 멈추는 시간을 조금씩 늘리면서 (여러 번의 수업을 통해 약 5초에서 15초) 이 움직임을 여러 번 반복한다.
여러 번 일상적인 호흡을 반복한다.

\+ 갈비뼈들이쉬기근이 점진적으로 강화된다.

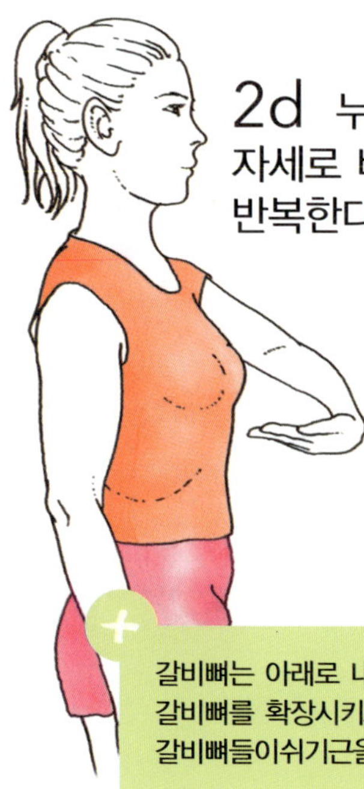

2d 누운 자세에서 서있는 자세로 바꾸어 1c 운동을 반복한다.

\+ 갈비뼈는 아래로 내려가는 경향이 강하기 때문에 갈비뼈를 확장시키고 그 상태를 유지하기 위해 갈비뼈들이쉬기근을 더 많이 작용시켜야 한다.

독자들이 몸을 움직이는 운동에 익숙하지 않고, 그리고 독자들이 운동치료사나 운동지도자가 아니면, *안전하게 탄탄한 복근 만들기* 방법의 과정을 이수한 지도자들에게 배우는 게 바람직하다.

3 배근육과 회음의 협응 작용으로 수축한다

안전하게 탄탄한 복근 만들기 방법은 회음으로 압력이 내려가지 않도록 구성되어 있다.
회음 운동은 배근육 운동에 포함되어 있다.

1 엉덩이, 무릎과 발목은 구부리고, 등을 지면에 대고 눕고, 발바닥은 지면에 댄다.

가장 아래에 위치한 배근육을 찾는다.
두덩뼈(치골, pubis) 바로 위, 아랫배에 두 손을 놓는다.
손가락 아래에서 조여지는 부위를 느끼면서, **이 부위를 수축한다.**
수축/이완을 반복한다.

2 같은 자세…
회음을 수축/이완하는 것을 유지한다.

만약 이러한 행위를 전혀 연습한 적이 없으면 항문조임근을
수축/이완시키거나, 또는 양쪽 궁둥뼈 부위를 서로 접근시킨 듯이
수축/이완시킨다. 2–3초 동안 수축을 유지한다.
수축 후 완전히 이완한다.
여러 번 반복한다 :
수축/이완.

\+ 실질적인 회음 운동에 대한 자세한 내용은 동일한 저자의 여성 회음 책의 실기부분을 참조한다. 골반격막에 관한 대부분의 운동은 남성과 여성 모두 할 수 있다.

3 그리고 난 후

… 운동 1처럼 회음을 수축시킨 후 아랫배 근육에서 가장 아래 부위를 수축시킨다.
회음 + 아랫배 근육수축과 이완을 연속적으로 여러 번 반복한다.

4 그 후

… 조금 위 부위를 수축시킨다.
여기서 또한 회음 + 아랫배 근육, +약간 위 부위 근육의 수축과
이완을 연속적으로 여러 번 반복한다.

\+ 회음을 이완하지 않도록 주의한다.

독자들이 몸을 움직이는 운동에 익숙하지 않고, 그리고 독자들이 운동치료사나 운동지도자가 아니면,
안전하게 탄탄한 복근 만들기 방법의 과정을 이수한 지도자들에게 배우는 게 바람직하다.

협응 작용: 배곧은근을 움직이게 한 후 배가로근을 움직인다

4

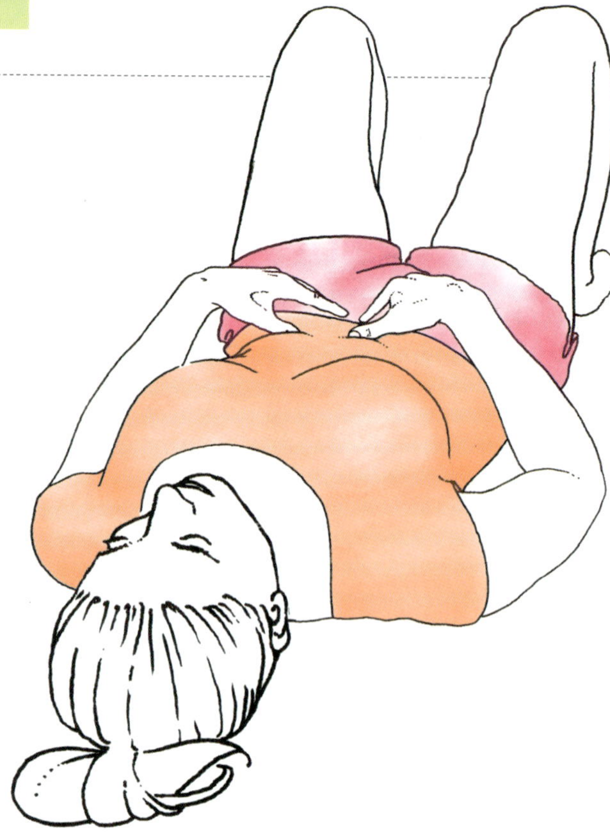

1 엉덩이, 무릎과 발목은 구부리고, 등을 지면에 대고 눕고, 발바닥은 지면에 댄다.

≪긴 등≫이 되도록 한다. 갈비뼈와 골반사이를 멀어지게 한다.
머리가 갈비뼈에서 먼 ≪긴 목≫이 되도록 한다. 앞쪽의 1처럼 아랫배 가장 아래 앞면에 두 손을 놓는다.
우선 아랫배 앞면에 있는 배곧은근을 점진적으로 수축시킨다. 그 다음 이완시킨다. 여러 번 반복한다.

2 두덩뼈에서 배꼽까지 점진적으로 수축시킨다.

아랫배에서 윗배 방향으로 수축을 전개하는 것을 느낀다. 여러 번 반복한다.

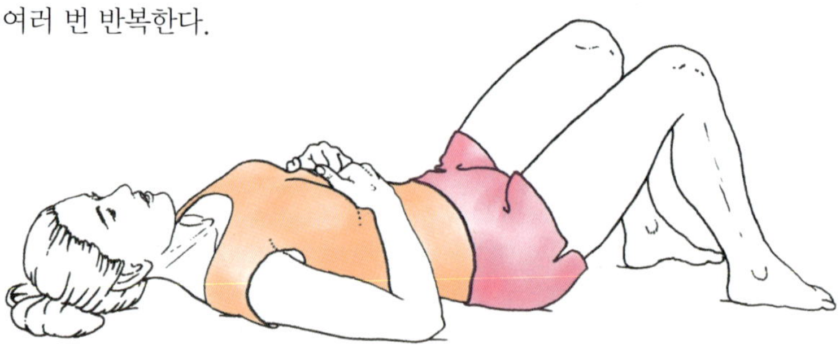

+ 배의 내장을 위로 이동시키는 매우 중요한 운동단계이다.

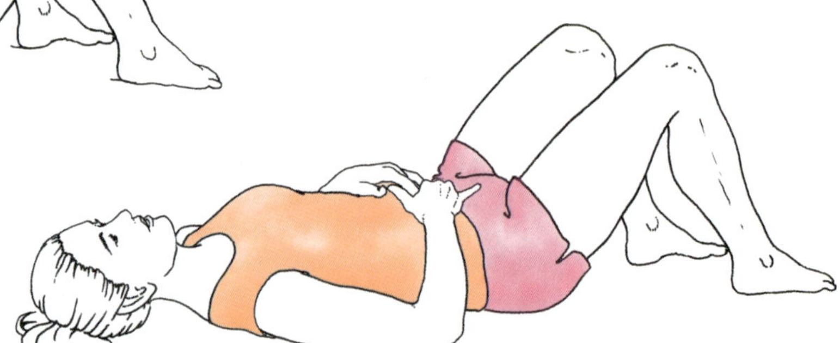

3 그리고 난 후, 배가로근을 수축시킨다…

… 이때 ≪날씬한 허리≫처럼 허리가 조이는 느낌이 들 것이다.
그 후, 숨을 내쉬면서 배가로근을 수축한다.

+ 이 순간 1과 2의 수축상태를 유지해야 한다.

1,2,3 사이에서 협응 작용이 이루어질 때까지 여러 번 반복한다.

독자들이 몸을 움직이는 운동에 익숙하지 않고, 그리고 독자들이 운동치료사나 운동지도자가 아니면, *안전하게 탄탄한 복근 만들기* 방법의 과정을 이수한 지도자들에게 배우는 게 바람직하다.

협응 작용: 배빗근을 움직이게 한 후 배가로근을 움직인다

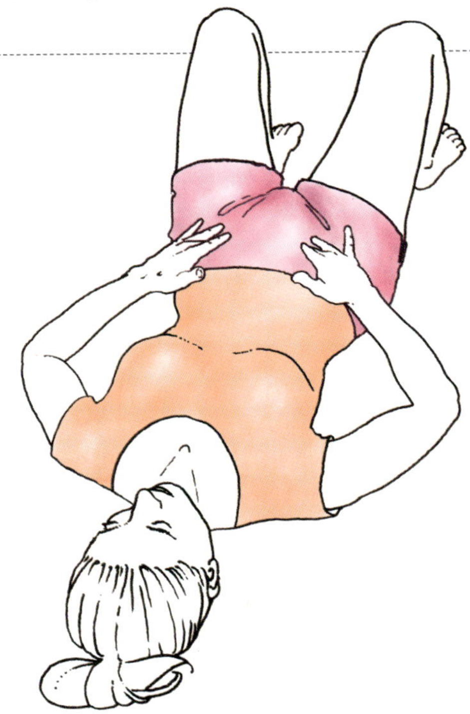

1 엉덩이, 무릎과 발목은 구부리고, 등을 지면에 대고 눕고, 발바닥은 지면에 댄다.

앞쪽에서처럼 다시 한 번, ≪긴 등≫이 된다. **허리 양쪽에 있는 배바깥빗근(외복사근)을 점진적으로 수축한다.** 이때 두 손이 골반에서 갈비뼈까지 배바깥빗근섬유 방향을 따라 올라간다.
그 다음 갈비뼈와 골반사이를 이완한다.
여러 번 반복한다.

2 손가락으로 샅고랑인대, 샅굴인대를 따라 위의 동작을 할 수 있다…

… 배빗근 전체가 수축되었는지를 잘 측정하기 위해 (배속빗근섬유를 자극한다). 그리고 이완한다. 여러 번 반복한다.

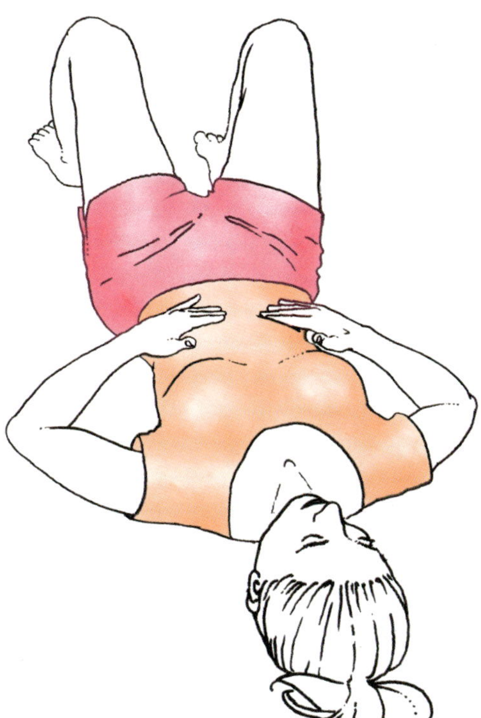

3 그 후 배곧은근을 수축한다…

… (앞쪽의 n°1과 2 운동을 참조). 아랫배가 안으로 ≪들어가는≫것 같은 느낌을 유지하도록 한다. 이 감각을 기억하기 위해 10번 정도 이러한 협응 작용으로 일어나는 수축운동을 반복한다.

+ 내장덩어리를 위로 올리는 매우 중요한 단계이다.

4 그 후, 배가로근을 수축한다…

… ≪가는 허리≫처럼, 허리가 조여든 느낌을 유발한다. 그 후 숨을 내쉬면서 배가로근을 수축한다.

+ 이 순간 1과 2의 수축상태를 유지해야 한다.

1,2,3 사이에서 협응 작용이 이루어질 때까지 여러 번 반복한다.

독자들이 몸을 움직이는 운동에 익숙하지 않고, 그리고 독자들이 운동치료사나 운동지도자가 아니면, *안전하게 탄탄한 복근 만들기* 방법의 과정을 이수한 지도자들에게 배우는 게 바람직하다.

협응 작용: 엉덩이근육 앞면 부위를 유연하게 한다

6

1 배를 대고 누운 자세에서…

… **오른쪽 무릎을 굽히고** (오른손 또는 왼손으로) **오른발을 잡는다.**

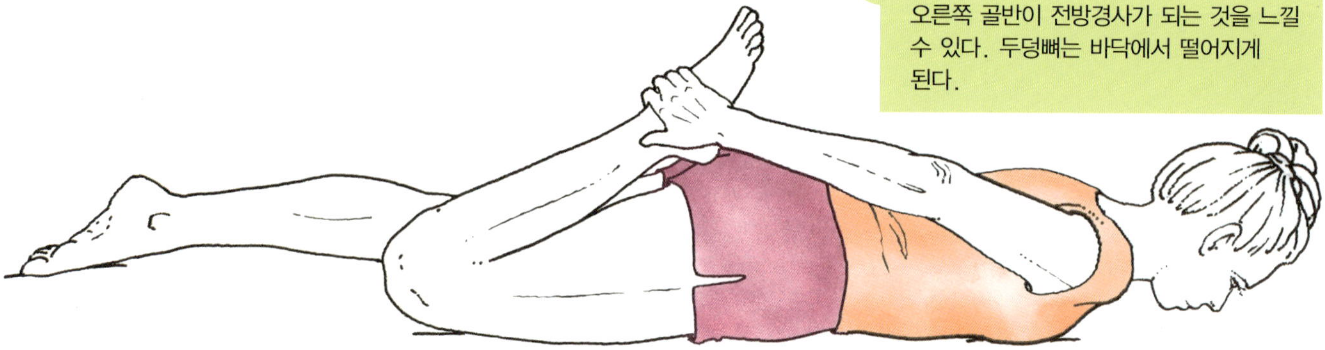

+ 오른쪽 골반이 전방경사가 되는 것을 느낄 수 있다. 두덩뼈는 바닥에서 떨어지게 된다.

2 골반(두덩뼈)이 지면으로 향하도록 움직인다.

골반후방경사가 일어난다.

+ 따라서 엉덩이의 앞면 부위가 늘어나는 것을 느낀다.

엉덩이 앞면 부위를 무리하게 늘이지 않는 범위 내에서
이 자세를 몇 초간 유지한다;

+ 호흡을 하는데 들이 쉴 때, (열고) 내쉴 때, (이완)한다.

그 후 이완한다. 몇 번 반복 연습한다.
그 후 왼쪽에서 이 운동을 다시 시작한다.

독자들이 몸을 움직이는 운동에 익숙하지 않고, 그리고 독자들이 운동치료사나 운동지도자가 아니면, *안전하게 탄탄한 복근 만들기* 방법의 과정을 이수한 지도자들에게 배우는 게 바람직하다.

7 배근육과 등근육의 협응 작용으로 움직인다

1a 엉덩이, 무릎과 발목은 구부리고, 등을 지면에 대고 눕고, 발바닥은 지면에 댄 자세에서…

… **허리뼈 부위에 손등을 댄다.** 이 부위가 더 이상 손을 누르지 않고, 게다가 더 이상 손과 접촉하지 않고 운동하기 위하여 이 부위를 약간 든다. 그 후 이완한다. 여러 번 반복한다.

+ 등근육 운동이다.

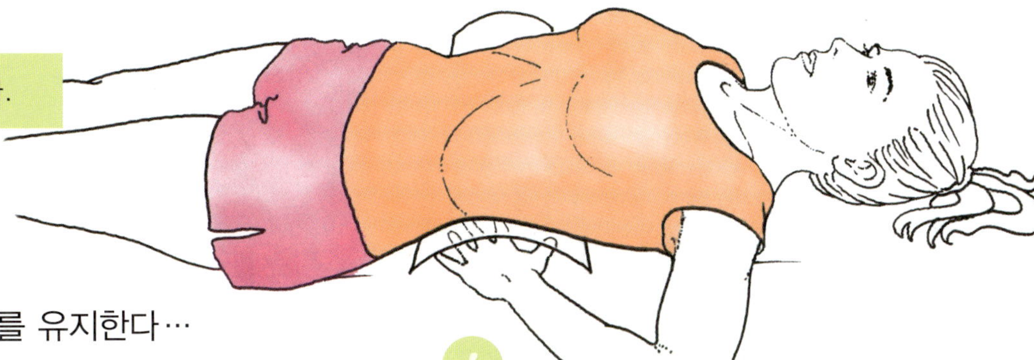

1b 이 자세를 유지한다…

… **이제는 배근육을 수축하여 이 자세를 유지한다.**

이제는 등근육의 수축을 유지하면서 골반후방경사가 발생하지 않도록 한다. 이를 여러 번 반복한다.

+ 배근육이 수축하여 어떻게 골반후방경사를 발생시키고, 허리뼈 부위를 바닥에 닿게 하는지 느낀다.

2a 서서, 엉덩이와 무릎, 그리고 발목을 약간 굽힌다.

손등을 허리뼈 부위에 갖다 댄다. 등을 펴면서 허리뼈 부위가 약간 들어가도록 허리를 안으로 넣는다. 가능한 최대한 몸이 수직이 되도록 하면서 몸을 정렬시킨다.

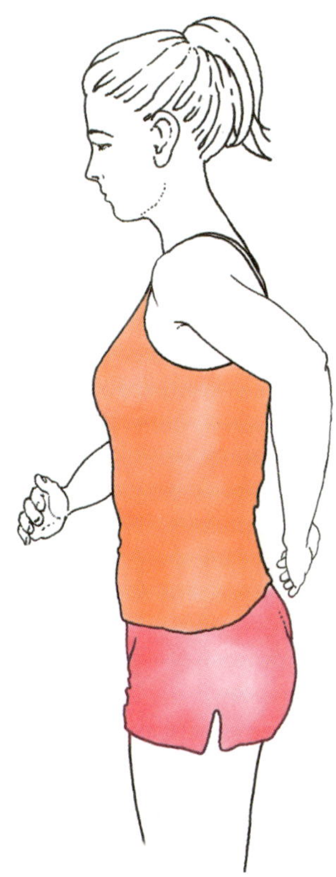

2b 이 자세를 유지한다…

… **이제는 배근육을 수축시키면서**

+ 마치 배근육이 수축하면서 어떻게 골반후방경사를 발생시키고, 허리뼈 앞굽음증이 없어지게 하는지를 느낀다.

등근육의 수축을 유지하면서 이 작용을 하지 못하도록 한다. 그 후 이완한다. 여러 번 반복한다.

독자들이 몸을 움직이는 운동에 익숙하지 않고, 그리고 독자들이 운동치료사나 운동지도자가 아니면, *안전하게 탄탄한 복근 만들기* 방법의 과정을 이수한 지도자들에게 배우는 게 바람직하다.

안전하고 효과적인 배근육 운동을 위한

9종류의 운동

1 배곧은근 늘이기

엉덩이, 무릎과 발목은 구부리고, 등을 지면에 대고 눕고, 발바닥은 지면에 댄 자세에서 시작한다.

1a 배곧은근 위 부위 늘이기 (≪교차/올라감≫)

가슴 위에 양손을 교차시키고 가슴과 머리 위로 교차된 두 팔을 쭉 뻗는다.

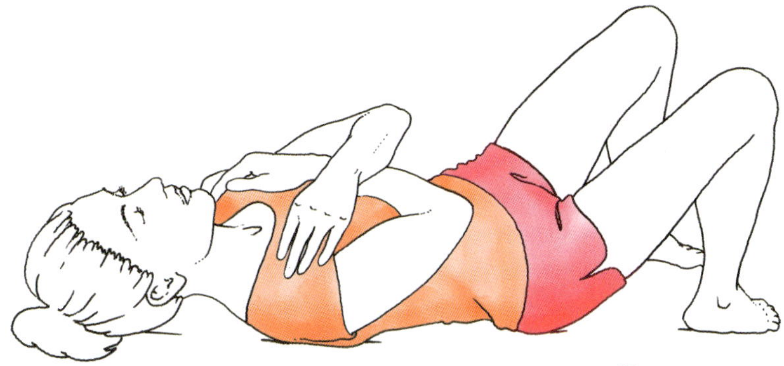

+ 두 팔이 몸 앞면을 지나기 위해 가능하면 교차한 양 손목을 유지한다.

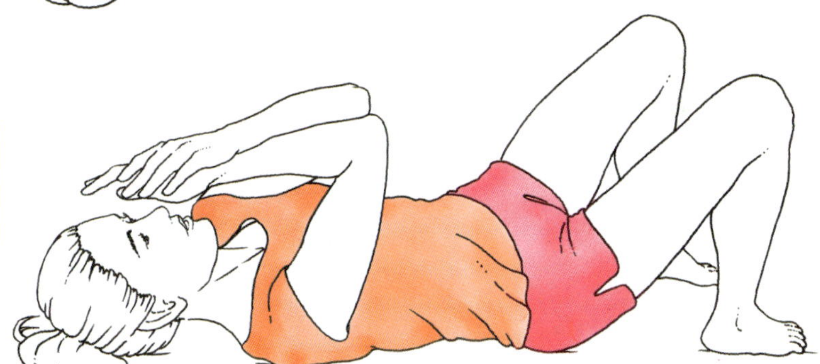

+ 이 동작은 갈비뼈와 복장뼈를 올라가게 한다. 여러분은 이러한 올라가는 느낌을 감각적으로 감지해야 한다. 그리고 또한 이 동작이 배곧은근 위 부위를 늘인다는 것을 느낀다.

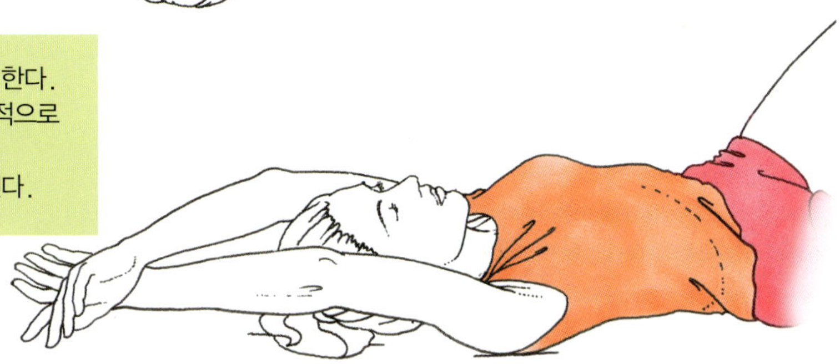

처음 자세로 되돌아온다.

1b 큰 갈비뼈들이쉬기를 하면서 동시에 1a 움직임을 실행한다.

갈비뼈를 동시에 앞쪽, 가쪽, 심지어는 뒤쪽으로 들어 올린다.

+ 이 동작을 하면서 두 팔의 움직임 폭이 증가하는 것을 느낀다.

처음 자세로 되돌아온다.

독자들이 몸을 움직이는 운동에 익숙하지 않고, 그리고 독자들이 운동치료사나 운동지도자가 아니면, *안전하게 탄탄한 복근 만들기* 방법의 과정을 이수한 지도자들에게 배우는 게 바람직하다.

1 배곧은근 늘이기

1c 비대칭으로 배곧은근 아래 부위 늘이기 (≪늘이기/휘게 하기≫)

오른다리를 천천히 완전히 편다.

> 이 움직임이 어떻게 골반전방경사와 오른다리 쪽에서 요추전만(허리뼈앞굽음)을 유발하는지 느낀다. 다리를 펴는 동안 이 움직임이 발생하도록 저항하지 않는다.

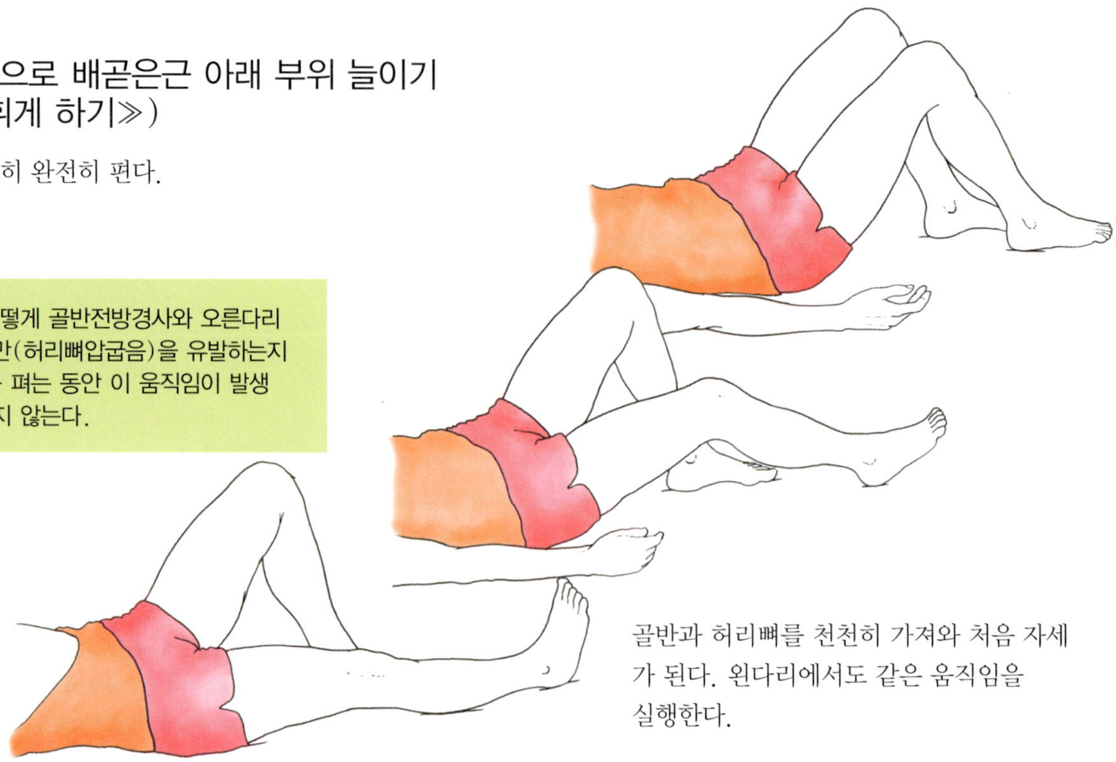

골반과 허리뼈를 천천히 가져와 처음 자세가 된다. 왼다리에서도 같은 움직임을 실행한다.

1d 양쪽으로 배곧은근 아래 부위 늘이기 (≪늘이기/휘게 하기≫)

두 다리를 천천히 완전히 편다.

> 이 움직임이 어떻게 골반전방경사와 요추전만(허리뼈앞굽음)을 유발하는지 느낀다. 두 다리를 펴는 동안 이 움직임이 발생하도록 내버려 두고, 허리 부위 전체에서 요추전만이 발생하는 것을 찾는다.

> 또한 이 움직임이 어떻게 배곧은근 아래 부위를 늘이는지 느낀다.

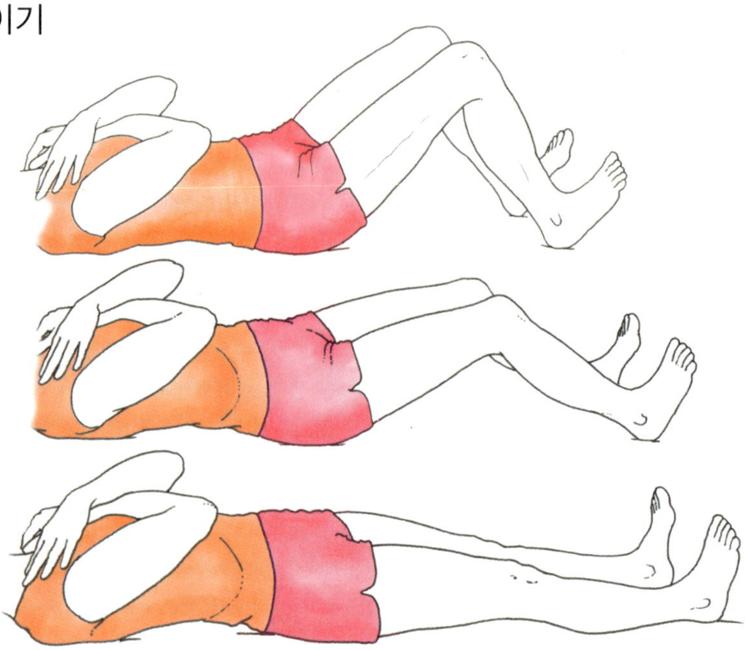

골반과 허리뼈를 천천히 처음 위치로 놓는다.

독자들이 몸을 움직이는 운동에 익숙하지 않고, 그리고 독자들이 운동치료사나 운동지도자가 아니면, *안전하게 탄탄한 복근 만들기* 방법의 과정을 이수한 지도자들에게 배우는 게 바람직하다.

1e 배곧은근 전체를 늘이기(올리기/늘이기)

이제는 두 팔과 두 다리를 동시에 편다

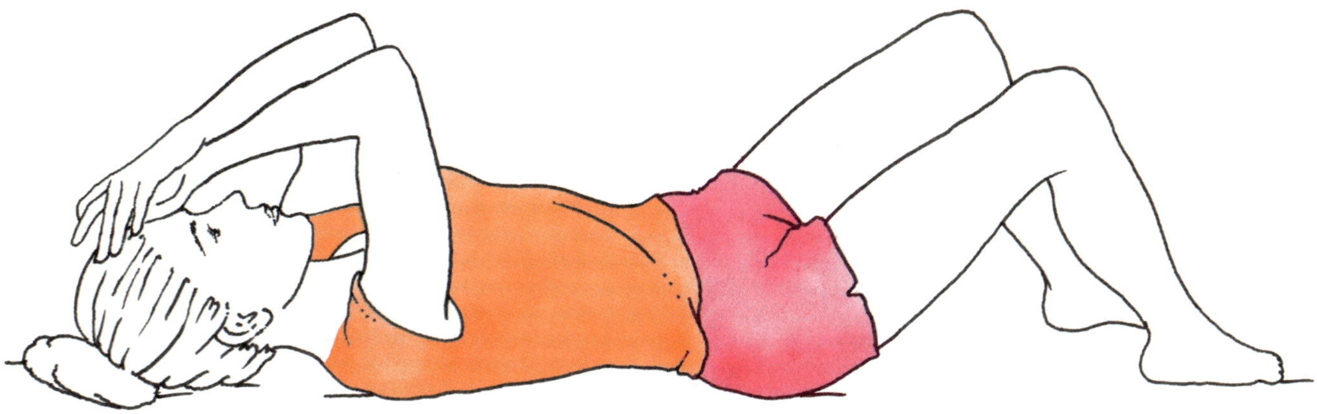

이 움직임을 통해 어떻게 배곧은근 아래 부위와 위 부위를 동시에 늘여야 하는지를 느낀다.

갈비뼈/골반사이를 늘이면서, 허리뼈 부위가 과도한 허리뼈 앞굽음증(요추전만)이 되도록 저항하지 않는다.

1f 갈비뼈의 확장을 강화하면서 배곧은근 전체를 늘이기

복장뼈를 올리게 하는 큰 갈비뼈들이쉬기로 1d 움직임 전체를 반복한다.

다시 반복한다, 그리고, 이번에는, 몇 초 동안 호흡을 정지하고, 갈비뼈가 확장된 자세를 유지한다. 처음 자세로 천천히 돌아온다.

배곧은근이 늘어나고 갈비뼈가 확장된 것을 확인하기 위해 천천히 이 마지막 움직임을 여러 번 반복한다.

몸은 늘어난 자세에서 배곧은근을 강화할 수 있다(다음 쪽).

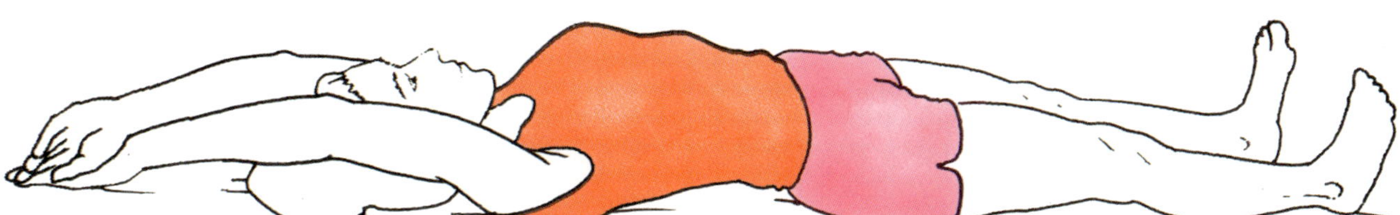

독자들이 몸을 움직이는 운동에 익숙하지 않고, 그리고 독자들이 운동치료사나 운동지도자가 아니면, *안전하게 탄탄한 복근 만들기* 방법의 과정을 이수한 지도자들에게 배우는 게 바람직하다.

배곧은근 강화하기 2

엉덩이, 무릎과 발목은 구부리고, 등을 지면에 대고 눕고, 발바닥은 지면에 댄 자세에서 시작한다.
이 운동은 4단계로 구성되어 있고, 이상적으로는, 각 단계를 천천히 4단계로 실행한다.

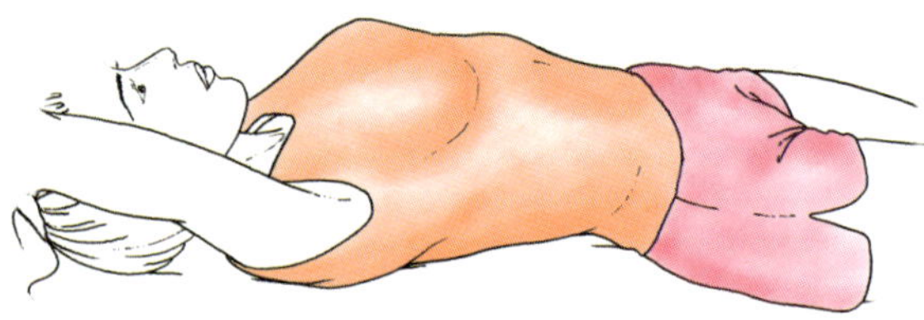

2a 1e 전체 움직임을 반복한다…

… 갈비뼈들이 확장되고 올라간 복장뼈가 늘어난 자세를 잘 유지하면서, 숨을 들이쉬고, 그 후 호흡을 멈춘다.

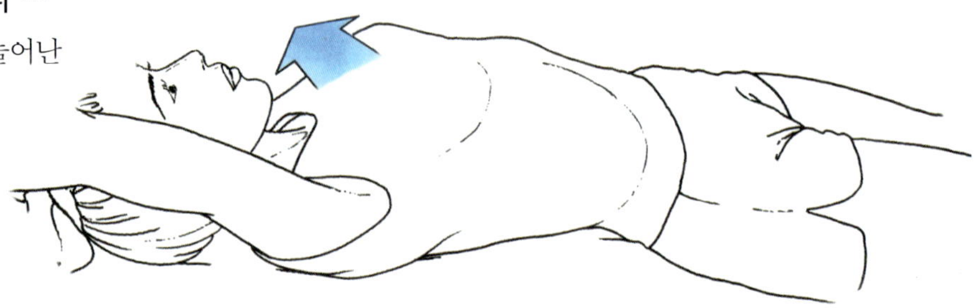

2b 배곧은근 아래 부위를 수축한다…

… **133-1쪽 준비운동에서 보았던 것처럼 숨을 내쉬면서.** 올라간 복장뼈의 위치를 유지해야 한다.

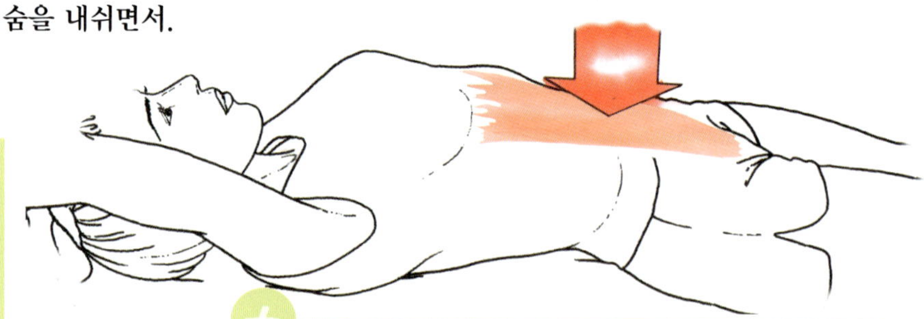

\+ 배곧은근이 당기기 때문에 복장뼈는 아마 다시 아래로 내려갈 것이고 확장된 갈비뼈 사이는 조금 줄어들 것이지만, 의도적으로 이 작용이 일어나도록 하지 않는다.

아랫배에서 힘의 영역이 발생하도록 점진적으로, 아랫배 내쉬기가 최대로 되도록 강하게 숨을 내쉰다.

\+ 이때 몸통 앞뒤의 근육을 강화하기 위해 능동적으로 등이 안으로 들어가도록 함으로써, 이 운동 전체의 강도를 높인다.

2c 다시 – 숨을 들이마신다…

… 확장된 갈비뼈를 유지하면서 **두 팔을 아래로 내린다.**

2d 완전히 이완한다…

… 크게 한숨을 쉬는 것처럼 **숨을 내쉬면서**, 그리고 일련의 2a, 2b, 2c 움직임을 다시 실행하기 위해 준비한다.

이 일련의 운동은 약 10회 정도 반복할 수 있고, 이상적으로는, 다음 쪽부터 배빗근을 다루는 운동들과 교대로 실행한다.

독자들이 몸을 움직이는 운동에 익숙하지 않고, 그리고 독자들이 운동치료사나 운동지도자가 아니면, *안전하게 탄탄한 복근 만들기* 방법의 과정을 이수한 지도자들에게 배우는 게 바람직하다.

3 배속빗근(작은빗근) 늘이기

엉덩이, 무릎과 발목은 구부리고, 등을 지면에 대고 눕고, 발바닥은 지면에 댄 자세에서 시작한다.
등을 바닥에 대고 눕는다. 팔을 펴서 몸 가까이 두고 다리도 편다.

3a 오른쪽 배속빗근 위 부위 늘이기(≪교차/올라감≫)

오른팔을 가슴 위에 교차하여 오른손이 계속해서 복장뼈, 왼쪽 어깨, 그리고 왼손을 향해 뻗는다.

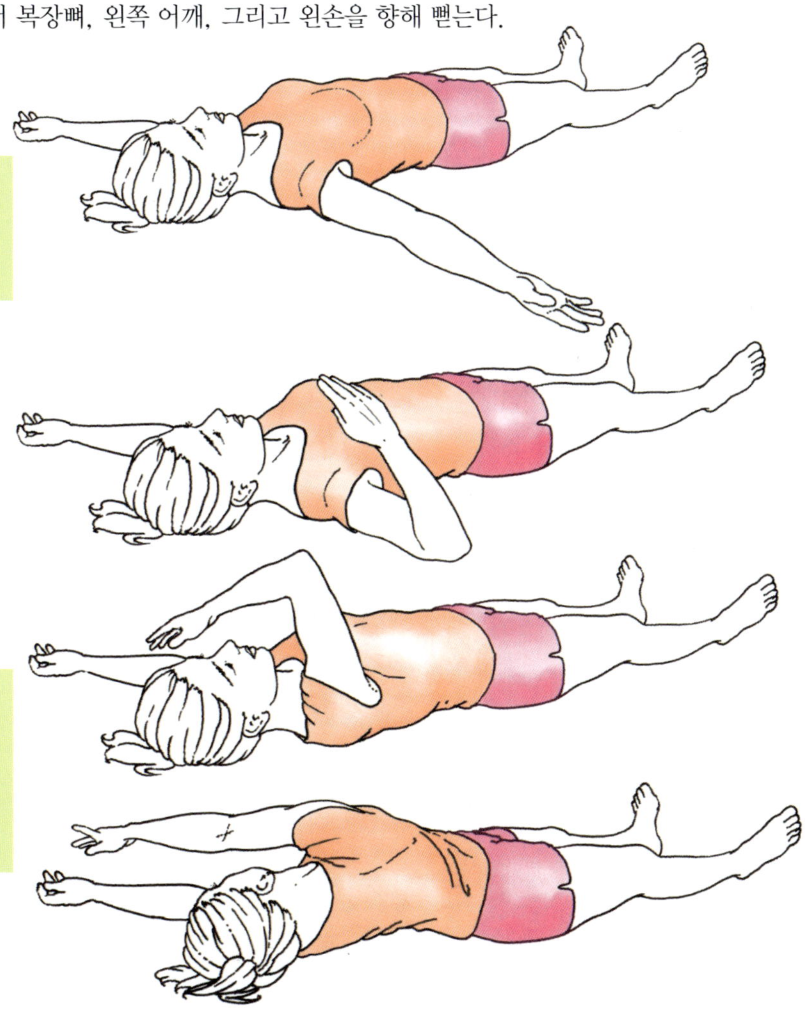

> 이 움직임이 어떻게 왼쪽 날개뼈(견갑골, scapula)를 누르고, 그 후 가슴우리 전체를 왼쪽으로 이끄는지를 느낀다.

편안한 경로를 찾기 위해 이 움직임을 여러 번 반복한다.
점진적으로, 동시에 갈비뼈가 변형되고(변형될 수 있다) 가슴우리 전체가 왼쪽으로 돌아갈 것이다.

> 왼쪽 배속빗근의 작용으로 발생하는 이 움직임이, 어떻게 오른쪽 뱃속빗근을 늘이는 것을 유발하는지, 특히 위 부위를 느낀다.
> 이 움직임이 추구하는 것은 바로 이러한 늘이기이다.

처음 자세로 되돌아온다.

3b 큰 갈비뼈들이쉬기를 하면서 동시에 같은 움직임을 행한다…

… 오른쪽 가슴우리에서.

처음 자세로 되돌아온다.
팔 교차, 가슴우리, 갈비뼈들이쉬기/배속빗근 늘어남과의 협응 작용이 잘 발생할 수 있도록 이 움직임을 많이 반복 연습한다:

독자들이 몸을 움직이는 운동에 익숙하지 않고, 그리고 독자들이 운동치료사나 운동지도자가 아니면, *안전하게 탄탄한 복근 만들기* 방법의 과정을 이수한 지도자들에게 배우는 게 바람직하다.

3 배속빗근(작은빗근) 늘이기

3c 오른쪽 배속빗근 아래를 고정시킨다(≪교차하기/돌림하기≫).

140쪽 1c 움직임을 다시 실행하는데, 발(과 다리 전체)을 가쪽으로 돌린다.

* 감수 역자: 3c의 설명은 왼쪽 배속빗근을 늘리는 동작입니다.

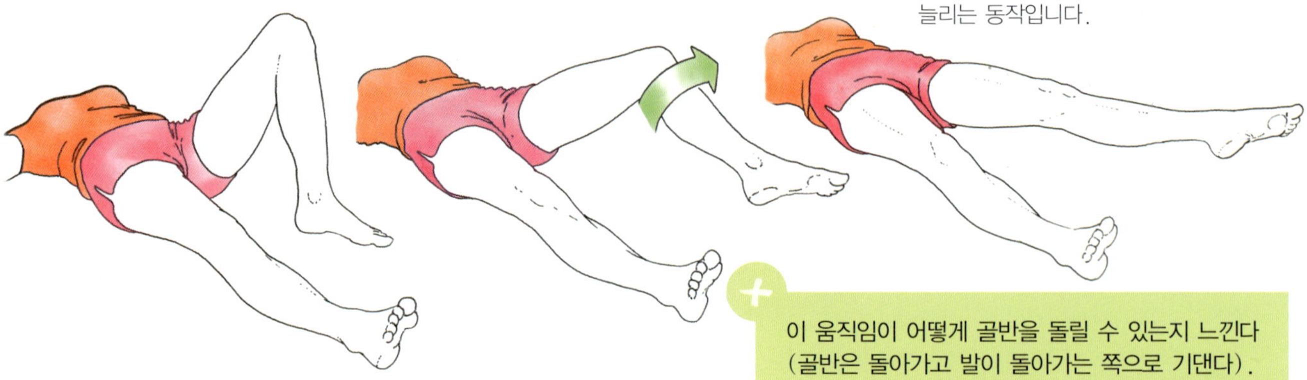

+ 이 움직임이 어떻게 골반을 돌릴 수 있는지 느낀다(골반은 돌아가고 발이 돌아가는 쪽으로 기댄다). 이 움직임이 진행되도록 둔다. 골반과 허리뼈를 돌리면서 처음 자세로 되돌아온다.

3d 오른쪽 배속빗근 전체를 늘인다(≪교차/돌림≫).

이제는 오른팔의 교차 움직임과, 3c에서 연습한 방향과 반대 방향인 오른쪽 다리가 늘어나는 돌림 움직임을 동시에 실행한다. 처음에는, 오른팔과 오른다리가 반대 방향으로 움직이기 때문에 천천히 실행하고 이 움직임을 편하게 실행할 수 있도록 움직여야 한다.

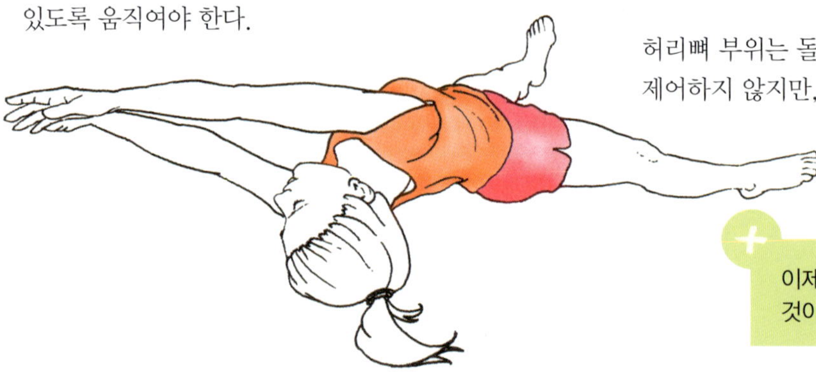

허리뼈 부위는 돌고 약간 앞굽음증(전만)이 되는 것을 제어하지 않지만, 갈비뼈/골반사이가 늘어나도록 움직인다.

+ 이제는 골반과 갈비뼈가 반대 방향으로 돌아가는 것이 어떻게 배속빗근 전체를 늘이는지 느낀다.

3e 갈비뼈가 벌어지는 것을 강화하면서 오른쪽 배속빗근 전체를 늘인다.

오른쪽 갈비뼈에서 큰 갈비뼈들이쉬기를 하면서 3d 움직임 전체를 반복한다. 다시 한 번 더 실행하고, 처음 자세로 되돌아가기 전에 숨(호흡)을 멈추고 오른쪽 갈비뼈가 확장된 상태에서 늘어난 자세를 몇 초 동안 유지한다. 배속빗근이 늘어나고 갈비뼈가 벌어지는 것을 확인하기 위해, 가능한 천천히 여러 번 이 움직임을 실행한다.

왼쪽에서도, 대칭적으로 이 움직임을 실행한다. 몸은 늘어난 자세에서 배속빗근을 강화할 수 있다(다음 쪽).

독자들이 몸을 움직이는 운동에 익숙하지 않고, 그리고 독자들이 운동치료사나 운동지도자가 아니면, *안전하게 탄탄한 복근 만들기* 방법의 과정을 이수한 지도자들에게 배우는 게 바람직하다.

배속빗근 4 강화하기

이 운동은 4단계로 구성되어 있고, 이상적으로는, 각 단계를 천천히 4단계로 실행한다.

4a 3e 움직임 전체를 반복한다…

… 갈비뼈가 확장된 쪽에서 늘어난 자세를 잘 유지하면서, 숨을 들이쉬고, 그 후 숨을 멈춘다.

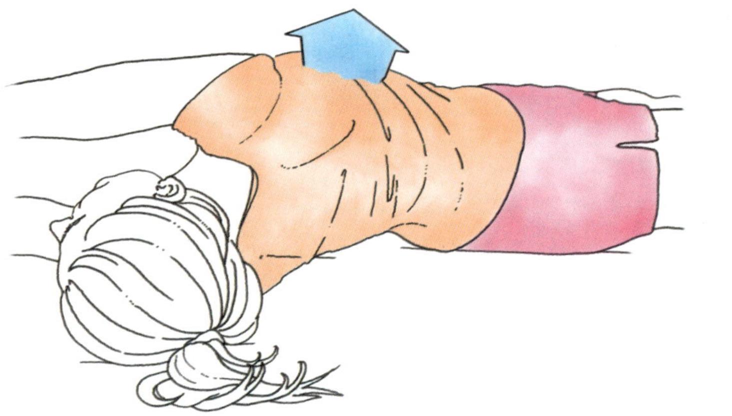

4b 오른쪽 배속빗근을 수축한다…

… 숨을 내쉬면서 허리 오른쪽을 수축한다…
확장된 갈비뼈를 유지한다.

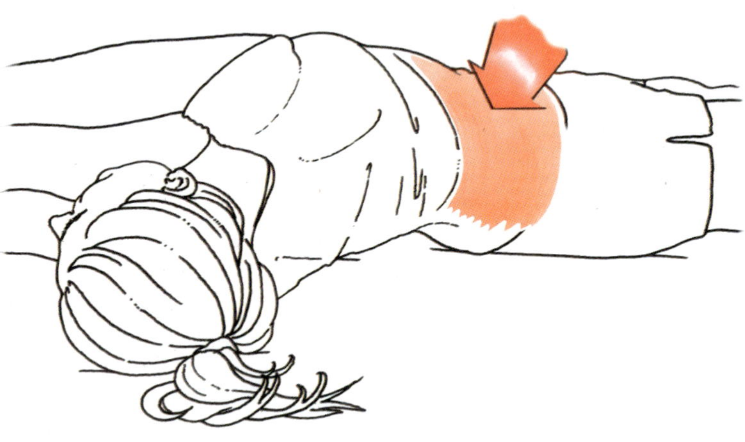

> 오른쪽 배속빗근이 가슴우리를 당기기 때문에 가슴우리는 오른쪽으로 점진적으로 내려 갈 것이다. 하지만 의도적으로 이 작용을 추구하지 않는다.

> 점진적으로, 허리 옆에 생기는 힘 부위를 느끼기 위해 가측내쉬기를 최대한 강화할 것이다.

4c 다시 – 숨을 들이마신다…

… **오른팔을 오른쪽으로 가져가고 몸통을 제자리에 놓으면서,** 확장된 갈비뼈를 유지하면서.

4d 완전히 이완한다…

… **크게 한숨을 쉬는 것처럼 숨을 내쉬면서,** 그리고 일련의 4a, 4b, 4c 움직임을 다시 실행하기 위해 준비한다.

이 일련의 운동을 반대쪽에서 실행한다.
정확히는, 이 일련의 움직임은 오른쪽/왼쪽에서 교대로 약 10회 정도 반복할 수 있다.
이상적으로는, 배곧은근 강화 운동들과 배바깥빗근 강화 운동들(앞쪽과 다음 쪽)을 교대로 실행한다.

독자들이 몸을 움직이는 운동에 익숙하지 않고, 그리고 독자들이 운동치료사나 운동지도자가 아니면, *안전하게 탄탄한 복근 만들기* 방법의 과정을 이수한 지도자들에게 배우는 게 바람직하다.

5 배바깥빗근 늘이기

엉덩이, 무릎과 발목은 구부리고, 등을 지면에 대고 눕고, 발바닥은 지면에 댄 자세에서 시작한다. 양팔을 가슴 위에 교차한다. 이 운동은 오른쪽을 설명한다.

5a 오른쪽 배바깥빗근 위 부위 늘이기(≪팔을 올리기≫)

팔꿈치를 굽히고, 팔을 교차한다.
동시에 오른쪽 팔을 가쪽으로, 몸통 위로 펴면서 팔꿈치를 편다.
오른쪽 다리를 왼쪽 다리 위로 교차시키고 오른쪽 발이 골반에서 멀어지도록 가능한 한 최대한 왼쪽으로 뻗는다.

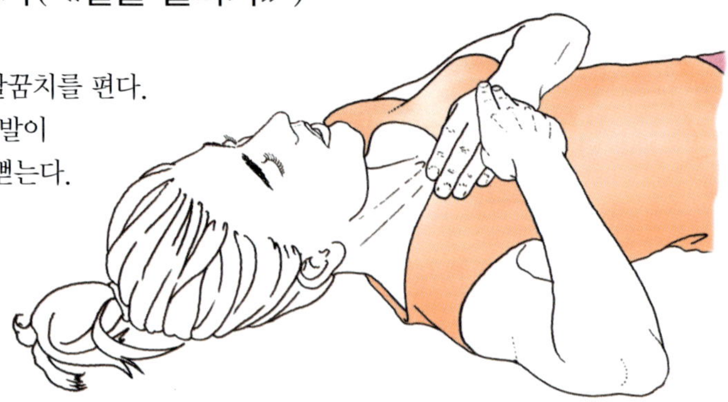

+ 이 움직임이 어떻게 오른쪽 날개뼈(견갑골, scapula)를 누르고, 가슴우리를 오른쪽으로 유지시키는지를 느낀다.

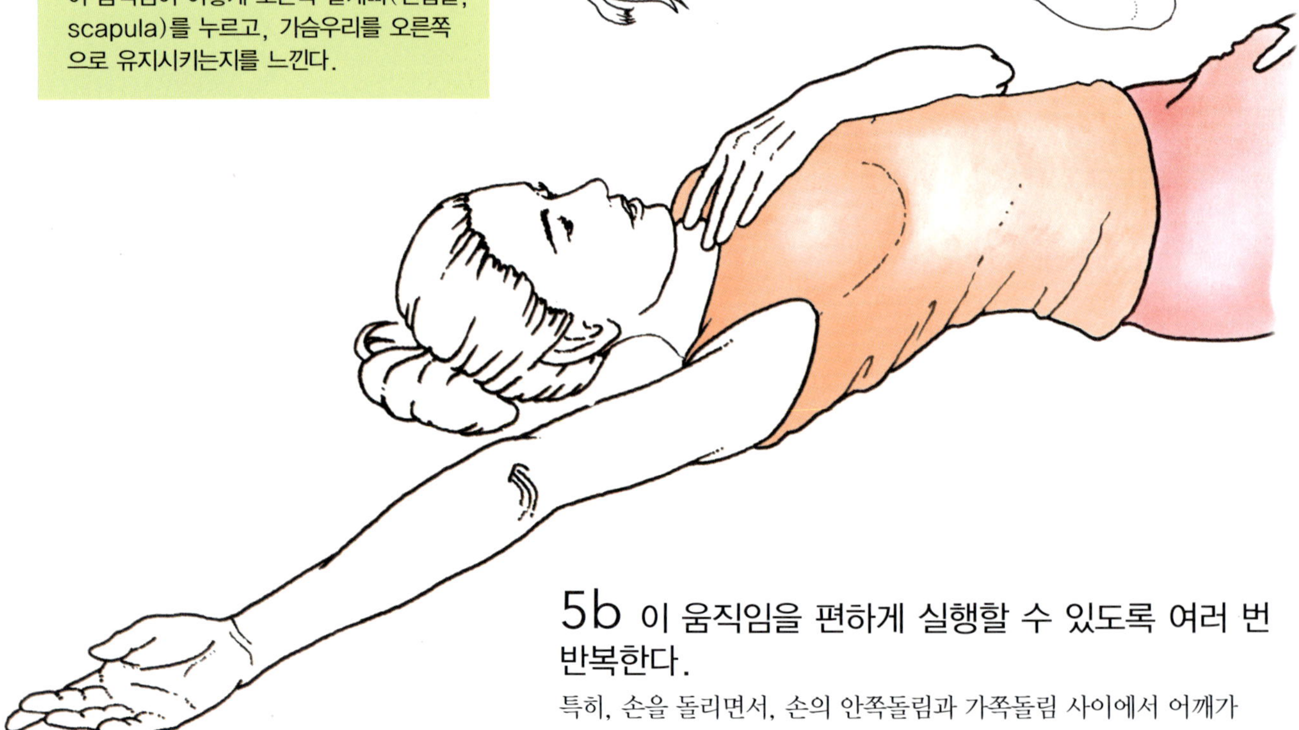

5b 이 움직임을 편하게 실행할 수 있도록 여러 번 반복한다.

특히, 손을 돌리면서, 손의 안쪽돌림과 가쪽돌림 사이에서 어깨가 어떤 방향으로 향할 때 편안한지 찾는다.

+ 이 움직임이 어떻게 오른쪽 배바깥빗근을 늘이는지, 특히 오른쪽 배바깥빗근 위 부위가 어떻게 늘어나는지를 느낀다.

처음 자세로 되돌아온다.

독자들이 몸을 움직이는 운동에 익숙하지 않고, 그리고 독자들이 운동치료사나 운동지도자가 아니면, *안전하게 탄탄한 복근 만들기* 방법의 과정을 이수한 지도자들에게 배우는 게 바람직하다.

5c 5a를 반복한다…

… 가슴우리의 오른쪽에서 동시에 큰 갈비뼈들이쉬기와 함께.

엉덩이, 무릎과 발목은 구부리고, 등을 지면에 대고 눕고, 발바닥은 지면에 댄 자세에서 시작한다. 양팔을 가슴 위에서 교차한다.

5d 오른쪽 배바깥빗근 아래 부위를 고정한다(늘리고/돌리기)

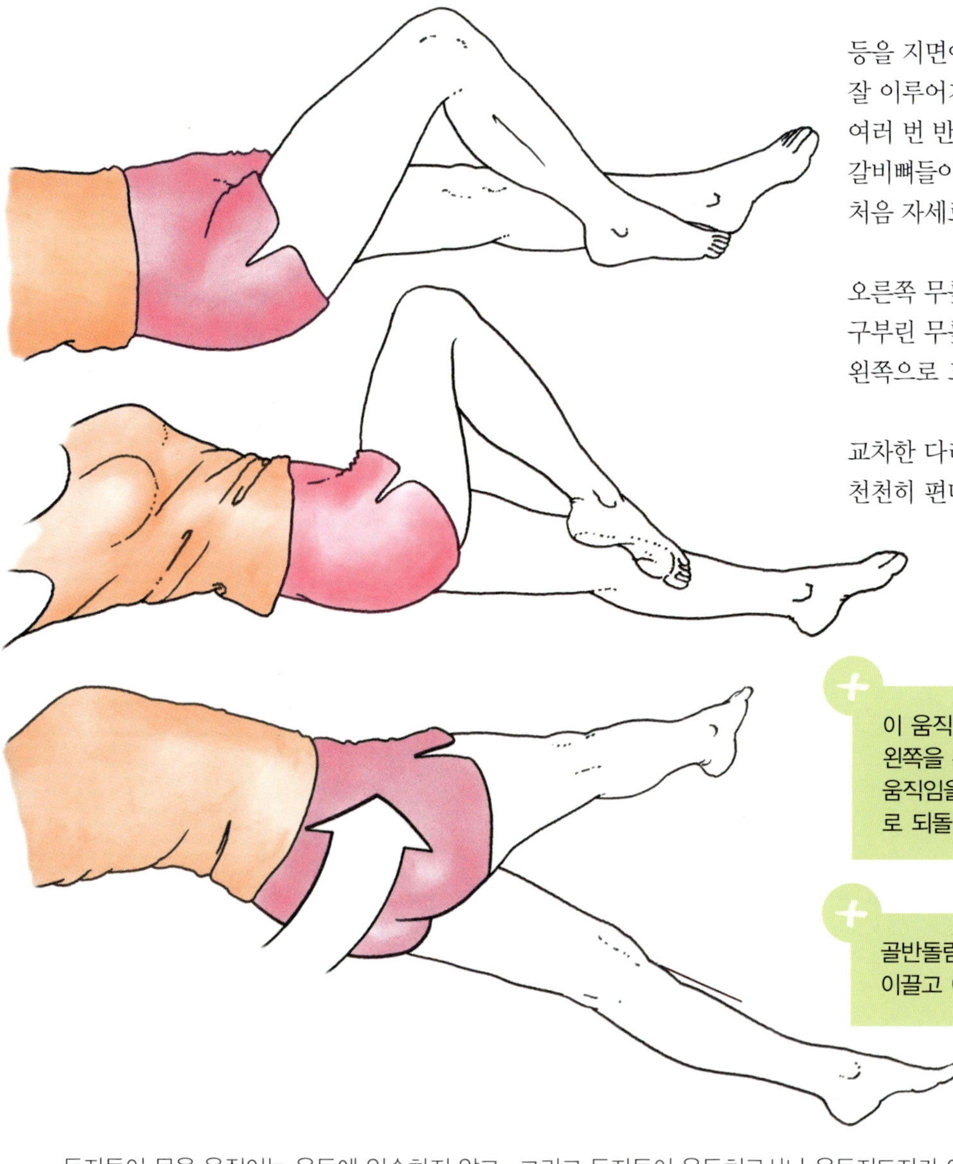

등을 지면에 대고 누운 자세에서, 협응 작용이 잘 이루어지도록, 이 움직임을 천천히, 여러 번 반복한다: 팔 벌림, 가슴우리 굽힘, 갈비뼈들이쉬기/배바깥빗근 늘림. 처음 자세로 되돌아온다.

오른쪽 무릎을 구부린다. 구부린 무릎의 발이 지면에서 떨어질 때까지, 왼쪽으로 교차하고 왼쪽으로 골반돌림을 한다.

교차한 다리가 완전히 펴질 때까지 천천히 편다.

+ 이 움직임이 어떻게 골반(골반이 돌아가고 왼쪽을 누른다)을 이끄는지 느낀다. 골반 움직임을 고정한다. 그 후 천천히 처음 자세로 되돌아온다.

+ 골반돌림이 어떻게 오른쪽 배바깥빗근을 이끌고 이 근육을 늘이는지 느낀다.

독자들이 몸을 움직이는 운동에 익숙하지 않고, 그리고 독자들이 운동치료사나 운동지도자가 아니면, *안전하게 탄탄한 복근 만들기* 방법의 과정을 이수한 지도자들에게 배우는 게 바람직하다.

5 배바깥빗근 늘이기

5e 배바깥빗근* 전체를 늘인다(교차하기/돌리기)

5b와 5c를 동시에 실행한다. 처음에는 이 움직임이 편안해지도록 천천히 실행한다.

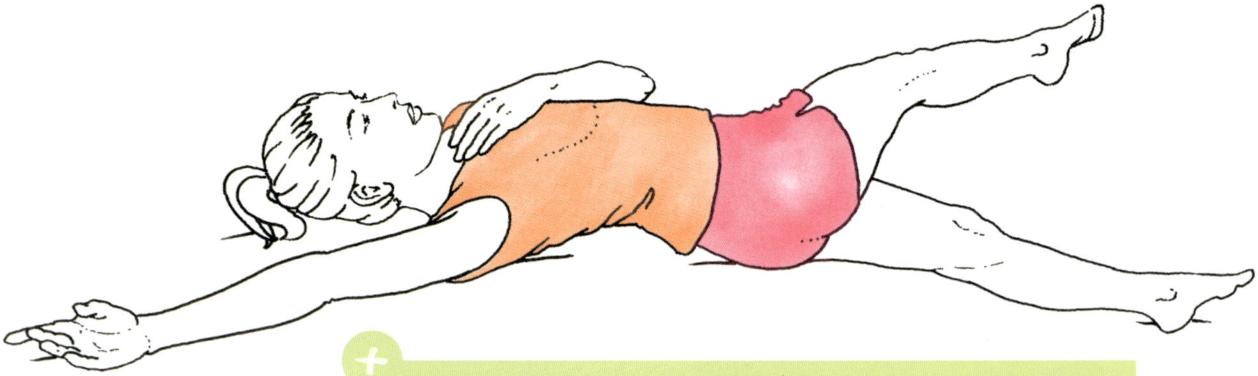

갈비뼈와 골반의 반대 돌림이 어떻게 배바깥빗근 전체를 늘이는지 느낀다.

허리뼈 부위가 돌림이 되도록 내버려두고, 갈비뼈/골반 사이가 멀어지도록 한다.

5f 갈비뼈 확장을 강화하면서 오른쪽 배바깥빗근을 늘인다

오른쪽 갈비뼈에서 큰 갈비뼈들이쉬기를 하면서 5d 움직임 전체를 반복한다.
다시 한 번 더 반복하고, 오른쪽 갈비뼈는 확장된 상태에서 늘어난 자세를 유지한다.
몸 전체가 처음 자세로 되돌아가기 전에 몇 초 동안 숨(호흡)을 멈춘다.

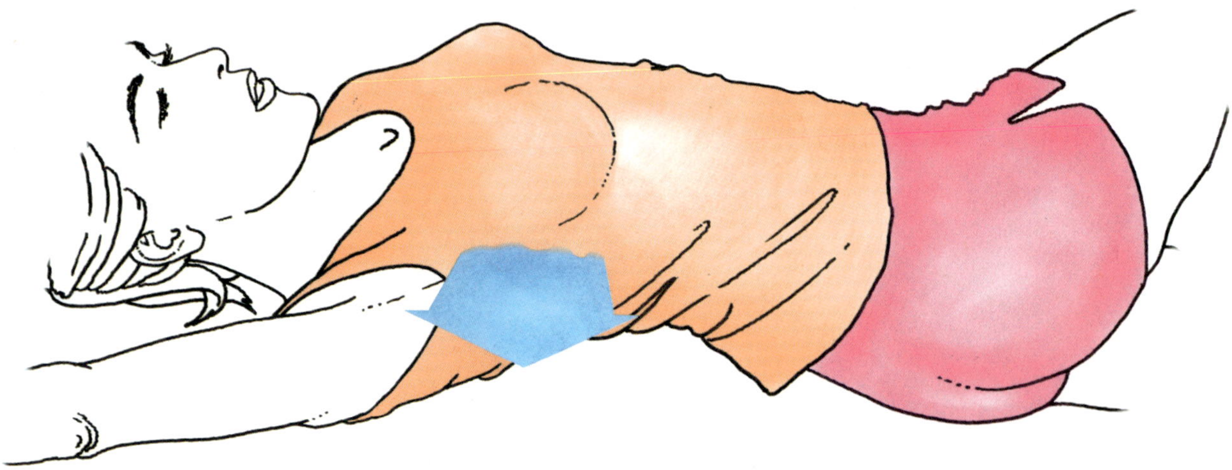

왼쪽에서 대칭적인 움직임을 반복한다.
몸은 늘어난 자세에서 배곧은근을 강화할 수 있다(다음 쪽).

독자들이 몸을 움직이는 운동에 익숙하지 않고, 그리고 독자들이 운동치료사나 운동지도자가 아니면, *안전하게 탄탄한 복근 만들기* 방법의 과정을 이수한 지도자들에게 배우는 게 바람직하다.

6 배바깥빗근 강화하기

이 운동은 4단계로 구성되어 있고, 이상적으로는, 각 단계를 천천히 4단계로 실행한다.

6a 5e 움직임 전체를 반복한다…

… **갈비뼈가 확장된 쪽에서 늘어난 자세를 잘 유지하면서,**
숨을 들이쉬고, 그 후 숨을 멈춘다.

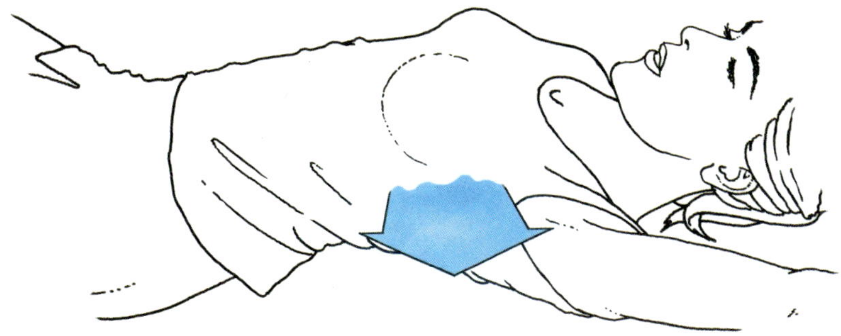

6b 오른쪽 배바깥빗근을 수축한다…

… **가슴우리 오른쪽 전체에서 숨을 내쉬면서 수축한다 …**
(배바깥빗근은 가슴우리 옆쪽 1/2을 덮고 있다).
가능한 최대로 확장된 가슴뼈를 유지한다.

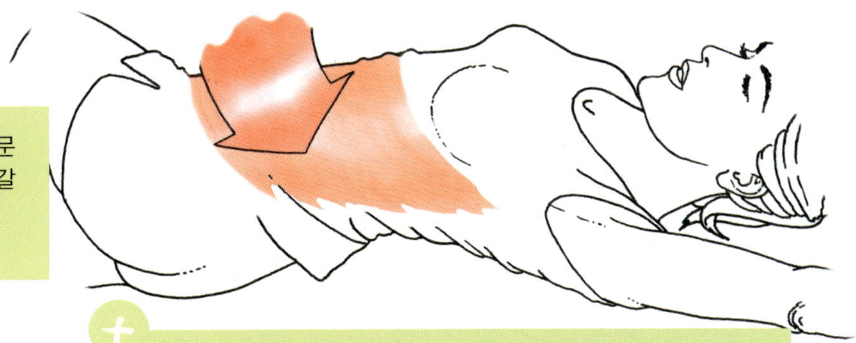

오른쪽 배바깥빗근이 가슴우리를 당기기 때문에 가슴우리는 오른쪽으로 점진적으로 내려갈 것이다. 하지만 의도적으로 이 작용을 추구하지 않는다.

점진적으로, 가슴우리 옆면에서 발생하는 힘 부위를 느끼기 위해 가쪽 내쉬기를 최대한 강화할 것이다.

6c 다시-숨을 들이마신다…

… **오른팔을 왼쪽으로 가져가고 몸통을 제자리에 놓으면서,** 확장된 가슴뼈를 유지하면서.

6d 완전히 이완한다…

… **크게 한숨을 쉬는 것처럼 숨을 내쉬면서,** 그리고 일련의 6a, 6b, 6c 움직임을 다시 실행하기 위해 준비한다.

이 일련의 운동을 반대쪽에서 실행한다.
정확히는, 이 일련의 움직임은 오른쪽/왼쪽에서 교대로 약 10회 정도 반복할 수 있다. 이상적으로는, 배곧은근 강화 운동들과 배속빗근 강화운동들(앞쪽)을 교대로 실행한다.

독자들이 몸을 움직이는 운동에 익숙하지 않고, 그리고 독자들이 운동치료사나 운동지도자가 아니면, *안전하게 탄탄한 복근 만들기* 방법의 과정을 이수한 지도자들에게 배우는 게 바람직하다.

7 서서, 손/무릎

안전하게 탄탄한 복근 만들기 방법은 균형 잡힌 상황들에서 서서 배근육을 수축하는 부분을 포함한다. ≪손/무릎≫은 배근육, 등근육, 허리근(요근, psoas)을 강화하기 위한 운동이다.
처음에는, 서 있는 자세에서, 두발은 엉덩이 넓이로 벌려 평행으로 놓는다.

7a 가슴뼈를 확장하면서 숨을 들이마신다…

… 그리고 동시에 **골반과 갈비뼈 사이를 멀어지게 한다.**

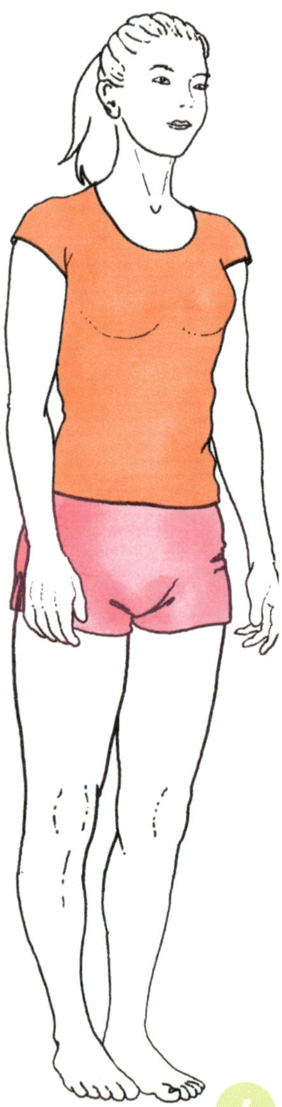

7b 한 팔을 올린다…

… **팔꿈치를 펴서.**

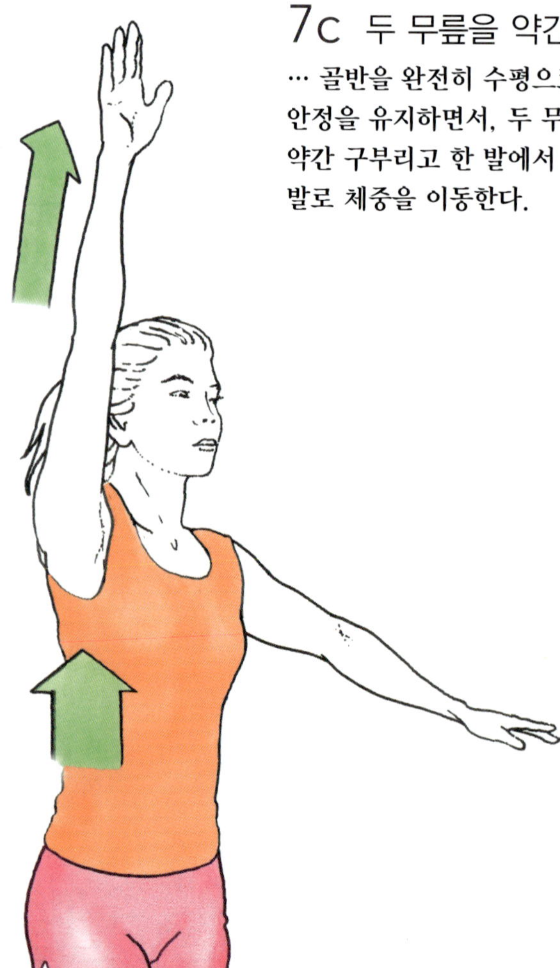

7c 두 무릎을 약간 굽힌다…

… 골반을 완전히 수평으로 놓고 안정을 유지하면서, 두 무릎을 약간 구부리고 한 발에서 다른 발로 체중을 이동한다.

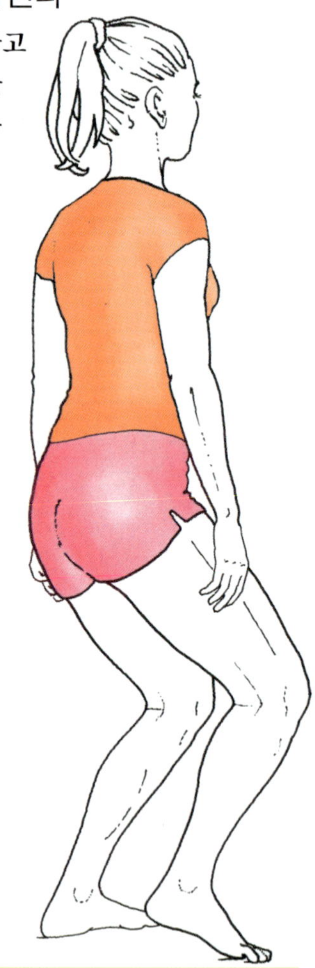

\+ 이쪽에서, 이 움직임이 어떻게 골반에서 가슴뼈를 멀어지게 하는지 느낀다.

\+ 이를 위해, 골반과 갈비뼈 사이에, 허리에 위치한 갈비뼈에 미치는 배근육의 작용을 느낀다.

독자들이 몸을 움직이는 운동에 익숙하지 않고, 그리고 독자들이 운동치료사나 운동지도자가 아니면, *안전하게 탄탄한 복근 만들기* 방법의 과정을 이수한 지도자들에게 배우는 게 바람직하다.

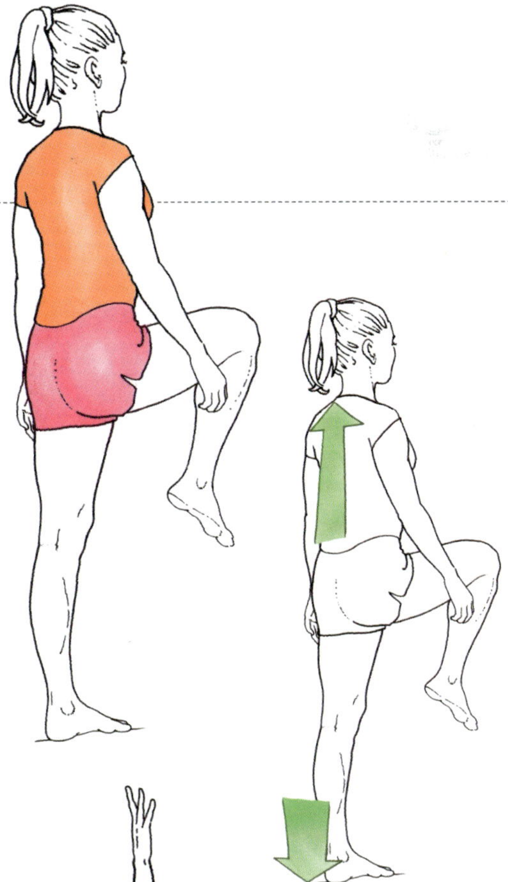

7d 왼발로 선다…

… 오른쪽 엉덩관절을 직각으로 **구부리고 오른쪽 무릎을 들면서** 균형을 잡고, 점진적으로 왼쪽 무릎을 편다. 그 후에 갈비뼈들이쉬기를 하면서 팔을 몸통 위로 올려 어느정도 바닥과 수직이 되도록 뻗는다.

> 올라가는 무릎쪽의 골반은 골반후방경사로 둥글게 되는 경향이 있을 것이다: 몸통이 늘어나는 것을 유지하도록 주의한다: 가장 중요한 부분이다.

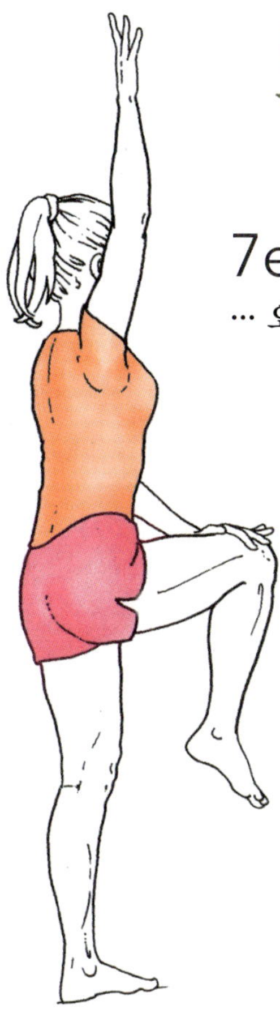

7e 오른쪽 무릎 앞으로 왼손을 가져간다…

… 오른쪽 무릎을 왼손으로 누르고 올라간 엉덩이를 유지한다 …

> 가슴우리는 굽힘으로 둥글게 되는 경향이 있다: 가슴우리/골반이 멀어지는 것을 유지하도록 주의한다: 그러기 위해서, 한 팔을 올리는 움직임 1을 참조한다.

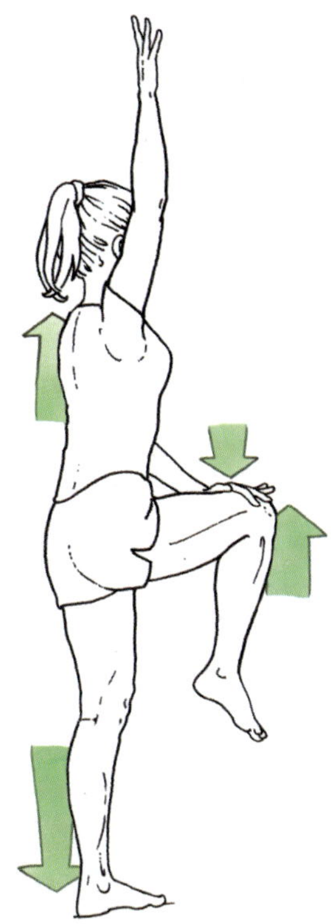

7f 왼발을 강하게 누른다…

… 동시에 균형을 유지하고 지면을 누르고 있는 발과 위로 올린 손 사이에 늘어난 선을 만들기 위해.

> 이 움직임이 어떻게 골반/가슴우리를 멀어지게 하는지 느낀다.

독자들이 몸을 움직이는 운동에 익숙하지 않고, 그리고 독자들이 운동치료사나 운동지도자가 아니면, *안전하게 탄탄한 복근 만들기* 방법의 과정을 이수한 지도자들에게 배우는 게 바람직하다.

8 서서, 스플릿 자세에서 양발을 나란히 붙이는 자세로 돌아오기

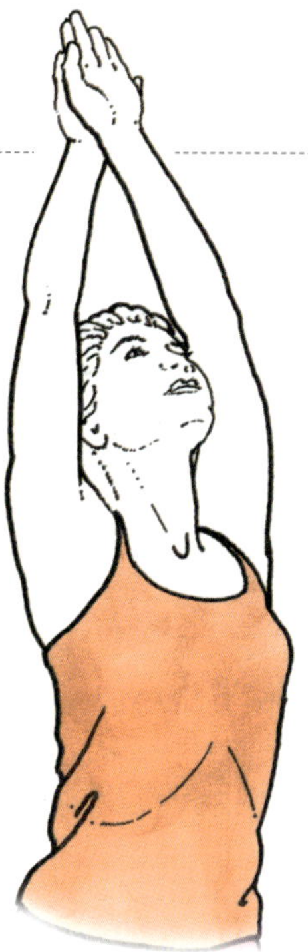

*안전하게 탄탄한 복근 만들기*는 ≪스플릿≫에 관한 전체 목록을 지니고 있는데, 각각의 스플릿은 특히 하나 또는 그 이상의 배근육을 운동한다. 스플릿 자세에서 양발을 나란히 붙이는 자세로 돌아오기는 배곧은근의 강화를 목표로 하는 스플릿 중 하나이다. 양발은 엉덩이 넓이로 벌려 평행하게 놓고, 양팔은 몸을 따라 떨어트리고, 서 있는 자세로 시작한다.

8a 팔로 배곧은근 늘이기

양손을 모은다(교차시키면서). 양팔을 가능하다면 최대한으로 위로 올린다(어깨가 올라가는 것을 주저하지 않는다). 처음 자세로 되돌아온다.

+ 이 움직임이 어떻게 갈비뼈를 올리고 배곧은근 위 부위를 늘이는지 느낀다.

8b 복장뼈를 위로 올리는 큰 갈비뼈들이쉬기를 하면서 동시에 같은 움직임을 반복한다.

처음 자세로 되돌아온다.

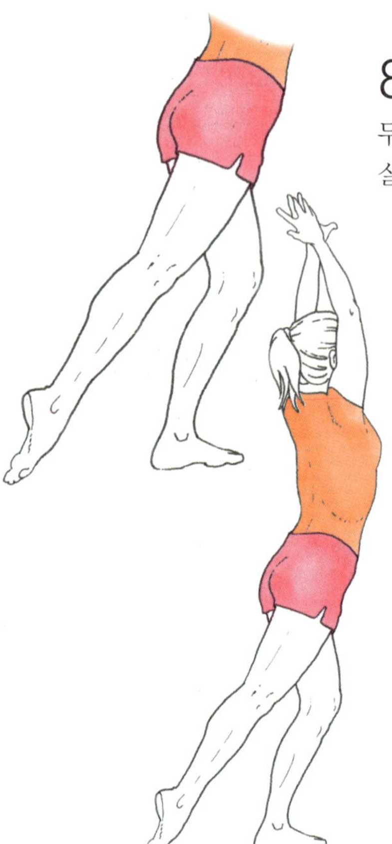

8c 다리로 배곧은근 늘이기(≪뒷다리≫)

두 무릎을 굽히고 왼다리에 몸무게를 실는다. 동시에 *오른발에 체중을 실지 않고*, 가능한 최대한 멀리 오른쪽 다리를 뒤로 가게 한다.

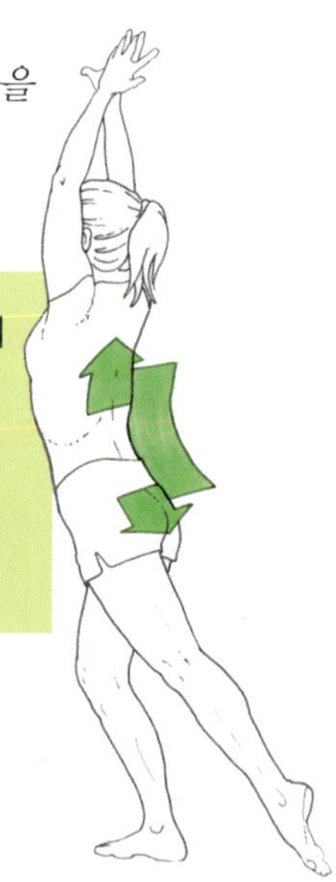

+ 오른쪽 골반이 어떻게 허리 부위에서 앞굽음증(전만)에 연장된 전방경사가 된다.
가슴우리/골반 사이가 멀어지면서 오른쪽 골반이 전방경사가 되게 그대로 두면서 잘 분산된 허리뼈 만곡을 만든다. 이 움직임이 어떻게 배곧은근을 아래로 당기는지 느낀다.

8d 팔과 다리 전체로 배곧은근 늘이기

8a와 8b 움직임을 동시에 실행한다.

+ 이 움직임이 어떻게 배곧은근 전체를 늘이는지 느낀다.

독자들이 몸을 움직이는 운동에 익숙하지 않고, 그리고 독자들이 운동치료사나 운동지도자가 아니면, *안전하게 탄탄한 복근 만들기* 방법의 과정을 이수한 지도자들에게 배우는 게 바람직하다.

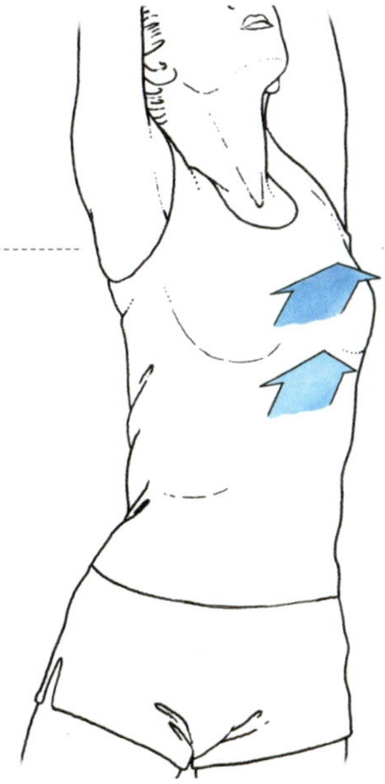

8e 8b 움직임을 여러 번 반복한다.

그 후, **복장뼈를 올리면서 큰 갈비뼈들이쉬기를 하면서** 이 움직임을 실행한다.

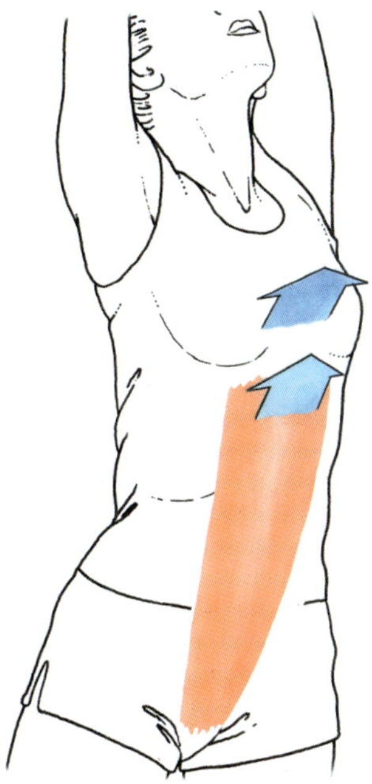

8f 내장움직임 형태로 배곧은근 수축시키기

8d에서 확장된 자세를 유지한다. 그리고 두덩뼈를 복장뼈 가까이로 가져가려는 듯이, 배곧은근을 수축시킨다. 그 후 처음 자세로 되돌아온다.

> 이 움직임은 내쉬면서 행하는데, 실제로 골격움직임이 없어야 한다. 갈비뼈는 아래로 내려가지 않는다. 따라서 배는 안으로 들어가고 회음으로 향하는 압력이 감소한다.

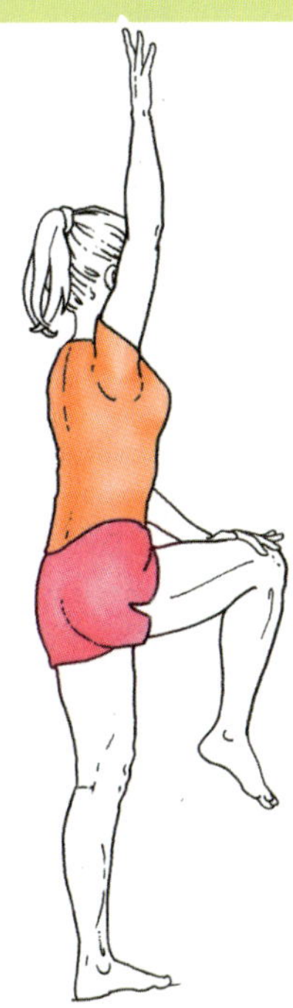

8g (≪손/무릎≫으로, 정적자세에서, 골격움직임 형태로 배곧은근 수축시키기

8f 움직임을 반복한다.
그 후 왼쪽 다리에 몸무게를 실고 오른쪽 엉덩이를 굽히면서 오른쪽 무릎을 배 앞으로 가져오고. 이 동작이 이루어지는 동안 오른쪽 다리를 내리게 하는 것처럼 왼손이 오른쪽 무릎을 누르지만, 오른쪽 다리는 이 자세를 유지한다.
이 동작은 갈비뼈들이쉬기를 하면서 행한다.
숨을 내쉬면서 처음 자세로 되돌아온다.

다른 쪽 다리로 8d, 8f 움직임을 실행한다. 들이쉬기/내쉬기를 1회 호흡하면서 휴식을 취한다.
정확히는, 스플릿 자세에서 양발을 나란히 붙이는 자세로 돌아오기에서 배곧은근 수축은 오른쪽/왼쪽 번갈아 가면서 10회 정도 실행할 수 있다. 이상적으로는, 배곧은근을 강화하는 운동들과 베빗근을 강화하기 위한 스플릿 운동들, 특히 스플릿 자세에서 몸통을 가쪽으로 굽히기(다음 쪽)운동들과 교대로 실행한다.

독자들이 몸을 움직이는 운동에 익숙하지 않고, 그리고 독자들이 운동치료사나 운동지도자가 아니면, *안전하게 탄탄한 복근 만들기* 방법의 과정을 이수한 지도자들에게 배우는 게 바람직하다.

9 서서, 가쪽 스플릿

배빗근 강화를 목표로 하는 이 운동은 *안전하게 탄탄한 복근 만들기* 방법에서 상징적이다.
첫 번째 단계는 많은 준비를 포함한다.

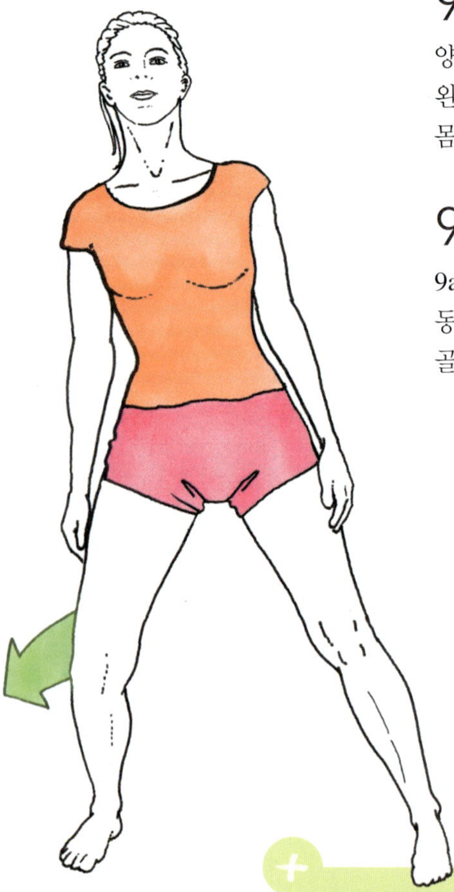

9a 몸통/팔 덩어리

양발을 약간 넓게 벌리고 선다.
왼팔을 펴서 몸통과 골반이 하나가 되도록 몸통 옆에 붙인다.
몸통의 지주처럼 팔을 편다.

9b 가쪽으로 기울기

9a부터, 오른쪽 무릎을 굽힌다(왼쪽 무릎은 굽히지 않는다).
동시에 오른쪽 발목과 엉덩이를 굽힌다.
골반은 비스듬해진다.

> + ≪엉덩이≫ 엉덩뼈능선(장골능, iliac crest)에 두 손을 놓고 이 움직임을 확인한다.

척주를 똑바로 유지한다 : 오른쪽으로 구부려서는 안 된다.
이 자세를 위해, 몸통을 팔에 잘 붙인다.
천천히 이 일련의 움직임을 여러 번 반복한다 :
몸통/팔 덩어리, 무릎 굽힘, ≪척주≫에서 몸통 기울기.

> + 척주가 어떻게 오른쪽으로 구부려지는 경향이 있는지 느끼고, 척주를 완전한 일직선으로 유지한다.

9c 배빗근의 수축을 느낀다

그 후, 허리 왼쪽에 오른손을 댄다.

> + 오른쪽으로 기울이는 순간, 동시에 몸통이 무너지는 것을 방지하기 위해, 몸통이 구부려지는 것을 방지하기 위해, 왼쪽에서 배빗근이 수축하는 것을 느낀다.

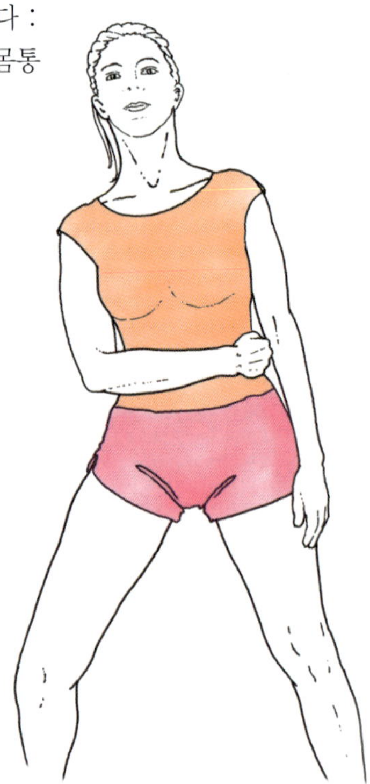

독자들이 몸을 움직이는 운동에 익숙하지 않고, 그리고 독자들이 운동치료사나 운동지도자가 아니면, *안전하게 탄탄한 복근 만들기* 방법의 과정을 이수한 지도자들에게 배우는 게 바람직하다.

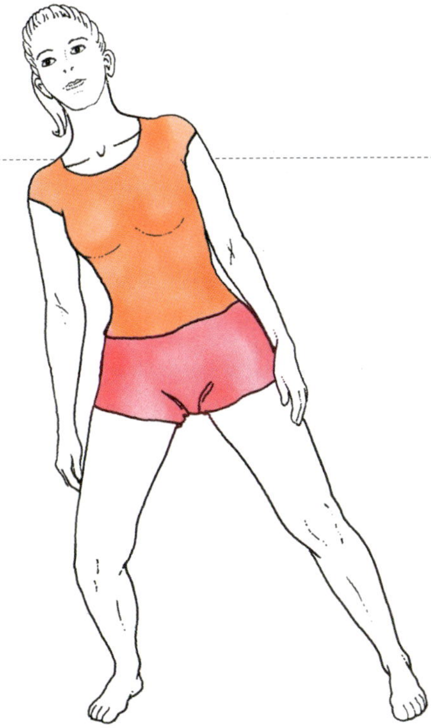

9d 강도를 변경한다

어느 정도 무릎을 굽히면서, 기울기 각도를 여러 번 변경한다. 경우에 따라서는, 어떠한 기울기가 발생하더라도 척주가 굽어지는 것을 방지하기 위해, 거울 앞에서 또는 등 뒤에 막대기를 대고 이 움직임을 실행한다. 이것은 척추사이원반을 보호하기 위한 중요한 세부사항이다.

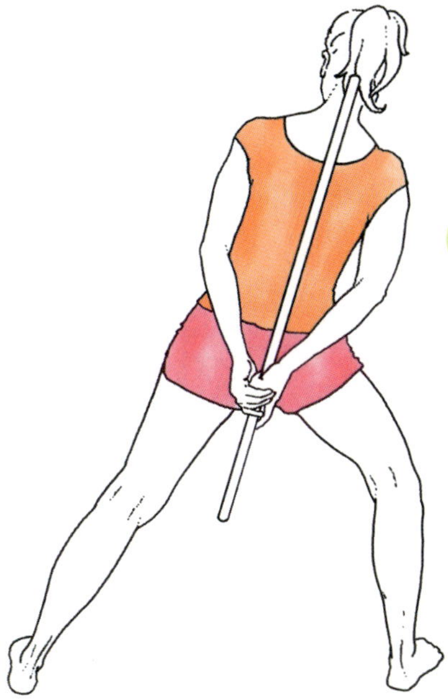

무릎을 더 굽힐수록, 몸통은 가쪽으로 더 기울고, 배빗근이 더 많이 수축한다.

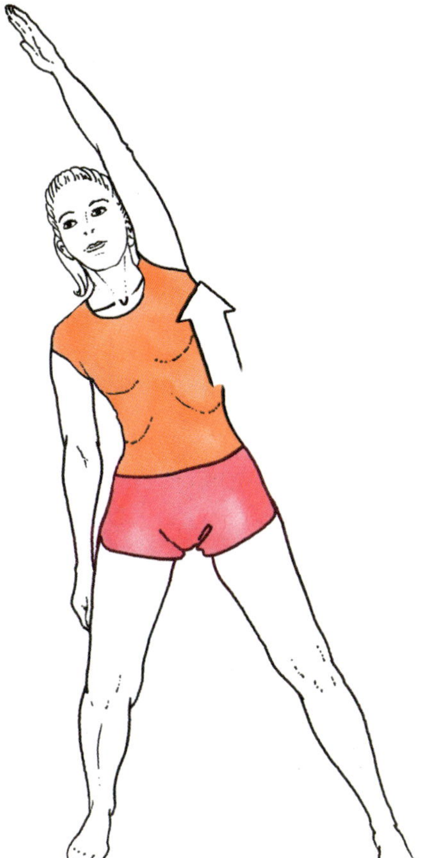

9e 올린 팔

9b 움직임을 반복한다. 몸통의 연장선에서 왼팔을 편다. 이 자세에서, 가슴우리와 왼쪽 골반 사이의 공간을 늘리기 위해 팔을 최대한 들어 가슴뼈를 당긴다.
왼쪽 배빗근은 동시에 수축하고 늘어난 위치에 있다.

배빗근 수축의 강도는 더 올라갈 것이다.

독자들이 몸을 움직이는 운동에 익숙하지 않고, 그리고 독자들이 운동치료사나 운동지도자가 아니면, *안전하게 탄탄한 복근 만들기* 방법의 과정을 이수한 지도자들에게 배우는 게 바람직하다.

9 서서, 가쪽 스플릿

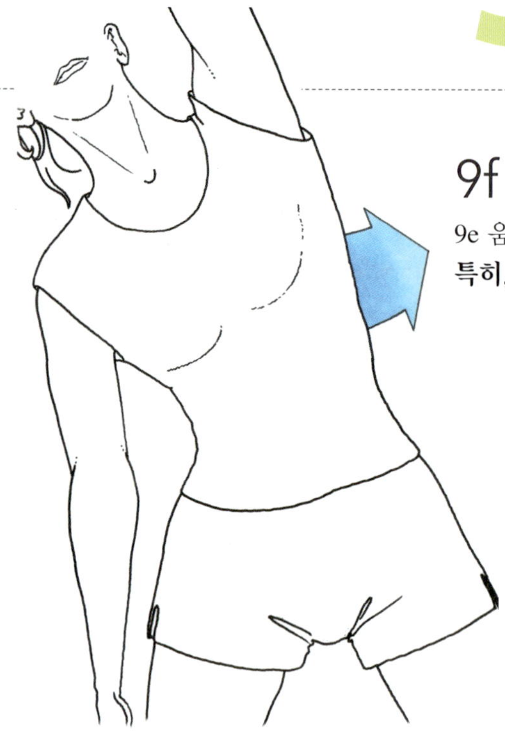

9f 가슴뼈 확장

9e 움직임을 여러 번 반복한다. 그 후, **큰 가슴뼈들이쉬기를 하는데 특히, 가슴우리 왼쪽에서 큰 가슴뼈들이쉬기를 실행한다.**

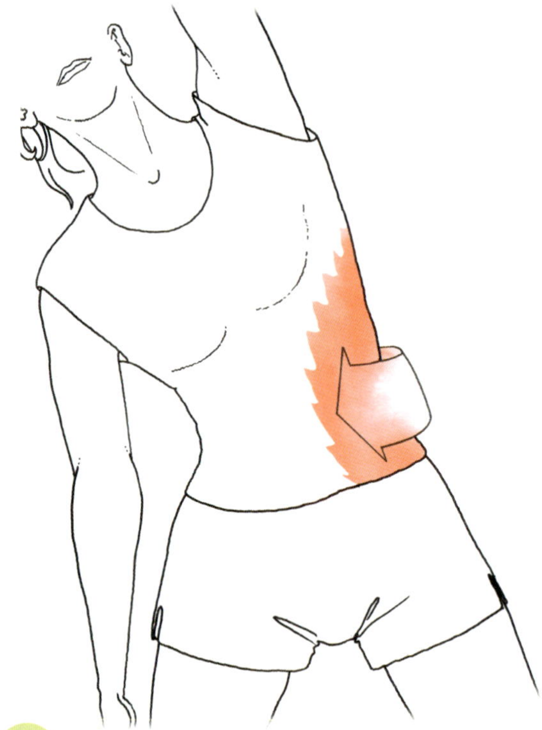

9g 내장움직임 형태의 수축

그런 다음, 자세를 유지하면서, 왼쪽 허리 부위를 조이듯이 숨을 내쉬는데, 하지만 허리 부위가 변하지 않는다.

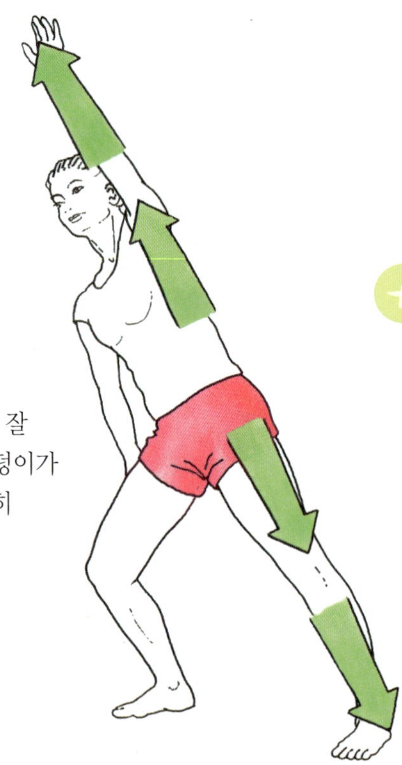

9h 긴 측면

오른쪽으로 기대지만, 왼다리는 지면과 잘 접촉하고 있는 것을 느끼고, 무릎과 엉덩이가 완전히 펴져 몸통 왼쪽 전체 면이 완전히 늘어날 수 있도록 발로 지면을 누른다.

+ 배빗근은 배가로근과 동시에 내장움직임 형태로 수축한다.

독자들이 몸을 움직이는 운동에 익숙하지 않고, 그리고 독자들이 운동치료사나 운동지도자가 아니면, *안전하게 탄탄한 복근 만들기* 방법의 과정을 이수한 지도자들에게 배우는 게 바람직하다.

9i 체중 이동

9g에서부터, 왼발로 넘어가기 위해,
오른쪽 무릎을 펴면서 오른발로 지면을 민다.

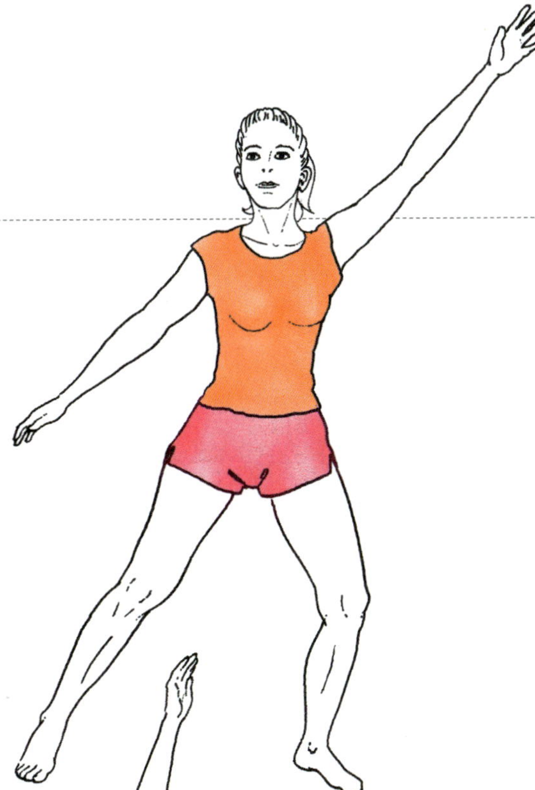

> **+** 오른쪽 다리로 미는 힘을 잘 계산한다 : ≪손/무릎≫을 실행하기 위해 왼쪽 무릎에 균형을 맞추기만 하면 된다.

9j 손/무릎

오른팔을 수직으로 올린다.
왼손은 오른쪽 무릎을 누른다.
몸통이 앞으로 압박되는 것을 방지하기 위해,
갈비뼈를 확장하면서, 숨을 들이
마시면서 이 일련의 움직임을
실행한다.

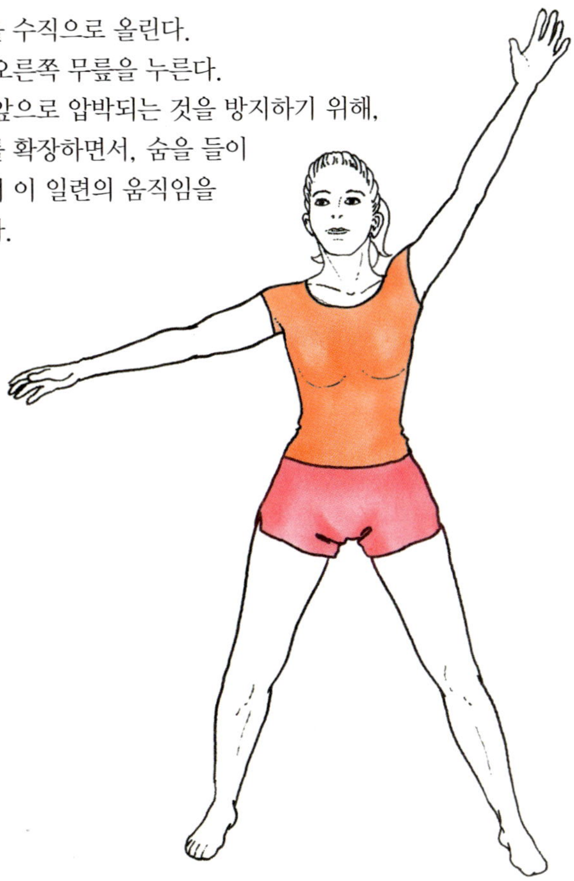

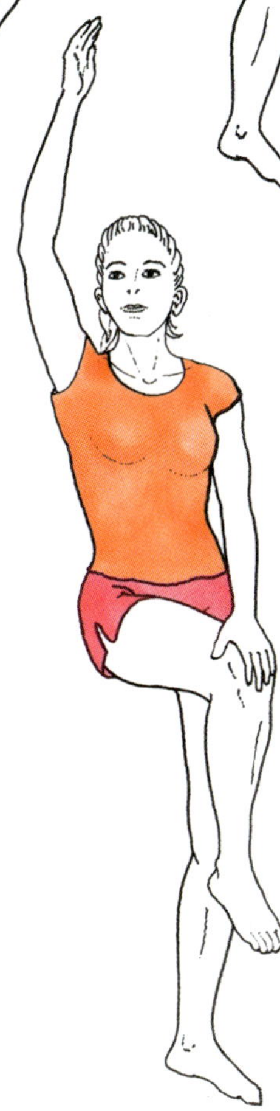

반대쪽에서 이 움직임을 실행하기 전에, 같은 쪽에서 이 일련의 움직임을 여러 번 반복한다.
나중에, 교대로 배빗근이 작용하도록, 왼쪽 오른쪽 번갈아 가면서 이 움직임을 실행한다.
정확히는, 배빗근의 가쪽 스플릿은 오른쪽/왼쪽에서 약 10회 교대로 실행할 수 있다. 이상적으로는, 배곧은근을 강화하는 운동들 (서서, 스플릿 자세에서 양발을 나란히 붙이는 자세로 돌아오기)과 배빗근을 강화를 위한 *안전하게 탄탄한 복근 만들기* 방법의 다른 스플릿 운동들과 교대로 실행한다.

독자들이 몸을 움직이는 운동에 익숙하지 않고, 그리고 독자들이 운동치료사나 운동지도자가 아니면,
안전하게 탄탄한 복근 만들기 방법의 과정을 이수한 지도자들에게 배우는 게 바람직하다.

결론:
반드시 기억해야 할 사항

배근육과 탄탄한 배: 왜곡된 사실들

배근육은 배를 항상 탄탄하게 만들지 못한다.

몇몇 배근육 운동은 배를 앞으로 튀어나오게 한다(54-55쪽).

배근육을 수축시키지 않고도 배를 안으로 잘 들어가게 할 수 있다(56쪽).

몇몇 배근육은 허리를 날씬하게 할 수 있지만 배를 탄탄하게 만들지 못한다(57쪽).

배를 항상 탄탄하게 유지하는 것은 좋지 않다(58-59쪽).

탄탄한 배를 가지는 것은 단지 배근육 운동에 의해서만이 아니다(61-65쪽).

배를 탄탄하게 만들기 위해, 일정한 방법으로 배근육 운동을 해야 한다(67-71쪽).

어떤 위험들이 배근육과 관련되어 있는가?

회음에 대한 위험(84, 103, 115쪽)

배벽에 대한 위험 예를 들어, 탈장(82쪽)

허리뼈 척추사이원반과 등뼈 척추사이원반에 대한 위험(86, 88, 98, 104, 110쪽)

목뼈 척추사이원반에 대한 위험(90쪽)

배를 탄탄하게 만들기 위한 방법

배근육의 수축과 늘이기를 교대로 행한다(67쪽).

넓은 근육을 교대로 수축시킨다(68쪽).

넓은 근육과 배곧은근을 교대로 수축시킨다(69쪽).

배근육이 작용하는 방향으로 배근육들 중에 근육의 수축과 신장을 협응작용시킨다(70쪽).

배근육과 호흡을 협응작용시킨다(71쪽).

안전하게 탄탄한 복근 만들기© 기술

운동하다

안전하게 탄탄한 복근 만들기© 기술에 따라 복근 수업을 수강하기를 원한다면 프랑스 선생들의 목록을 참조한다. 사용 가능한 정보 : www.calais-germain.com에서

심화시키다

30시간의 연수는 복근에 대한 지식을 넓힐 수 있다.

주요 테마

- 배근육의 해부학적 설명
- 골격과 배에서 각 근육의 역할
- 다리나 몸통을 들어 올려 고전적인 배근육을 분석
- 배근육과 등근육
- 배근육과 호흡
- 배근육과 회음
- *안전하게 탄탄한 복근 만들기©* 기술의 첫 번째 운동
- 병리현상의 상기 :
  탈장, 디스크 질환, 탈출.

안전하게 탄탄한 복근 만들기© 기술을 가르치다

60시간의 연수 주기를 통해 이러한 운동을 전달하는 방법을 배우고 배울 수 있다.

운동

- *안전하게 탄탄한 복근 만들기©* 기술의 완전한 목록
- 바닥에 누워서 운동;
- 서서 운동;
- 앉아서 운동;
- 작은 비행기.
- 각 운동의 해부학적 분석.
- 각 운동의 교육학적 분석, 실행 세부 사항.
- 몇몇 운동(변형)에서 호흡을 사용.
- 몇몇 상황에 적용.
- 다양한 수준의 수업을 위한 몇몇 운동의 순서 : 기준.

이론

- 복강과 척주에 대한 해부학적 기여.
- 다양한 수준의 수업을 위한 몇몇 운동의 순서 : 기준.
- 단 체조 중에 일반적으로 발생하는 병리현상에 대한 추가 기여.
- 병리현상에 운동을 적용.

지식 피드백

- 개인별 수정을 위해 작성된 질문.
- 학생들이 그룹 앞에서 일련의 동작들을 가르치고 비판적인 피드백을 받다.
- 구두 이론적 질문.

연수 주기 종료

안전하게 탄탄한 복근 만들기© 기술의 교육 인증서를 획득 할 수 있는 선택.

참고 문헌

Blandine Calais-Germain 저서

움직임 해부학(Anatomie pour le mouvement), 영문출판사, 2009

움직임 해부학(운동편)(Anatomie pour le mouvement), 영문출판사, 2010

골반 움직임 해부학, , 영문출판사, 2009

호흡작용의 해부학(Respiration – anatomie, geste respiratoire), 영문출판사, 2009

순산을 위한 골반 기능해부학(Bouger en accouchant), 영문출판사, 2012

기구를 이용한 필라테스(Pilates sans risque), 영문출판사, 2012

발성을 이해하기 위한 목소리 해부학(Anatomie pour la voix), 영문출판사, 2019

올바른 근육사용을 위한 요가 해부학(Anatomie pour le yoga – muscles et yoga), 영문출판사, 2019

권장 참고 문헌

Clemente (Carmine D. L.), *Anatomy : A Regional Atlas of the Human Body*, Éd. Urban & Schwarzenberg

Dolto (Boris), *Le corps entre les mains*, Hermann

Kapandji (I. A), *Physiologie articulaire*, 3 vol., Maloine

Kendall & Wadsworth, *Les muscles*, Maloine

Marieb (Elaine N.), *Anatomie et physiologie humaine*, De Boeck Université

Netter (Frank H.), *Atlas d'anatomie humaine, Masson*

Rouvière (Henri), *Anatomie humaine descriptive et topographique*, 3 vol., Masson

Vigué-Martín, *Grand Atlas d'anatomie humaine*, DésIris, 2006

감수자 소개

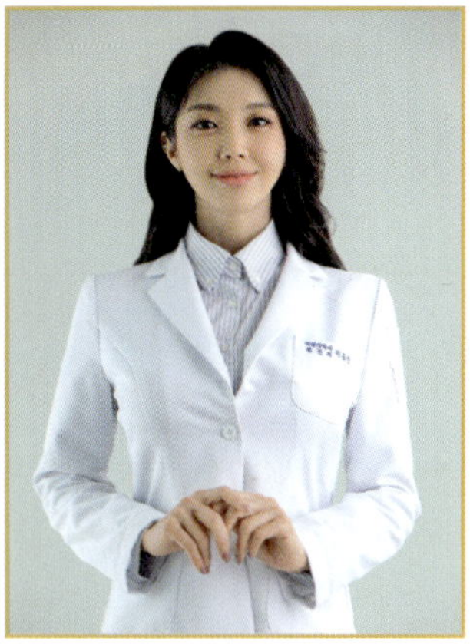

이종민 M.D., M.S.

을지대학교 의학과 수석 졸업
한양대학교 대학원 재활의학과 석사
삼성서울병원 인턴 수료
국립재활원 전공의 수료
전) 분당 서울대학교병원 전임의
현) 브레인 요양병원 재활의학과 원장
대한스포츠의학회 스포츠 인증전문의
대한민국농구협회 의무위원회 팀피지션(팀닥터)
국제 KEPA 필라테스협회 국제필라테스지도자
ICN bikini pro

수상 내역

국립재활원 우수전공의상
삼성서울병원 최우수인턴상
대한노인병학회 제64차 학술대회 우수 포스터상
한국노인과학학술단체연합회 2019년 학술대회 우수연구포스터상

논문

- Botulinum toxin A and electrical stimulation targeting finger flexor spasticity improved active hand function among chronic stroke patients: 한양대학교 대학원 석사학위 논문
- Association between Cognitive-Perceptual Assessment for Driving and Cognitive Tests(Clock Drawing Test and Mini-Mental State Examination) in Stroke Patients: 대한노인재활의학회 주저자
- Clinical factors associated with videofluoroscopic swallowing study finding in stroke patients: 대한연하장애학회 주저자
- Botulinum toxin injection and electrical stimulation for spastic paresis improves active hand function following stroke: Toxins 주저자
- Ultrasound-Guided Botulinum Toxin Injection with Factor Ⅷ Administration for Post Stroke Spasticity in a Hemophilia A Patient: 대한뇌신경재활학회 부저자

이력(학회)

대한재활의학회 정회원
대한뇌신경재활의학회 정회원
대한노인재활의학회 정회원
대한신경근골격초음파학회 정회원
대한임상통증의학회 정회원
대한스포츠의학회 정회원
대한신경근골격초음파학회 QC 합격
대한노인재활의학회 QC 합격

방송 출연

- 'tvN 곽승준의 쿨까당' 출연(20.05.20 방송)
- 'MBC 기분 좋은날' 출연(20.06.08 방송)
- 'MBC 기분 좋은날' 출연(20.08.18/25 방송)
- 'SBS 좋은아침' 출연(20.09.22 방송)
- 'MBC 기분 좋은날' 출연(21.02.02 방송)
- 'MBC 기분 좋은날' 출연(21.03.26/31 방송)
- 'TV조선 백세누리쇼' 출연(21.03.31 방송)
- 'SBS 좋은아침' 출연(21.04.16 방송)
- 'TV조선 백세누리쇼' 출연(21.04.21 방송)
- 'MBN 건강청문회' 출연(21.06.06 방송)
- 'TV조선 순간의선택 골든타임' 출연(21.08.13 방송)
- 'TV조선 백세누리쇼' 출연(21.09.08 방송)
- 'TV조선 백세누리쇼' 출연(21.10.13 방송)
- '나는 몸신이다' 출연(21.10.28 방송)
- 'MBC 기분 좋은날' 출연(21.11.10 방송)
- 'SBS 좋은아침' 출연(21.12.01 방송)
- 'MBN 엄지의 제왕' 출연(21.12.07 방송)
- 'MBN 건강한가출 동거인' 출연(22.01.02 방송)
- 'TV조선 백세누리쇼' 출연(22.01.19 방송)

인스타그램 계정: @minlee0880